Le syndrome du sauveur

Se libérer de son besoin d'aider les autres

Groupe Eyrolles
61, bd Saint-Germain
75240 Paris Cedex 05

www.editions-eyrolles.com

Ce titre a fait l'objet d'un relookage (nouvelle couverture)
à l'occasion de son sixième tirage.
Le texte reste inchangé par rapport au tirage précédent.

Avec la collaboration d'Anna Crine

ISBN : 978-2-212-56646-8

Mary C. Lamia et Marilyn J. Krieger

Le syndrome du sauveur

Se libérer de son besoin d'aider les autres

Traduit de l'anglais par Emmanuelle Debon

Sixième tirage 2017

EYROLLES

À nos maris, bien sûr.

Remerciements

Nous souhaitons exprimer notre reconnaissance envers Matthew McKay qui a permis que cet ouvrage fasse partie du catalogue des éditions New Harbinger aux États-Unis. Toute notre gratitude également à Kayla Sussel, Melissa Kirk et Jess Beebe pour leurs conseils et leur soutien tout au long de l'écriture de ce livre. Nous tenons à remercier nos étudiants et collègues pour nous avoir fait partager leurs expériences au fil des ans. Nous remercierons individuellement et personnellement certains d'entre eux, dont nous ne pouvons révéler le nom pour des raisons de confidentialité. Une pensée affectueuse à nos maris et à nos enfants, ainsi qu'à nos amis pour leur contribution enthousiaste et leur compréhension pendant notre immersion dans ce travail. Nous avons bien entendu une pensée pour les personnes et les couples qui nous ont confié leurs histoires et leur vie. Enfin, nous devons énormément à notre amitié de longue date, et nous ne pouvons exprimer combien nous sommes enchantées d'avoir pu écrire ces pages ensemble.

Table des matières

Introduction

Le chevalier Lancelot, Wonder Woman et Superman sont des exemples classiques de sauveurs : des personnages forts, altruistes et pleins de ressources, qui surgissent *in extremis* pour sauver les innocents et les démunis des griffes des dragons ou des scélérats. Personnage romantique, attirant et puissant, le sauveur apparaît depuis le Moyen Âge sous la figure classique du chevalier blanc dans les légendes et le folklore. En littérature ou au théâtre, dans les films et les chansons, cette figure du sauveur est omniprésente, qu'on souhaite l'incarner personnellement ou qu'on l'appelle à notre secours.

Le sauveur contemporain

Le sauveur peut être une femme ou un homme de tout âge, nationalité, orientation sexuelle, culture ou statut socio-économique. À première vue, le sauveur contemporain de la vraie vie peut sembler être le partenaire idéal, mais en réalité c'est un héros tragique. Les sauveurs n'ont pas seulement la volonté de secourir les autres, ils ont également besoin d'être secourus eux-mêmes. De fait, et sans en être conscients, les sauveurs recherchent des partenaires particulièrement démunis et vulnérables. Ainsi, dans notre conceptualisation du syndrome du sauveur, la propension à venir au secours des autres et le besoin de le faire sont les conditions primordiales à l'acquisition de ce statut de sauveur.

Prenez quelques instants pour réfléchir aux diverses relations existant autour de vous, ou celles dans lesquelles vous avez vous-même été impliqué(e). Il est probable que vous connaissiez des couples où l'une des personnes a trouvé un(e) partenaire qui avait besoin d'être secouru(e) – peu importe de quoi : tristesse, problèmes financiers, drogue, dépression, relation violente, soucis de santé ou séquelles d'un passé difficile. Peut-être les sauveurs que vous connaissez ont-ils identifié de façon instinctive la profonde vulnérabilité de leur partenaire même si, au début de leur relation, cette personne a tout fait pour masquer ses faiblesses.

Vous découvrirez que la plupart des sauveurs vont d'une personne vulnérable à l'autre, un peu à la façon de ces preux chevaliers volant au secours de la personne aimée sur leur cheval blanc. Au tout début d'une relation, le sauveur semble bienveillant et satisfait de son propre altruisme, mais à mesure que le temps passe, il se montre de plus en plus malheureux, déçu, critique et impuissant. Ce sont des caractéristiques typiques de nos sauveurs. Bien que ces figures existent dans des relations très diverses, par exemple professionnelles ou amicales, nous nous en tiendrons dans cet ouvrage à évoquer le sauveur dans les relations de couple.

Les vraies motivations du sauveur

Qu'est-ce qui motive le sauveur à voler au secours de ses partenaires ? Pour le savoir, il s'agit de comprendre les objectifs du sauveur quand il décide de s'engager dans une relation – des objectifs dont il est probablement inconscient. Bien que les actes héroïques du sauveur puissent apparaître comme une façon métaphorique de pourfendre le dragon qui menace ses partenaires, son véritable but est d'anéantir les dragons de son propre passé. Le sauveur espère recueillir l'admiration, l'approbation ou l'amour de ses partenaires. Cependant, à un niveau plus profond, le sauveur chronique tente de restaurer une perception de lui-même négative ou endommagée, héritée de son enfance.

Malheureusement, les choix du sauveur en matière de partenaires, et la façon dont il finit par traiter ces derniers, constituent souvent une répétition symbolique du type même de détresse dont le sauveur a fait l'expérience dans son enfance. Plutôt que de restaurer sa perception de lui-même, cette répétition donne au sauveur un sentiment de défaite. Tant qu'il n'a pas réellement compris ses véritables motivations, venir au secours des autres ne l'aidera en rien dans sa quête d'autoguérison ; échec après échec, il ne pourra que se sentir malheureux.

À qui est destiné ce livre ?

Comprendre le syndrome du sauveur vous aidera à mieux appréhender vos propres tendances à vouloir secourir les autres, ou celles que vous remarquez chez d'autres personnes. Grâce à des analyses d'ordre général et des exemples de parcours de vie, vous disposerez de modèles vous permettant de définir toutes les tendances malsaines que vous pourriez éprouver à vouloir sauver les autres. Nous examinerons la dynamique présidant à la naissance du syndrome du sauveur et la façon dont ce syndrome fait évoluer une relation.

Cette nouvelle approche vous permettra de dépasser les choix et les schémas de répétition qui vous empêchent de vivre une relation saine, et vous laissent un sentiment de frustration.

Nos modèles peuvent constituer une première étape vers la guérison et vous aider à vous engager dans une relation dotée d'une véritable profondeur émotionnelle. En cessant d'être un sauveur chronique, vous deviendrez un sauveur sain, ce qui vous permettra de trouver un(e) véritable partenaire de vie.

Pourquoi ce livre ?

Nous sommes toutes deux psychologues et, après plus de trente ans d'expérience chacune, nous avons découvert que, parmi nos patients, beaucoup d'hommes et de femmes correspondaient au profil de ce que nous avons plus tard appelé le sauveur. De façon caractéristique et répétée, ces personnes s'engageaient dans une relation avec des partenaires qui avaient besoin d'être secouru(e)s. Quand nous avons décrit le concept du syndrome du sauveur aux personnes correspondant à ce schéma, elles se sont identifiées à cette notion, et ont adopté ce terme pour désigner leur comportement ou celui d'autres personnes.

Si reconnaître l'existence d'un problème est un premier pas dans sa résolution, ces sauveurs auto-identifiés ont également besoin de comprendre les origines de leurs actes, de se désengager des vieux schémas et de mettre en place de nouvelles manières de penser leurs relations et partenaires. Si vous êtes vous-même un sauveur, nous espérons que les informations contenues dans ce livre vous aideront à mieux comprendre la dynamique de vos relations en général, et vous conduiront à prendre de meilleures décisions dans le cadre de votre relation de couple.

Que contient ce livre ?

Le premier chapitre définit le syndrome du sauveur, fournit une vue d'ensemble des différents types de sauveurs et introduit le concept du sauveur sain. Le chapitre 2 passe en revue les expériences de l'enfance et les mécanismes psychologiques donnant naissance au syndrome du sauveur. Dans le chapitre 3, les théories de base de l'altruisme et de l'empathie sont exposées, et l'accent est mis sur les différences et les similarités entre le désir d'aider et le syndrome du sauveur. Le chapitre 4 explique pourquoi et comment le sauveur se protège lui-même. Les chapitres 5 à 7 présentent des exemples de parcours de vie et les analysent un à un en fonction des types de sauveurs présentés dans le chapitre 1 : le surempathique, l'humilié et le terroriste/terrorisé. Dans le chapitre 8, nous vous proposons de découvrir les profils des personnes que les sauveurs choisissent généralement comme partenaires, et de comprendre ces dernières. Le chapitre 9 décrit deux exemples de « sauvetage » sain dans une relation équilibrée. Enfin, dans le chapitre 10, des pistes de réflexion introspective vous aideront à vous sauver du besoin de sauver les autres. À la fin de chaque chapitre, une série de questions vous permettent d'approfondir les idées qui y sont développées.

Tout au long de ce livre, des parcours de vie tirés de notre pratique clinique ou de celle de nos collègues, ainsi que des entretiens avec des personnes ordinaires ayant fait l'expérience de relations de sauvetage, illustrent nos propos. Toutes les informations permettant d'identifier ces sauveurs chroniques ou sains, ainsi que leurs partenaires, ont été modifiées. Notez que tous les cas exposés dans cet ouvrage sont des assemblages : en d'autres termes, lorsque plusieurs personnes présentaient des situations et des dynamiques similaires, nous avons regroupé leurs histoires dans la même étude de cas, afin de masquer davantage leur identité. Nous avons alterné les exemples masculins et féminins tout au long de ces pages.

Commençons

À présent, vous connaissez le principe général du *syndrome du sauveur* : un besoin chronique d'être dans la position du sauveur à l'intérieur d'une relation de couple, besoin né d'expériences remontant à l'enfance, qui ont blessé le sauveur, lui ont fait honte ou peur. Examinez le questionnaire suivant et voyez quelles propositions éveillent un écho en vous. Notez vos réponses afin de pouvoir les consulter quand nous reviendrons sur ce questionnaire à la fin du chapitre 1.

Questionnaire : êtes-vous un sauveur ?

Indiquez si les propositions suivantes sont vraies ou fausses selon vous	**Vrai**	**Faux**
1. Au début de notre relation, je me sentais idolâtré(e) par mon/ma partenaire.	....	....
2. Je dois faire extrêmement attention à ce que je dis ou fais pour ne pas risquer d'inquiéter ou de mettre en colère mon/ma partenaire.	....	....
3. J'ai l'impression que la responsabilité de gérer ma vie ainsi que celle de mon/ma partenaire m'incombe tout entière.	....	....
4. Il m'est arrivé de rester dans une relation de couple par culpabilité ou inquiétude envers mon/ma partenaire.	....	....
5. Au début de notre relation, je considérais mon/ma partenaire comme dangereusement excitant(e) ou exotique.	....	....
6. Souvent, je sais mieux que mon/ma partenaire ce qui est bon pour lui/elle.	....	....
7. Les gens ne se rendent pas compte que je suis extrêmement critique vis-à-vis de moi-même.	....	....
8. Je passe souvent mes besoins sous silence pour ne considérer que ceux de mon/ma partenaire.	....	....
9. J'ai souvent l'impression que mon/ma partenaire ne sait pas apprécier ce que je fais pour lui/elle.	....	....
10. Si je reviens sur mes relations passées, je constate que, pour l'essentiel, j'ai voulu secourir mon/ma partenaire.	....	....

Chapitre 1

Comprendre le sauveur

Les sauveurs chroniques ne peuvent s'empêcher de voler au secours des autres, mais leurs motivations et les moyens utilisés pour ce faire peuvent être très variés. Ce chapitre offre un panorama des caractéristiques de base communes à tous les sauveurs, ainsi que leurs variations. Quatre types de sauveurs seront présentés : le surempathique, l'humilié, le terroriste/terrorisé et le sauveur sain. Nous entrerons dans le détail de ces profils au cours des chapitres suivants. Nous conclurons ce chapitre par un résumé du syndrome du sauveur et une analyse des réponses au questionnaire proposé à la fin de l'introduction.

Points communs entre les sauveurs

Les sauveurs traitent leurs partenaires de façon altruiste, mais leurs efforts dans ce sens sont souvent le reflet d'une lutte avec leurs propres conflits intérieurs, ainsi qu'un moyen de rester proches de leurs partenaires. Cela signifie-t-il que le comportement du sauveur n'est pas sincèrement altruiste ? Nous répondrons à cette question complexe plus loin dans cet ouvrage. Pour le moment, concentrons-nous sur les efforts de sauvetage conscients du sauveur et partons du principe qu'il agit effectivement de façon désintéressée.

Les sauveurs ont souvent un passé de perte, d'abandon, de traumatisme ou d'amour sans retour. Beaucoup d'entre eux ont été profondément affectés par les souffrances émotionnelles ou physiques d'un de leurs parents. Au cours de notre travail avec les sauveurs, nous nous sommes aperçues qu'ils étaient vulnérables et d'une grande sensibilité émotionnelle, et donc susceptibles d'être facilement blessés par leur entourage.

L'*empathie*, soit la capacité à comprendre les sentiments des autres et à s'identifier à eux, est un trait de caractère particulièrement développé chez tous les sauveurs. La capacité du sauveur à se mettre à la place d'une autre personne peut être utilisée pour aider celle-ci ou, malheureusement, pour la dominer ou la blesser. Nous aborderons l'empathie plus en détail dans les prochains chapitres.

Après avoir soigneusement étudié les profils correspondant à notre définition du sauveur, nous avons créé une liste de traits de caractère et de comportements spécifiques au sauveur. Typiquement, le passé des sauveurs comporte plusieurs des éléments suivants :

- comportement autodestructeur avec recours potentiel à des substances toxiques ;
- conscience aiguë, lors de l'enfance, des épreuves traversées par un parent ;
- enfance délaissée ;

- expériences de maltraitances émotionnelles ou physiques, ou d'abus sexuels durant l'enfance ;
- perte ou menace de perte d'un parent proche durant l'enfance ;
- succession de partenaires ayant besoin d'être secourus.

Par ailleurs, le sauveur présente généralement nombre des traits de caractère suivants :

- peur de la distance émotionnelle ;
- vulnérabilité et hypersensibilité émotionnelles ;
- tendance à idéaliser son/sa partenaire ;
- besoin extrême d'être considéré comme quelqu'un d'important ou d'unique ;
- propension à l'autocritique ou à réagir en accusant, dévalorisant ou manipulant les autres.

Dans les relations de couple, le sauveur présente beaucoup des comportements suivants :

- attirance envers un(e) partenaire vulnérable ou souffrant d'un passé de traumatisme, perte, maltraitance ou addiction ;
- peur d'être séparé de son/sa partenaire, de perdre son amour ou son approbation, ou d'être abandonné par lui/elle ;
- tendance à vouloir dominer l'autre, souvent sous le prétexte de l'aider ;
- propension à maintenir ou à renouer le lien avec l'autre en se montrant extrêmement serviable ou agréable ;
- décrit sa relation avec l'autre comme « fusionnelle » ;
- incapacité à reconnaître les comportements manipulateurs de son/sa partenaire ;

- facilité à être séduit par le comportement sexuel ou dramatique de son/sa partenaire ;
- tend à provoquer des sentiments forts chez l'autre afin d'éviter de se confronter à son propre inconfort émotionnel ;
- se persuade qu'il vit une relation épanouie en niant la réalité des problèmes de son/sa partenaire.

Les différents types de sauveurs

Pour déterminer les différents types de sauveurs, nous avons passé en revue de nombreux cas de comportements typiques du sauveur dans des relations de couple. Nous avons examiné et comparé les personnalités, le comportement dans la relation et le passé de chacun. Suite à cette analyse, quatre types de sauveurs se sont dégagés : le surempathique, l'humilié, le terroriste/terrorisé et le sauveur sain. Ces types ne sont pas des entités distinctes, mais résultent de l'observation de groupes de caractéristiques qui se chevauchent. À l'intérieur de ces types, nous avons noté certaines particularités psychologiques prédominantes. Cependant, ces particularités ne sont pas nécessairement figées ou permanentes. Certains sauveurs, par exemple, passent d'un type à l'autre chaque fois que leur expérience, la situation ou un changement majeur dans leur vie leur donnent les ouvertures nécessaires pour le faire.

Le surempathique

Le surempathique craint la distance émotionnelle. Cette peur peut avoir des causes d'origines diverses, comme la séparation, la perte de l'amour ou de l'approbation. Ce type de sauveur essaie de maintenir ou de renouer le lien émotionnel avec son/sa partenaire en se rendant indispensable, en se montrant agréable ou attentionné, et en stimulant de façon positive les émotions de l'autre. Jalousie et insécurité sexuelles peuvent déclencher sa crainte de la distance émotionnelle. Par conséquent, le sauveur surempathique est entraîné dans un cercle vicieux où il doit mettre en avant de façon croissante les qualités de son/sa partenaire.

Le surempathique s'inquiète de façon excessive pour l'autre. Cette inquiétude est encore plus prégnante durant les moments de séparation ou quand le sauveur a l'impression que son/sa partenaire a besoin de son aide ou de sa protection, sans lesquelles l'autre risque de se sentir mal. Une sauveuse surempathique qui jugeait que son partenaire avait mal aménagé son planning de travail s'inquiétait des conséquences de cette mauvaise organisation, qui risquait d'occasionner chez lui un stress supplémentaire. Bien qu'elle ait eu raison d'envisager cette possibilité, quand elle a créé un tableau sur ordinateur répertoriant les diverses tâches de son partenaire, afin de l'aider à mieux gérer son temps, celui-ci lui en a voulu et s'est senti humilié. Dans ce genre de situations, le sauveur se sent souvent blessé, sinon en colère, quand son/sa partenaire rejette ses propositions ou perçoit son aide comme une critique ou une gêne.

Comme la plupart des sauveurs, le surempathique est susceptible, en son for intérieur, de s'attribuer le mérite de certaines des réussites de son/sa partenaire. Cependant, il peut également lui arriver de considérer les succès de son/sa partenaire de façon ambivalente. Dans la mesure où ce type de sauveur est effrayé par la distance émotionnelle, il peut craindre que les succès affichés par son/sa partenaire ne l'amènent à penser qu'il/elle n'a plus besoin de cette relation et ne souhaite pas la poursuivre. Les forces psychologiques essentiellement à l'œuvre chez ce type de sauveur consistent en un sens aigu de l'empathie, une culpabilité excessive et une peur intense de la distance émotionnelle – forces qui se manifestent de diverses manières.

Sarah

Sarah, 31 ans, a entamé une thérapie après avoir mis fin à une relation d'un an avec son fiancé, Pierre. En tant que consultante financière, Sarah connaissait un succès professionnel contrastant fortement avec la pauvreté de son enfance. Alors qu'elle avait 11 ans, son père alcoolique a perdu son travail et, à cause de ses beuveries intermittentes, il n'a pu, par la suite, occuper que des emplois subalternes dont il se faisait systématiquement licencier. La situation financière difficile du foyer obligeant la mère de Sarah à faire des heures supplémentaires, celle-ci s'est vu confier la responsabilité de la maison et de ses deux jeunes frères. En dépit de cette charge, Sarah avait de bons résultats scolaires, et elle a obtenu une bourse universitaire. Elle a alors quitté la maison pour entrer à l'université, mais s'en est toujours sentie coupable.

En se rappelant ses années de faculté, Sarah a pris conscience que tous ses petits amis de l'époque étaient des étudiants marginaux auxquels elle avait apporté son soutien. Elle les avait aidés pour leurs devoirs, leurs lessives et, à une occasion, elle a comblé le découvert bancaire d'un de ses petits amis. Ce schéma s'est poursuivi après ses années d'études. En tant que consultante financière, elle a apporté son soutien à d'autres. Sarah a rencontré Pierre en faisant un audit dans le service de la petite entreprise où il travaillait.

La désorganisation et le chaos financier que Sarah a découverts dans l'environnement de travail de Pierre étaient le reflet de ceux qui régnaient dans sa vie privée. Son domicile était un taudis, sa situation financière catastrophique, et la pérennité de son emploi était menacée. Sarah a pris les choses en main, et réorganisé son service et sa vie. Plus ils devenaient proches, plus Pierre laissait Sarah endosser la plupart des responsabilités qui lui incombaient jusqu'alors, affirmant qu'elle était simplement plus efficace et plus rapide que lui. Même si Sarah aimait se rendre utile et que, dans les premiers temps, elle a adoré sentir combien Pierre avait besoin d'elle et l'appréciait, elle a peu à peu commencé à lui en vouloir.

Quand Sarah, atteinte de mononucléose, s'est retrouvée au bord de l'épuisement pendant plusieurs semaines, l'incapacité et la réticence de Pierre à vouloir la soutenir lui sont devenues intolérables. Se sentant trop coupable pour mettre fin à leur relation, Sarah a proposé à son compagnon une séparation temporaire. Pierre a promis qu'il allait changer, arguant qu'elle était injuste de le quitter et qu'il ne survivrait pas sans elle. Les plaintes de Pierre ont réveillé la culpabilité que Sarah avait ressentie toute son enfance et, à contrecœur, elle lui a donné une seconde chance. Mais les efforts de Pierre ont été de courte durée, et il est très vite revenu à son comportement habituel ; Sarah lui a alors demandé de partir. Cette fois, Pierre est entré dans une rage folle et s'est mis à hurler : « Tu ne trouveras jamais personne qui t'aimera autant que moi ! »

Depuis, Sarah est déprimée et insomniaque. Elle est terrorisée à l'idée d'avoir commis une erreur en mettant fin à sa relation avec Pierre, et elle craint de finir sa vie toute seule.

Sarah est un bon exemple de sauveur surempathique, elle a été façonnée depuis l'enfance à venir au secours des autres. Le fait d'endosser depuis toujours autant de responsabilités a donné à Sarah un sentiment de pouvoir, mais l'a également convaincue que ses propres besoins passaient après ceux des autres – ce qui, de fait, était vrai. Les problèmes financiers de ses parents ainsi que le travail accaparant de sa mère ont obligé Sarah à renoncer à l'essentiel de sa liberté d'enfant afin de soutenir sa famille. Certes, en quittant la maison, Sarah a pu suivre des études universitaires et faire carrière, mais elle s'est toujours sentie coupable d'être partie. Elle n'a cessé d'enchaîner des relations lui permettant d'atténuer son sentiment de culpabilité et de devenir le sauveur dont elle avait elle-même besoin. Pierre a vu quelles étaient les faiblesses de Sarah et les a utilisées pour la blesser en lui disant tout haut ce qu'elle craignait en son for intérieur – que plus personne ne l'aimerait jamais.

L'humilié

Le sauveur humilié veut être aimé et apprécié. Il cherche à compenser et à réparer la perception de lui-même erronée qu'il a construite durant son enfance. Quand ce sauveur était enfant, il a sans doute taquiné ou humilié ses camarades afin de masquer son absence d'estime de soi. Au sein d'une relation de couple où on l'adore et l'idolâtre, l'humilié se sent puissant et fort. Il se comporte de façon à cacher sa fragilité, sa peur de l'abandon et ses sentiments de honte et d'infériorité. Il est essentiel pour l'humilié de se considérer comme quelqu'un de sexuellement performant et adroit. Valoriser ses partenaires et érotiser ses relations lui permettent de se magnifier. Parfois, son besoin de reconnaissance est plus important que ce que ses partenaires sont en mesure de lui apporter, ce qui l'amène fréquemment à avoir des aventures en dehors de son couple.

L'humilié choisit souvent des partenaires dotés de traits qui, selon les critères habituels, créent une disparité tangible entre lui-même et ces partenaires. L'apparence physique, la santé ou le statut social sont des exemples des traits à la base de ces disparités. Le sauveur humilié peut également avoir une image irréaliste de ses partenaires et de leurs ambitions (c'est-à-dire qu'il exagère leurs talents).

Quelles que soient ces disparités, l'objectif de l'humilié, dans son couple, est d'être aimé et admiré, et il ira très loin pour obtenir cette admiration afin de guérir les blessures de son passé. Malheureusement, ce type de guérison est rarement durable dans la mesure où l'humilié souffre d'un vide émotionnel qui l'empêche de contenir durablement l'amour et l'admiration qu'on lui donne, le laissant ainsi perpétuellement vulnérable et frustré.

Thomas

Thomas, 33 ans, est venu en thérapie après que Nicole, sa femme depuis quatre ans, a demandé le divorce, arguant que Thomas était « trop vulnérable ». D'autres femmes avaient reproché la même chose à Thomas avant cela, et il a décidé de se faire aider afin de comprendre pourquoi ses partenaires réagissaient de cette façon.

Thomas a souffert dans l'enfance d'un trouble de l'apprentissage mal déterminé qui l'a distingué de ses parents biochimistes et de ses frères aînés, tous deux extrêmement brillants. Quand Thomas était petit, son père a passé un nombre incalculable d'heures à essayer de lui faire assimiler faits et concepts, puis à lui hurler dessus en s'apercevant que Thomas ne parvenait pas à retenir ses leçons. Alors, sa mère criait à son tour, depuis une autre pièce : « Arrête ! Tu sais bien que Thomas ne peut pas y arriver ! » Pour finir, son père jetait l'éponge en traitant Thomas de « boulet ». Quant à sa mère, elle ajoutait souvent à l'humiliation de Thomas en critiquant publiquement ses professeurs ou en exigeant qu'ils lui donnent des cours particuliers.

Au collège, Thomas a découvert le sport, où il s'est avéré doué dans plusieurs domaines, acquérant ainsi une popularité enviable parmi ses camarades, et obtenant même des félicitations de la part de ses frères. En revanche, ses parents pensaient que le sport était une perte de temps, et ils n'assistaient aux compétitions ou aux matchs de Thomas que sous la pression de ses frères. Les qualités athlétiques de Thomas lui ont permis de suivre une filière sport-études, grâce à laquelle il a obtenu un diplôme de kinésithérapeute. Par la suite, il a été embauché dans une clinique située à plusieurs centaines de kilomètres de sa famille. Là, il a rejoint les équipes de football et de handball de sa ville d'adoption, et il est très vite devenu une vedette locale.

La plupart des femmes avec qui Thomas sortait étaient des patientes de la clinique où il travaillait, en général des sportives de haut niveau ; quand elles étaient remises de leurs blessures, Thomas insistait pour assister à leurs entraînements et les conseiller dans la pratique de leur sport, ce que ces femmes trouvaient autoritaire et oppressant. Ses reproches, ses critiques et son incapacité à les laisser vivre leur vie les amenaient généralement à mettre fin à leur relation avec lui.

Thomas a rencontré Nicole au cours d'une soirée. Victime d'un accident quelque temps auparavant, elle souffrait de douleurs au genou et avait parfois du mal à se lever d'une chaise. Remarquant son problème, Thomas était discrètement venu à son secours. Après être sortis ensemble pendant six mois, ils se marièrent. Nicole, assistante éditoriale dans un journal local, était fière que son mari soit un athlète reconnu, et elle proposa à son rédacteur en chef d'écrire une rubrique sportive hebdomadaire dédiée aux événements locaux. Son patron accepta, et la rubrique de Nicole devint très vite incontournable.

Le nouveau travail de Nicole exigeait qu'elle assiste à de nombreux événements sportifs, et non plus seulement aux matchs dans lesquels Thomas jouait en personne. Celui-ci supportait mal que l'attention de sa femme soit accaparée par d'autres que lui, et il réagit en la critiquant ouvertement et en faisant des commentaires désobligeants sur sa rubrique dans le journal.

Un jour, Nicole arriva à l'improviste à la fin d'un des matchs de Thomas et le surprit en train d'embrasser une de ses fans. Thomas se justifia en affirmant qu'elle le délaissait et n'accordait pas assez de valeur aux activités qu'il jugeait importantes. Après de nombreuses disputes à ce sujet, Nicole demanda le divorce.

Au cours de son enfance, les difficultés d'apprentissage de Thomas, conjuguées à la réaction égoïste de ses parents vis-à-vis de ses troubles, ont grandement contribué à accabler Thomas d'un sentiment de honte. Le fait que son père le rejette en le traitant de « boulet » ainsi que l'attitude bien intentionnée mais intrusive et maladroite de sa mère ont conforté Thomas dans son sentiment d'insuffisance, et lui ont appris à attribuer aux autres la responsabilité de ses propres difficultés.

La tendance de Thomas à rechercher la compagnie de femmes susceptibles d'avoir besoin de soins de kinésithérapie reflète son désir de contrôler, d'être indispensable et admiré. Mais Nicole a ses propres priorités, lesquelles prennent parfois le pas sur celles de Thomas. Une perception de soi fragile, alliée à un sentiment de honte et une personnalité égocentrée, rend insupportable pour Thomas l'idée de passer après les autres dans la vie de Nicole. C'est pourquoi il la traite de la même manière que son père le traitait, en la critiquant et l'humiliant.

Le terroriste/terrorisé

Le sauveur terroriste/terrorisé est le type de sauveur le plus susceptible d'avoir vécu des expériences de peur et de honte intenses dans son enfance. Ce type de sauveur a souvent eu une petite enfance très traumatisante impliquant probablement des violences sexuelles, émotionnelles ou physiques. L'extrême difficulté de cette enfance n'a laissé au terroriste/terrorisé que peu de forces pour porter son fardeau psychologique.

Le terroriste/terrorisé a appris à manipuler de façon experte ses parents, ses professeurs et ses camarades ; il s'agit à la fois d'une adaptation et d'une réaction à ses expériences d'enfant. Il pouvait ainsi se montrer sournois, brutal et être persuadé de mériter un traitement de faveur – tout cela contribuait temporairement à contrecarrer sa honte et sa peur en lui donnant sur le moment un sentiment de puissance et d'exception. Les séquelles de ces réactions inadaptées se retrouvent dans sa personnalité d'adulte. Ce sauveur gère ses difficultés en provoquant des situations où les autres se sentent effrayés ou jaloux.

À travers divers comportements, le sauveur terroriste/terrorisé transfère ses sentiments de vide, de jalousie, de honte, de colère et de peur de l'abandon sur ses partenaires. Il peut se montrer accusateur, critique ou moqueur, tentant ainsi de se soulager de sa propre honte en dénigrant l'autre. Le terroriste/terrorisé a souvent recours au sexe et à la jalousie pour dominer ses partenaires.

Léna

Léna, 25 ans, est arrivée en thérapie sur décision de justice. Au cours de ses fréquentes et bruyantes disputes avec son compagnon Jérôme, ainsi que de leurs affrontements physiques, elle a cassé certains objets lui appartenant et l'a même blessé plusieurs fois. En reconnaissant la véracité de ces accusations, Léna n'a montré aucune gêne, mais elle a justifié ses actes en affirmant qu'elle « n'allait pas se laisser marcher sur les pieds sans rien faire ».

La mère de Léna était une prostituée qui subvenait aux besoins de son compagnon et de sa fille avec l'argent que lui rapportaient ses passes. Également toxicomane, elle était dans l'incapacité de protéger Léna des agressions sexuelles et physiques que lui faisait subir son compagnon. À 8 ans, Léna a parlé à sa mère de ces agressions. Mis devant le fait accompli, l'homme a réagi en frappant la mère de Léna jusqu'à ce qu'elle perde connaissance.

En voyant sa mère inconsciente, Léna a eu tellement peur qu'elle s'est promis de ne plus jamais se plaindre de quoi que ce soit auprès d'elle. Quelques mois plus tard, remarquant de nombreux hématomes sur les bras et les jambes de Léna, l'un de ses professeurs a fait un rapport aux services d'aide à l'enfance. Pour finir, les services sociaux ont placé la fillette chez la cousine de sa mère, comptable dans une ville voisine. Peu de temps après, sa mère est morte d'une overdose dont Léna tenait son souteneur pour responsable.

Bien que la cousine de sa mère lui ait offert une famille d'accueil aimante, pendant toute sa scolarité, Léna était fréquemment punie pour s'être battue, avoir proféré des insanités ou s'être cruellement moquée de ses camarades. À 16 ans, elle a rejoint une bande d'adolescents dont la principale activité consistait à se droguer ou à voler des voitures. À 17 ans, à force de rapports non protégés, elle a contracté une MST dont elle a ignoré les symptômes jusqu'à ce que la maladie évolue au point de la rendre stérile.

Avec l'aide de la cousine de sa mère, Léna a monté une petite entreprise de mécanique automobile et, pendant une brève période, elle s'est tenue loin de son ancienne bande, a cessé de se droguer et est restée célibataire. Mais après la mort de sa mère adoptive, Léna est retombée dans la drogue et les relations sexuelles débridées.

Léna a rencontré Jérôme sur le bord d'une route où elle a littéralement volé à son secours. Quand Léna est passée devant lui, il était en train d'examiner le moteur de sa voiture en panne, l'air dépassé et complètement désespéré.

Elle s'est arrêtée pour l'aider et a rapidement trouvé la panne, puis a remis le moteur en marche. Jérôme, 22 ans, travaillait dans un supermarché voisin. Ses parents étaient ouvertement échangistes et, durant toute son enfance, ils s'étaient méchamment moqués de lui chaque fois qu'il montrait sa gêne face à leurs pratiques sexuelles. En raison de ce traumatisme, Jérôme n'avait que peu d'expérience sexuellement, et il avait développé une dépendance aux sites pornographiques sur Internet. Léna est devenue une véritable idole pour lui – quelqu'un qui était capable de gérer n'importe quelle situation et n'avait peur de rien. Quant à Léna, elle trouvait que Jérôme était « aussi mignon qu'un chaton », et prenait beaucoup de plaisir à l'initier à la sexualité et à l'usage de quelques drogues douces. Peu de temps après leur rencontre, ils ont aménagé ensemble.

Au début, tout se passa sans anicroche. Léna trouvait excitant le manque d'expérience de Jérôme sur le plan sexuel, et elle aimait « dominer la situation ». Pourtant, à mesure que le temps passait, elle commença à juger frustrante la passivité de son compagnon. Elle pensait qu'il se laissait « marcher sur les pieds » par son patron et lui faisait une scène chaque fois qu'il rentrait tard de son travail. Un jour, elle faillit lui faire perdre son emploi en appelant son patron pour lui demander de modifier les horaires de Jérôme. Par ailleurs, elle refusait avec véhémence de dépenser de l'argent pour la nourriture, arguant que Jérôme n'avait qu'à la « prendre » au magasin. Sous ce flot de critiques, Jérôme se faisait tout petit, et trouvait refuge dans la pornographie ; Léna se sentait alors ignorée, blessée, et en colère. Elle réagissait en l'insultant pour le provoquer. Leurs disputes prenaient une telle ampleur que, chaque fois, leurs voisins ou Jérôme devaient appeler la police.

Vu le passé traumatisant de Léna, il n'est guère étonnant qu'elle ait adopté un comportement aussi agressif. Enfant, elle gérait sa propre terreur en tyrannisant ses camarades. Persuadée que sa mère s'était fait frapper par sa faute après que Léna lui avait révélé les agressions dont elle était victime, la fillette était également porteuse d'un fardeau écrasant de culpabilité et de honte. Par ailleurs, elle avait négligé de cacher ses hématomes, ce qui avait provoqué son placement en famille d'accueil, laissant sa mère seule et sans protection. Adolescente, elle avait trouvé réconfort et amitié auprès d'une bande d'adolescents terrorisés qui, à leur tour, terrorisaient les autres.

Léna a trouvé une autre personne aussi terrifiée qu'elle en la personne de Jérôme, mais plutôt que de le rendre agressif, les peurs de Jérôme ont fait de lui quelqu'un d'inhibé. Bien que Léna l'ait aidé à se sentir plus à l'aise sexuellement et à s'affirmer, les séquelles laissées par les traumatismes que Jérôme avait vécus enfant étaient trop importantes pour que Léna soit capable de les guérir. Pour faire face au repli de Jérôme et à sa propre impuissance, la jeune femme a réagi comme elle l'a toujours fait toute sa vie, en transformant sa peur en colère et en rage.

Le sauveur sain

Le sauveur sain est sensible aux besoins des autres et pratique l'altruisme sans arrière-pensée. Il offre son soutien de façon désintéressée et ne se sent pas menacé par les réussites de ses partenaires. Ces sauveurs sont des hommes et femmes équilibrés et généreux qui inspirent le respect. Doté de partenaires capables de prendre leur propre vie en main, le sauveur sain entend sa relation de couple comme un espace de réciprocité. Lui et ses partenaires sont disposés à se soutenir pour le meilleur et pour le pire. Le sauveur sain apporte son aide à qui le lui demande, mais l'offre également de façon gratuite et aimable, sans paraître critique ni essayer de dominer la situation. Là où les sauveurs chroniques peuvent se sentir menacés quand tout va bien pour leur partenaire, le sauveur sain, lui, est sincèrement ravi. Bien qu'il puisse retirer un orgueil discret du soutien qu'il a offert, il se met en quatre pour attribuer à ses partenaires le mérite de leurs succès.

Rodolphe

Rodolphe est âgé de 43 ans. Cadre administratif dans un hôpital, il est venu en consultation avec Anne, sa femme depuis douze ans. Tous deux, mais plus particulièrement Rodolphe, cherchent à se faire aider pour permettre à leurs enfants de faire face au traitement que va devoir subir Anne pour son cancer de l'utérus.

Quand Rodolphe avait 6 ans, on a découvert un lymphome à sa mère. Le traitement le plus récent n'étant disponible que dans une ville située à plusieurs heures de route de l'exploitation agricole où vivait la famille, sa mère a déménagé dans cette ville pendant l'année qu'a duré son traitement. Toutes les trois semaines, Rodolphe, sa sœur de 8 ans et leur père allaient lui rendre visite. Effrayé de voir sa mère si malade lors de leur première visite, Rodolphe avait refusé de revenir. Mais son père avait insisté, soulignant combien sa mère serait triste s'il ne venait plus la voir.

La mère de Rodolphe était une battante qui, après avoir achevé son traitement, est retournée chez elle pour reprendre le cours de sa vie. Pendant l'adolescence de Rodolphe, son père s'est mis à boire, ressassant bien souvent ses « rêves inassouvis » et s'endormant devant le poste de télévision. Prise d'un intérêt surprenant pour la Bourse, la mère de Rodolphe a placé de façon judicieuse les maigres bénéfices de l'exploitation familiale, permettant ainsi de financer les études universitaires de ses enfants.

Peu après que Rodolphe a obtenu son diplôme de santé publique, son père est décédé. Rodolphe a réagi à la mort de son père en buvant plus que de raison. Le jour où il s'est fait verbaliser pour conduite en état d'ébriété, il a décidé d'arrêter l'alcool et de se concentrer sur sa carrière. C'est alors qu'il a rencontré Anne, qui avait un bon travail, des amis et des économies, mais n'avait pas encore trouvé l'homme de sa vie.

« Rodolphe m'a sauvée, prétend Anne. Sans lui, je serais restée vieille fille. » Rodolphe balaie son affirmation d'un geste. Il décrit Anne comme une femme « forte, compétente et ayant le sens des valeurs ». Après s'être mariés et avoir eu deux filles, ils menaient une vie heureuse. Ils avaient trouvé le moyen de discuter calmement de leurs divergences ou de simplement les accepter. Anne se sent choyée par Rodolphe : « Si je me mets à avoir envie de chocolat, Rodolphe sortira m'en acheter même s'il pleut. » Pour Rodolphe, Anne est une compagne formidable qui amène à la fois fantaisie et stabilité dans sa vie. Leur vie sexuelle a connu des hauts et des bas, mais aucun d'entre eux ne s'est senti rejeté quand l'autre manifestait moins de désir.

Quand Anne est tombée malade, Rodolphe a continué à se montrer attentionné et à lui apporter son soutien. Il a cherché sur Internet des informations au sujet de sa maladie, a fait jouer ses relations à l'hôpital pour trouver les meilleurs traitements, et il a modifié ses horaires de travail et son planning de déplacements afin de pouvoir accompagner sa femme à ses rendez-vous médicaux. Bien que bouleversé par son cancer, il affirme que c'est son rôle de rester positif et de faire avancer les choses, et que s'il se laissait aller à broyer du noir, il serait moins à même de soutenir Anne. Il a ajouté que celle-ci « se battait comme une lionne ».

Rodolphe est un sauveur sain. Il a choisi une bonne partenaire, qui s'est avérée également une bonne amie, mère et amante. Bien que la maladie d'Anne ait bouleversé la vie de Rodolphe, il n'a pas hésité à faire passer sa carrière au second plan, afin d'être présent et de soutenir sa femme durant son traitement. Ensuite, faisant preuve d'une empathie basée sur ses douloureux souvenirs d'enfance et sur les incertitudes éprouvées au cours de l'absence de sa mère malade, Rodolphe est venu consulter afin de venir en aide à ses filles.

Bien que Rodolphe soit un sauveur sain, son enfance est loin d'avoir été rose, et il a souffert du traumatisme de perdre temporairement sa mère et d'être témoin des ravages de sa maladie. Cependant, la présence solide de son père et l'esprit combatif de sa mère ont appris à Rodolphe que ses parents étaient forts et que, par extension, il était lui-même en sécurité. Quand il a hésité à revenir voir sa mère, la réaction de son père l'a fait se sentir coupable, mais elle lui a également montré qu'il était assez fort pour supporter de voir sa mère malade et que, parfois, il était nécessaire de mettre ses peurs de côté pour venir en aide aux autres – comme il le fait aujourd'hui avec Anne.

Après la mort de son père, Rodolphe a noyé dans la boisson son chagrin, sa culpabilité et son impuissance à aider son père dans ses moments de déprime. Bien qu'il ait imité le comportement de son père en sombrant dans l'alcoolisme, cela a également servi à le garder symboliquement vivant et présent à ses côtés. Heureusement, Rodolphe s'est aussi identifié à l'image du père fort de sa petite enfance, ainsi qu'à celle de sa mère « battante ». Prenant conscience de s'être embarqué dans une mauvaise voie, Rodolphe a réussi à redresser la barre : il a cessé de boire et s'est engagé dans une relation épanouissante.

Les sauveurs occasionnels

Un sauveur occasionnel est une personne qui a vécu des relations épanouissantes, mais qui, en raison de facteurs de stress inhabituels comme la perte d'un emploi, la maladie ou le décès d'un proche, s'engage dans une relation de « sauvetage » malsaine. Notre utilisation du terme « syndrome du sauveur » implique un besoin chronique d'être le sauveur dans une relation intime. Les sauveurs occasionnels ne sont pas affligés de ce besoin de façon chronique et, techniquement, ils ne se rangent dans aucun de nos quatre types. Cependant, nous avons rencontré un certain nombre de personnes volant ponctuellement au secours de quelqu'un de façon malsaine, et nous allons illustrer ce cas ci-dessous ; pour autant, nous n'y reviendrons pas dans la suite de l'ouvrage.

Juliette

Juliette est arrivée en thérapie, car elle entretient depuis huit mois avec Adam, son professeur de guitare, une liaison extraconjugale qui l'a laissée désorientée. Bien que mariée à Jean depuis vingt-cinq ans et heureuse en ménage, elle pense maintenant qu'avec Adam, elle a trouvé « une véritable communication et un vrai partage ». À l'âge de 5 ans, Juliette a subi le traumatisme de découvrir le corps sans vie de sa petite sœur de 6 mois dans son berceau. Suite à ce drame, la mère de Juliette a souffert d'une grave dépression qui a exigé un certain nombre d'hospitalisations. L'absence physique et affective de sa mère a obligé la grand-mère paternelle de Juliette, une femme attentionnée, à venir habiter avec eux. Elle est restée dans la maison familiale jusqu'à sa mort, alors que Juliette était à l'université.

En dépit de ce passé difficile, Juliette a réussi son mariage, et décrit Jean comme « un père et un époux aimant ». Ils partagent avec plaisir les mêmes activités, ont deux enfants et se traitent l'un l'autre avec respect et courtoisie. Juliette est également active dans diverses associations locales et a mis au point de nombreux programmes éducatifs et culturels pour les enfants de la commune.

Peu avant son cinquantième anniversaire, Juliette a subi une série d'événements stressants : son plus jeune fils a quitté le foyer pour faire ses études à l'université ; son père s'est cassé la hanche et a refusé l'assistance médicalisée ; et Juliette a perdu les élections du conseil de parents d'élèves dans l'école de son quartier - elle s'est alors sentie trahie et s'est demandé si elle avait fait quelque chose de mal. C'est à cette période qu'a commencé sa liaison avec Adam.

Par le passé, Adam avait fait au moins un séjour en hôpital psychiatrique ; il consommait d'importantes quantités de drogues douces et devait souvent emprunter de l'argent pour payer son loyer. Juliette a tout de suite vu qu'Adam était instable, et elle savait qu'il serait stupide de sa part de renoncer à tout ce qu'elle avait pour quelqu'un comme lui. Mais avec Adam, elle se sentait vivante, et cette sensation était comme une drogue. Elle a essayé de mettre fin à leur relation à plusieurs reprises, pour ne conserver avec lui qu'une amitié platonique, mais cela n'a jamais duré. Elle espère que la thérapie l'aidera à comprendre son propre comportement et son « addiction », mais aussi à trouver une façon de mettre un terme définitif à cette liaison.

Durant son enfance, Juliette a subi des pertes traumatisantes, avec leur cortège de culpabilité et de honte. Si, en tant qu'adulte, elle comprenait intellectuellement qu'elle n'était responsable ni de la mort de sa petite sœur ni de la dépression de sa mère, ce n'était pas le cas quand elle était enfant. Grâce à la stabilité émotionnelle apportée par sa grand-mère paternelle, elle a pu épouser Jean, fonder une famille heureuse et vivre une vie épanouie. De fait, on pourrait se demander si Juliette se serait lancée dans cette aventure avec Adam s'il ne s'était pas produit cette succession de facteurs stressants qui, symboliquement, représentent ses traumatismes d'enfance.

Sa défaite aux élections du conseil des parents d'élèves a fait ressurgir les sentiments de honte et d'impuissance éprouvés pendant son enfance. Et même si, en réalité, le départ de son fils à l'université constitue l'aboutissement d'une excellente éducation de la part de ses parents, cette réalité a été masquée par le souvenir de la mort de sa sœur et le sentiment de culpabilité associé. En outre, le stress de devoir s'occuper de son père peut avoir éveillé chez elle la même sensation d'impuissance qu'à l'époque où, enfant elle essayait de remonter le moral de sa mère. Les idées morbides, que l'approche de la cinquantaine peut susciter n'ont fait qu'ajouter à son état de surmenage psychologique. Le caractère clandestin de sa liaison avec Adam lui a fourni l'excitation et le danger nécessaires à détourner son esprit des problèmes qui la taraudaient. Le comportement pathologique de son amant, comme un parallèle à la dépression de sa mère, donnait à Juliette une occasion d'offrir son aide, d'avoir le pouvoir de « réparer » quelqu'un dans le présent quand elle en avait été incapable par le passé.

Le sauveur à sauver

À présent que nous avons passé en revue les traits de caractère des sauveurs, nous tenons à préciser que, parfois, la frontière entre sauveur et sauvé peut être très floue. Nous avons quelquefois observé qu'en étudiant plus en détail la dynamique d'une relation, la personne qui semble devoir être sauvée s'avère dans les faits celle qui secourt l'autre, et que le sauveur apparent est en réalité la personne à sauver.

Nous nous attacherons au partenaire qui présente les traits du sauveur de façon prédominante. Vous vous apercevrez sans doute que le rôle du sauveur et celui de la personne à sauver sont, pour vous, aussi évocateurs l'un que l'autre. Nous parlerons de l'interchangeabilité de ces rôles de manière plus approfondie dans le chapitre 8.

Le syndrome du sauveur

Le fait que les partenaires d'un couple se soutiennent l'un l'autre dans les bons comme dans les mauvais moments est la marque évidente d'une relation saine. Dans une relation saine et équilibrée, le partenaire qui offre son aide le fait par amour et par compassion, à la fois consciemment et inconsciemment.

Quand nous parlons du syndrome du sauveur, nous nous référons au comportement malsain du surempathique, de l'humilié ou du terroriste/terrorisé. L'estime de soi du sauveur dépend de la reconnaissance par les autres de ses qualités héroïques. Le paradigme dans lequel l'estime de soi du sauveur est liée aux faiblesses des autres signifie qu'un sauveur ne peut se sentir bien qu'en offrant soulagement, plaisir ou bonheur à une personne exprimant un besoin qu'il est capable de satisfaire. Cette estime de soi étant dépendante des fragilités de l'autre, plutôt que d'une perception de soi saine et confiante, celle du sauveur sera toujours en danger, et sa relation ne pourra être que dysfonctionnelle.

Le syndrome du sauveur naît d'efforts individuels pour restaurer une perception de soi détériorée en volant au secours de partenaires qui, en retour, vont l'idéaliser. Le sauveur veut vivre sa passion, sa sensibilité et sa vulnérabilité en toute sécurité. Malheureusement, il ne peut trouver cette sécurité qu'auprès de partenaires qui, en apparence, ont moins de pouvoir que lui, ce qui, tristement, a des effets autodestructeurs. Ainsi, le choix de ses partenaires et la façon dont il finit par les traiter l'empêchent non seulement de dépasser les traumatismes infligés à son estime de soi durant l'enfance, mais constituent une répétition de ces traumatismes. Il n'est guère surprenant de constater que les sauveurs finissent toujours par se sentir honteux et humiliés, au lieu d'acquérir le sentiment de pouvoir qu'ils avaient espéré. Dans le chapitre 2, « L'apprenti sauveur », vous en apprendrez plus sur l'enfance du sauveur et sur la façon dont elle peut donner naissance à ce besoin chronique d'aider les autres.

Faites le point

À présent, revenez sur vos réponses au questionnaire proposé à la fin de l'introduction. Il a été élaboré afin de vous fournir un guide vous permettant d'analyser votre comportement et votre expérience. Si la plupart de vos réponses correspondent à celles que nous présentons ci-dessous, il est fort probable que vous souffrez du syndrome du sauveur.

Réponses au questionnaire « Êtes-vous un sauveur ? »

1. Au début de notre relation, je me sentais idolâtré(e) par mon/ma partenaire.

Vrai. Le sauveur veut être idolâtré ou admiré, même si les qualités pour lesquelles on l'adore sont irréalistes ou exagérées. Les sauveurs sains, en revanche, veulent être aimés, chéris et appréciés par leur partenaire pour ce qu'ils sont réellement.

2. Je dois faire extrêmement attention à ce que je dis ou fais pour ne pas risquer d'inquiéter ou de mettre en colère mon/ma partenaire.

Vrai. Le surempathique, l'humilié ou le terroriste/terrorisé entretiennent généralement des relations avec des personnes qui contrôlent mal leurs émotions – celles que les thérapeutes décrivent comme « émotionnellement volatiles ». Souvent, quand son/sa partenaire perd effectivement son sang-froid, le sauveur chronique devient le point de mire de sa colère ou se sent coupable de son désespoir. Ainsi, alors qu'ils pensent maîtriser la situation, ces sauveurs sont en fait sous le contrôle de leur partenaire. Le sauveur sain, lui, fait confiance à son/sa partenaire pour gérer ses émotions conflictuelles de façon appropriée, ce qui leur laisse toute latitude pour communiquer librement.

3. J'ai l'impression que la responsabilité de gérer ma vie ainsi que celle de mon/ma partenaire m'incombe tout entière.

Vrai. Il arrive que des sauveurs chroniques admettent que leur partenaire gère certains des domaines les moins significatifs de leur couple. Cependant, la plupart de ces sauveurs pensent que leur partenaire est incapable de se débrouiller sans eux et, sans doute inconsciemment, ils désirent que ce soit le cas. Les sauveurs sains considèrent leur vie de couple comme une entreprise conjointe où chacun donne et prend de façon équilibrée.

4. Il m'est arrivé de rester dans une relation de couple par culpabilité ou inquiétude envers mon/ma partenaire.

Vrai. De nombreux sauveurs chroniques ont un sens de l'empathie tellement intense qu'ils ne supportent pas de penser qu'ils puissent être la cause de la souffrance de leur partenaire. D'autres sentent qu'on a besoin d'eux à un point tel qu'ils craignent réellement que leur partenaire soit incapable de survivre sans eux. Les sauveurs sains sont conscients que, pour réussir leur couple, chacun des deux partenaires doit être heureux, et que faire perdurer une relation par culpabilité ou peur ne peut que desservir l'un comme l'autre. Par-dessus tout, le sauveur sain possède la force intérieure nécessaire pour accepter d'être la cause momentanée de la souffrance de son/sa partenaire si le résultat à long terme de cet état de fait est positif.

5. Au début de notre relation, je considérais mon/ma partenaire comme dangereusement excitant(e) ou exotique.

Vrai. Les sauveurs chroniques évitent de se regarder en face ou de s'attarder sur leur propre insatisfaction en se mettant dans des situations précaires ou incertaines qui les forcent à porter leur attention vers l'extérieur au lieu de se concentrer sur eux-mêmes. Ainsi, ils choisiront des partenaires dont la personnalité instable leur fournira un objet de distraction plutôt que des personnes dont la stabilité crée un calme susceptible de faire surgir des sentiments déplaisants. Le sauveur sain, lui, recherche un(e) partenaire calme et équilibré(e), conscient de la liberté qu'offrent des bases aussi solides.

6. Souvent, je sais mieux que mon/ma partenaire ce qui est bon pour lui/elle.

Vrai. Les sauveurs chroniques ont besoin de se sentir indispensables et exagèrent souvent leur appréhension des besoins de leur partenaire. Les sauveurs sains gardent une vision réaliste de leurs forces et de leurs faiblesses, ainsi que de celles de leur conjoint(e). Ils choisissent des partenaires plein(e)s d'assurance et doté(e)s d'un jugement éclairé. Par conséquent, ils peuvent se fier à leur partenaire pour prendre des décisions saines et raisonnées.

7. Les gens ne se rendent pas compte que je suis extrêmement critique vis-à-vis de moi-même.

Vrai. Les sauveurs chroniques ont une forte tendance à l'autocritique ou même à l'autodénigrement, qu'ils perçoivent comme de la culpabilité ou de la honte. Parfois, ces sauveurs évitent ces sentiments en manipulant et en dévalorisant leur partenaire, ou en les accablant de reproches. Les sauveurs sains savent se pardonner et pardonner les autres de leurs défauts et erreurs.

8. Je passe souvent mes besoins sous silence pour ne considérer que ceux de mon/ma partenaire.

Vrai. Les sauveurs chroniques se considèrent comme des partenaires altruistes ou prêts à se sacrifier pour l'autre. Mais souvent, leur altruisme est plutôt, pour eux, une façon d'essayer de se sentir puissants ou indispensables, ou encore il leur sert à masquer un sentiment de culpabilité ou de honte. L'aide que les sauveurs sains apportent à leur partenaire s'accompagne de sentiments de préoccupation et d'affection sincères.

9. J'ai souvent l'impression que mon/ma partenaire ne sait pas apprécier ce que je fais pour lui/elle.

Vrai. Que leur partenaire manifeste ou non de la reconnaissance, les sauveurs chroniques ont rarement l'impression qu'il/elle les apprécie vraiment. Un trait typique de ces sauveurs est de se sentir incompris, parce qu'ils cherchent quelque chose que leur partenaire ne peut leur fournir : ils souhaiteraient en effet être guéris de leurs blessures d'enfance et cesser de se sentir inadaptés, déficients et indignes. Dans la mesure où les sauveurs sains ont une perception d'eux-mêmes équilibrée, le niveau de reconnaissance qu'ils recherchent est accessible.

10. Si je reviens sur mes relations passées, je constate que, pour l'essentiel, j'ai voulu secourir mon/ma partenaire.

Vrai. Le fait de chercher de façon répétée des partenaires à secourir est la principale caractéristique d'un sauveur chronique. Consciemment ou non, ces sauveurs sont attirés par les personnes en détresse. Quant aux sauveurs sains, s'ils sont tout disposés à soutenir leur conjoint(e), ils ne recherchent pas systématiquement des partenaires à secourir, et ce type de personnes ne les attire pas fondamentalement non plus.

Chapitre 2

L'apprenti sauveur

Vos relations avec vos parents – ou les personnes chargées de votre éducation –, frères et sœurs et mentors ont déterminé qui vous êtes. Des prédispositions biologiques, les facteurs socioculturels et toute une panoplie d'expériences ont influencé la façon dont vous vous voyez et dont vous interagissez avec les autres. Dans ce chapitre, nous allons examiner la manière dont les relations, les expériences et les prédispositions dans l'enfance contribuent au développement du syndrome du sauveur. La plupart des concepts que nous présentons ici – y compris l'altruisme, l'empathie, la culpabilité et la honte – seront évoqués plus en profondeur dans les chapitres suivants.

Léo

Léo est un jeune garçon qui a développé un comportement secourable, mais autodestructeur typique du syndrome du sauveur. Il a été accueilli en psychothérapie par intermittence et pour de courtes durées entre l'âge de 8 et 12 ans. Les parents de Léo ont divorcé quand il avait 7 ans. Sa mère, une belle femme, est une personne séductrice, égocentrique et émotionnellement instable qui avait envie d'une vie « plus libre », et a laissé la garde de Léo à son père qui, heureusement, est un père aimant et attentionné.

Après le divorce, la mère de Léo lui a rendu visite de façon sporadique et, de temps en temps, restait quelques jours auprès de son fils. Au cours de ces séjours, elle le traitait comme son confident, le faisant veiller tard dans la nuit pour lui raconter ses ennuis avec les hommes avec qui elle sortait. Comme on peut s'y attendre, ses relations avec les hommes étaient plutôt dramatiques. Par conséquent, la mère de Léo était soit très heureuse, soit très déprimée ; pourtant, chaque fois qu'il la voyait, il était convaincu qu'elle était parfaite. Il est devenu son admirateur, son ami, et le défenseur qui prenait toujours le parti de sa mère quand elle se disputait avec son père.

Quand Léo a eu 8 ans, il a confié à son thérapeute qu'il aimerait être Superman, un rôle qu'il endossait fréquemment durant les sessions de thérapie. À l'adolescence, Léo était devenu un super-héros à sa façon en volant systématiquement au secours de jeunes filles perturbées ou malheureuses. Une fois, il s'est fortement attaché à une camarade de classe déprimée qui avait des tendances suicidaires. Se sentant responsable du bien-être de la jeune fille, Léo appelait souvent celle-ci, ses parents ou le conseiller d'orientation, pour s'assurer qu'elle n'était pas en danger. La vie sociale, émotionnelle et les études de Léo ont fini par pâtir de son inquiétude pour les autres et de sa propension à leur venir en aide.

Le père de Léo est lui-même un sauveur ; à l'origine, il était tombé amoureux de la mère de Léo pour des raisons similaires : constatant son attitude autodestructrice, il avait voulu la sauver, pensant que la stabilité qu'il avait lui-même acquise lui fournirait la sécurité dont elle avait besoin. Parallèlement, il était attiré par son incroyable énergie, tout comme par la dépendance spectaculaire dont elle faisait montre. Après le divorce, grâce à la psychothérapie et à une meilleure conscience de soi, il a fini par s'engager avec une femme dans une relation d'attention et d'amour mutuels. En se comprenant mieux lui-même, il est devenu capable de prendre conscience des conflits et des besoins de son fils.

L'attachement et le cerveau

L'attirance qu'une personne éprouve envers une autre est mue par un mécanisme difficile à décrire que l'on appelle « alchimie ». Mais cette simple explication chimique se trouve en réalité avoir un fondement neurobiologique complexe, une compétence qui existe dans le cerveau humain dès la naissance[1].

Les relations que vous avez eues dans votre enfance avec les personnes chargées de votre éducation se sont incrustées dans votre esprit en tant que *souvenirs implicites*. Ces souvenirs implicites sont extérieurs à votre conscience et peuvent influer sur vos préférences en matière de partenaires. Ainsi, la tendance à devenir un sauveur ou à en choisir un comme partenaire n'est pas nécessairement déterminée de façon consciente. Des théoriciens avancent que des qualités ou des images enfouies dans notre esprit entrent en résonance avec certaines personnes que nous rencontrons, ce qui peut créer un sentiment d'attirance. Ces facteurs attractifs sont des schémas qui sont plus ou moins imprimés dans le *système limbique* du cerveau, que l'on considère généralement comme le siège des émotions[2].

1. H. Fisher, « The Drive To Love : The Neural Mechanisms for Mate Choice », *The New Psychology of Love* , 2e édition, sous la dir. de R.J. Sternberg et K. Weis, New Haven, Yale University Press, 2006. (« La volonté d'aimer : les mécanismes neuronaux présidant au choix d'un partenaire », non traduit).
2. T. Lewis, F. Amini et R. Lannon, *A General Theory of Love*, New York, Random House, 2000.

Les chercheurs ont constaté et étudié la façon dont les enfants déchiffrent les expressions du visage de leurs parents, affichent des émotions sur leur propre visage avant d'être conscients de sentiments spécifiques, puis reproduisent des expressions qu'intérieurement, ils commencent à vivre comme des émotions[1]. La capacité à envoyer des signaux émotionnels à vos proches et à recevoir de tels signaux de leur part forme la base des premiers attachements[2]. Les mécanismes profonds de l'apprentissage par imitation, ainsi que ceux du développement de l'attachement et de l'empathie, sont présents de façon innée dans notre cerveau. Ces mécanismes sont essentiels pour que l'enfant élargisse sa capacité à établir des relations avec les autres. Ils affectent également la qualité de ces relations, y compris le potentiel à développer un comportement de sauveur.

Comment naissent nos croyances ?

Très tôt dans votre vie, vous avez peut-être développé des schémas malsains afin d'obtenir les liens émotionnels dont vous aviez besoin. Souvent, de tels schémas perdurent dans la vie adulte et vous prédisposent à entretenir certains types de relations. Durant

1. P. Ekman, « Universal and Cultural Differences in Facial Expressions of Emotion », *Nebraska Symposium on Motivation*, sous la dir. de J. Cole, 19, pp. 207-283, Lincoln, Nebraska, University of Nebraska Press, 1972 (« Différences universelles et culturelles dans les expressions faciales de l'émotion », non traduit) et C.E. Izard, *The Face of Emotion*, Meredith, New York, Appleton-Century-Crofts, 1971.
2. P.J. Flores, *Addiction as an Attachment Disorder*, Lanham, Maryland, Jason Aronson, 2004 ; et A. Meltzoff et M.K. Moore, « Imitation of Facial and Manual Gestures by Human Neonates », *Science*, 198, pp. 75-78, 1977 (« L'imitation des mouvements faciaux et manuels par les nouveau-nés humains », non traduit).

votre enfance, à mesure que vous vous adaptiez à la vie avec vos parents, vous avez mis en place certaines croyances vous concernant et concernant les autres. En général, les croyances développées par les enfants sont saines ; elles les amènent à établir des relations positives et à avancer de façon déterminée dans la vie. Par exemple, si vous avez vécu une relation saine et sécurisante avec vos parents, vous estimez que vous pouvez faire confiance aux autres pour se soucier de votre bien-être. Dans d'autres cas, les croyances mises en place peuvent affecter de façon négative les sentiments que l'enfant éprouve envers lui-même et l'empêcher de poursuivre ou d'atteindre les objectifs qu'il s'est fixés.

Croyances pathogènes

Les croyances malsaines que les enfants développent envers eux-mêmes et leurs parents, et qui interfèrent avec leur estime de soi et leur fonctionnement social, sont qualifiées de *pathogènes*[1]. Léo, par exemple, a mis en place la croyance pathogène qu'il était responsable du bien-être de sa mère, ce qui, plus tard, l'a amené à manifester un comportement excessivement responsable envers les autres. Cette croyance l'a également laissé penser qu'il détenait une autorité et un contrôle impressionnants, ce qui contrastait de façon frappante avec ses sentiments enfouis de faiblesse, d'insuffisance et d'incapacité à venir en aide à sa mère. Mais avoir conscience de sa propre faiblesse et de la déception que lui inspirait sa mère aurait été trop bouleversant et terrifiant pour Léo. Dans sa propre réalité,

1. J. Weiss, *How Psychotherapy Works : Process and Technique*, New York, The Guildford Press, 1993.

il avait besoin de protéger sa mère et l'image qu'il avait d'elle, se mettant ainsi à l'abri de ses sentiments d'impuissance et d'abandon, mais aussi de sa déception envers elle.

Bien que les croyances pathogènes, quand elles se répètent systématiquement dans vos relations, puissent affecter gravement votre vie, leur objectif consiste en partie à rester loyal envers les toutes premières relations qui leur ont donné naissance. Dans le cas de Léo, sa loyauté envers sa mère l'a conforté dans sa croyance qu'elle était parfaite.

Des recherches menées par Joseph Weiss[1] ont montré que les gens ont en tête un plan inconscient qui les motive à adopter des comportements sains. Ainsi, malgré cette loyauté envers des schémas relationnels précoces, chacun est également, tout au long de sa vie, hautement motivé à infirmer et modifier ces croyances, et à surmonter les croyances malsaines, quel que soit le caractère rigide ou répétitif de ces schémas.

Théorie de l'attachement

La *théorie de l'attachement* permet de mieux comprendre la façon dont les toutes premières relations avec nos parents influencent notre manière d'interagir avec les autres et notre choix de type de partenaires. Selon cette théorie de l'attachement, l'enfant se sert de ses expériences avec ses parents comme de modèles de ce qu'il doit attendre des autres. À travers ces expériences, il établit des croyances à son sujet dans les relations[2].

1. *Ibid.*
2. J. Bowlby, *Attachement et perte*, vol. 1 L'attachement, PUF, coll. Le fil rouge, 2002.

Si les parents ou tuteurs d'un enfant se montrent constamment aimants et disponibles envers lui, il sera plus susceptible de se sentir en sécurité et confiant dans ses relations d'adulte. Si, au contraire, ses parents étaient égocentriques, négligents, imprévisibles, intimidants, surprotecteurs ou indisponibles, l'enfant aura plus tendance à se sentir inquiet, impuissant et indigne d'établir des relations satisfaisantes dans sa vie d'adulte. Il tentera probablement d'affronter son impuissance et sa profonde insécurité en manifestant des comportements de dépendance ou de soumission, ou bien il se protégera en créant une distance à l'intérieur de son couple, se montrant égocentrique, arrogant ou perfectionniste[1].

Ces réactions peuvent apparaître plus tard dans la personnalité du sauveur adulte sous l'aspect de *traits narcissiques*, comme le besoin excessif d'admiration et une surestimation de ses capacités et de son apparence. Cependant, gardez à l'esprit que ces traits de personnalité sont une adaptation aux parents ou tuteurs, et à des circonstances qui n'ont pas permis à l'enfant de se développer sainement. Même l'égocentrisme, qu'on pourrait considérer comme quelque chose de négatif, peut être appréhendé comme une tentative de se donner plus tard à soi-même ce qu'on n'a pas reçu dans l'enfance[2].

Les sauveurs en herbe

L'altruisme et l'empathie apparaissent tôt dans la vie et jouent un rôle essentiel dans le comportement des sauveurs. Ces caractéristiques s'observent chez des enfants qui sont sensibles aux besoins des autres.

1. K. Horney, *Neurosis and Human Growth*, New York, Norton, 1950.
2. P.J. Flores, *op. cit.*

Mais le fait d'être un enfant altruiste et empathique comporte des inconvénients.

L'altruisme chez les enfants

Comment se fait-il que certains enfants aient une forte tendance à venir au secours de leur entourage, et pas d'autres ? Lise, une petite fille de 6 ans, a été décrite par son institutrice comme une enfant qui recherchait systématiquement la compagnie des « gamins solitaires ou qui avaient besoin d'aide ». Si un(e) camarade de classe était dans le besoin, Lise s'en rendait infailliblement compte et essayait de lui apporter son soutien. À l'inverse, Cathy, 8 ans, limitait ses amitiés dans le cadre de l'école à un cercle d'enfants populaires, et ignorait ceux qui ne faisaient l'objet d'aucune admiration. Une autre fillette, Emma, offrait constamment d'aider ses camarades à faire leurs devoirs, espérant qu'ils accepteraient de devenir ses amis et l'inviteraient à s'asseoir à côté d'elle à la cantine. Constatant que, malgré ses efforts, elle n'obtenait pas le résultat escompté, Emma en conçut du ressentiment et se retira dans sa coquille.

Nancy McWilliams[1] décrit la façon dont les pertes, traumatismes ou déceptions vécus pendant l'enfance, alliés à un modèle parental généreux ou exaltant, se retrouvent dans le passé d'adultes tendant à se comporter de manière altruiste. Elle ajoute cependant que les adultes ayant subi des pertes, traumatismes ou déceptions dans leur enfance ne développeront pas tous des tendances altruistes ; ceux

1. N. McWilliams, « The Psychology of the Altruist », *Psychoanalytic Psychology*, 1, pp. 203-211, 1984 (« La psychologie de l'altruiste », non traduit).

qui se sont eux-mêmes sentis « secourus » seront les plus enclins à devenir des adultes altruistes.

Les tendances altruistes et les capacités d'empathie que l'on développe enfant peuvent être liées à la façon dont les parents nous ont éduqués. Martin Hoffman[1] pense que lorsqu'un parent recourt à une *application autoritaire de la discipline*, c'est-à-dire qui passe par le châtiment corporel et la suppression des privilèges, ou à une *discipline impliquant le retrait de l'amour*, laquelle consiste à retirer à l'enfant l'affection ou l'approbation parentales, celui-ci concentrera son attention sur ce qu'il perd plutôt que sur l'impact de son comportement.

Imaginez qu'Arielle frappe sa petite sœur ; sa mère réagit en envoyant Arielle au coin dans sa chambre, affirmant qu'elle n'a pas envie de voir sa fille près d'elle pour le moment. Arielle va maintenant se concentrer sur deux pertes : celle de l'affection de sa mère, et celle de la possibilité de jouer. À l'inverse, si un parent attire l'attention de l'enfant sur les conséquences de ses gestes sur les autres, l'enfant mettra en place un schéma interne d'appréhension de son entourage basé sur l'empathie[2].

Dans notre exemple, si la mère d'Arielle explique à celle-ci ce que sa petite sœur a ressenti quand elle l'a frappée, Arielle pourra prendre conscience des effets de son comportement sur les sentiments de sa sœur. Cela l'aidera à développer de l'empathie et une capacité

1. M.L. Hoffman, *Empathie et développement moral : les émotions morales et la justice*, PUG, coll. Vies sociales, 2008.
2. *Ibid.*

à voir les choses du point de vue des autres. Si, par sa réaction, la mère d'Arielle attire son attention uniquement sur ce que perd la petite fille (l'affection de sa mère et la possibilité de continuer à jouer), cela n'aidera en rien Arielle à mettre en place ce motif interne qui lui permettra de considérer sa sœur avec empathie.

Hoffman pense que les réactions parentales basées sur l'empathie favorisent le développement d'une moralité permettant de supplanter les comportements égoïstes et de mener à une attitude altruiste. Dans le chapitre 3, nous passerons en revue certaines de ces théories et recherches concernant l'altruisme, et examinerons de quelle façon elles sont liées au comportement des sauveurs.

Les dangers de l'empathie chez l'enfant

La capacité d'*empathie*, c'est-à-dire de sentir ou savoir ce qu'une autre personne ressent en se voyant à travers l'autre, est une compétence interpersonnelle essentielle. Mais chez les enfants, l'empathie peut aussi amener à la culpabilité, à l'anxiété et à la détresse, car la capacité d'un enfant à percevoir les émotions d'une autre personne se développe bien avant sa capacité à les interpréter de façon appropriée. La sensibilité de l'enfant, alliée à son besoin de maintenir une conscience intérieure permanente de l'état émotionnel de ses parents ou tuteurs, peut l'amener à se croire responsable des sentiments de ceux-ci, que ce soit de façon positive ou négative.

Prenons l'exemple de ce garçon de 12 ans, un surempathique en herbe, qui avait entendu nombre d'histoires concernant la façon dont sa mère avait été maltraitée physiquement et émotionnellement par son père. Ce garçon sentait qu'il était de son devoir de défier les petites brutes de son école, et il s'est battu de nombreuses fois, souvent au prix de fractures, au nom de l'honneur et de la justice.

En raison de leur conscience aiguisée, les enfants empathiques veulent plaire à leurs parents. Ils sont persuadés que l'humeur de ceux-ci dépend de leur propre comportement. S'ils se conduisent bien, leur mère est heureuse. S'ils se montrent amusants ou malins, leur père est d'humeur plaisante, et son estime de soi en tant que parent est affectée de manière positive. À l'inverse, si un parent semble malheureux, l'enfant peut se croire responsable de cet état de fait. En général, de telles interactions arrivent de façon inconsciente. Néanmoins, imaginez la pression que subit un enfant qui doit être à l'affût des émotions de ses parents, en particulier s'il se sent coupable d'échouer à influencer de façon positive les humeurs de ses parents.

Même dans les meilleurs foyers, l'enfant va faire l'expérience d'événements et de situations qui mettront son estime de soi à l'épreuve et feront naître anxiété et culpabilité. Pour autant, un enfant sensible et vulnérable, dont un parent est déprimé ou autocentré, qui a subi une forme ou une autre de traumatisme, ou qui vit dans un état aigu d'anxiété, peut croire de façon exagérée que son comportement influe effectivement sur le bonheur des autres. En même temps, un enfant peut avoir peur de ses propres sentiments d'impuissance ou se sentir honteux et inadapté quand il est impuissant.

Jules : un sauveur empathique

Jules, 7 ans, est assis à une table avec sa thérapeute. Sans qu'on le lui demande, il dessine un grand château tout en hauteur entouré de douves. Un large pont-levis de bois replié sert d'entrée au château. Jules dessine avec soin une fenêtre près du sommet de l'édifice, avec une silhouette dans son encadrement. Il identifie celle-ci comme la thérapeute, qu'il faut sauver du dragon. Pour illustrer ceci, Jules se dessine s'enfuyant du château avec la thérapeute. Ensuite, il l'assure qu'il a « pourfendu le dragon » et qu'à présent, elle est en sécurité.

En fonction de leur âge et de leur maturité psychologique, les enfants rencontrés en psychothérapie travaillent souvent indirectement sur leurs problèmes à travers leurs jeux et leurs dessins. Parfois, ils utilisent leur thérapeute comme représentation symbolique d'une personne importante dans leur vie. Avec ce dessin, Jules a très probablement communiqué ses peurs concernant sa sécurité et celle de sa mère.

Dans la mesure où son père a été assassiné deux ans plus tôt lors du vol de sa voiture, les peurs de Jules sont loin d'être sans fondement. Récemment, sa mère a épousé un homme plein de qualités et très attentionné qui a fourni à Jules un sentiment de sécurité, mais aussi un modèle de force et de protection avec lequel Jules peut s'identifier. Ceci explique sans doute pourquoi il se sent à présent capable d'être le sauveur et le protecteur dont il avait besoin pour lui et sa mère.

Endosser la faute

Un enfant dépend tellement de ses parents ou tuteurs qu'il peut aller très loin pour conserver d'eux l'image de personnes solides, puissantes et sages. Il est tout simplement trop effrayant de penser qu'il peut en être autrement, même si une telle distorsion implique

que l'enfant a développé une croyance malsaine, se pensant responsable des problèmes de ses parents ou de la façon dont ceux-ci le traitent.

Si un enfant ressent de l'indifférence ou du rejet de la part de ses parents ou tuteurs, ou que ceux-ci le rejettent, il peut se sentir responsable de ce rejet et chercher à prouver qu'il est à l'origine du comportement de ses parents. Par exemple, il arrive fréquemment qu'un enfant qui se conduit mal endosse en réalité la responsabilité d'émotions qu'il perçoit chez ses parents, et que ceux-ci le punissent.

Imaginons qu'un enfant soit témoin d'une conversation téléphonique et qu'il perçoive une émotion croissante dans la voix de sa mère : excitation, détresse ou inquiétude, qui sont souvent manifestées de façon amplifiée au téléphone. Quand un parent exprime une émotion forte, l'enfant est souvent perturbé et peut l'interpréter comme un signe de faiblesse parentale, de peur, de danger imminent ou de séparation émotionnelle. En conséquence, l'enfant est susceptible de faire une bêtise afin de distraire ses parents de leur conversation téléphonique et de reporter leur attention sur lui ; les parents, souvent avec irritation, se concentrent alors sur l'enfant qui se conduit si mal. Malheureusement, cette attitude peut confirmer l'enfant dans son idée qu'il est responsable des émotions de ses parents.

Si un parent est en colère et malheureux, l'enfant peut percevoir ces émotions comme étant provoquées par son comportement inadapté, et ce afin de protéger son image de parents tout-puissants et bons. De même, si l'enfant est incapable d'obtenir l'amour et l'admiration dont il a besoin dans sa relation avec ses parents, il peut se sentir inadapté ou être prédisposé à la honte. Tout enfant éprouve un besoin naturel de recevoir l'amour, l'approbation et l'attention de ses parents ; quand ce besoin n'est pas satisfait, l'enfant peut le percevoir de façon à garder intacte l'image parfaite qu'il a de ses parents. Devenus adultes, ces enfants seront susceptibles de rechercher dans leurs relations l'approbation qu'ils n'ont pas reçue de leurs parents ou tuteurs.

Les enfants élevés dans un environnement maltraitant se sentent particulièrement tenus de maintenir leur loyauté envers leurs parents. Judith Herman[1] suggère que si un enfant est obligé de vivre dans ce type d'environnement de façon permanente, il doit trouver un moyen de faire confiance à des personnes qui ne sont pas fiables, de se sentir en sécurité dans une situation dangereuse, et de garder le contrôle dans un cadre imprévisible. Dans une situation de maltraitance, l'enfant doit accomplir la tâche impossible qui consiste à essayer de comprendre comment il peut être l'objet de tant de violence, de rage et de haine de la part de quelqu'un qui affirme l'aimer.

Ayant peu de moyens d'affronter la situation, l'enfant maltraité a souvent la même réaction émotionnelle que les enfants non maltraités : il s'accuse du comportement de ses parents. Ainsi, l'identité de l'enfant maltraité se construit autour d'un sentiment intérieur de méchanceté[2]. Si c'est l'enfant qui se conduit mal, alors l'attitude du parent fait sens et est justifiée, et sa relation avec ses parents peut demeurer intacte. Bien qu'une telle appréhension du problème

1. J. Herman, *Trauma and Recovery : The Aftermath of Violence. From Domestic Violence to Political Terror*, New York, Basic Books, 1992.
2. *Ibid.*

puisse apporter à l'enfant maltraité un soulagement de courte durée, les conséquences sur le long terme peuvent être invalidantes.

Les effets à long terme de la maltraitance infantile peuvent prendre la forme de la honte et de l'humiliation. Contrairement à une crainte répandue, un enfant maltraité ne devient pas nécessairement un adulte maltraitant. Il se trouve seulement que les auteurs de violence ont souvent un passé de maltraitance. Ainsi, la honte et l'humiliation d'avoir été maltraité durant l'enfance peuvent rendre un adulte susceptible d'exercer la violence, contre lui-même ou les autres[1], mais ne l'amènent pas inévitablement à devenir un adulte maltraitant.

Honte et insuffisance

Les sentiments très forts de honte et d'insuffisance qui se développent dans l'enfance réapparaissent dans les relations adultes du sauveur. Ces sentiments peuvent avoir différentes origines, comme des problèmes liés à l'attachement, l'impuissance, la perte, le traumatisme, la vulnérabilité, ou à une myriade de situations familiales ou de comportements parentaux susceptibles d'avoir interféré avec le sentiment de sécurité et le développement émotionnel de l'enfant.

L'importance de l'ajustement parental

L'un des types de comportements parentaux susceptibles de déclencher des troubles chez l'enfant devenu adulte, en particulier des sentiments de honte et d'insuffisance, se nomme le *désajustement parental*.

1. P. Fonagy, *et al.*, *Affect Regulation, Mentalization, and the Development of Self*, New York, Other Press, 2002.

Le désajustement se produit quand les parents sont incapables de réagir de façon appropriée aux besoins, attentes et sentiments de l'enfant. Par exemple, un enfant qui se sent rejeté par ses camarades peut être accusé par ses parents d'être asocial. De la même manière, un enfant peut rechercher l'approbation d'un parent peu réceptif en raison des besoins du parent lui-même.

Le désajustement parental peut amener un enfant à développer un empressement ou une tendance à se sentir indigne, imparfait ou inférieur[1]. Selon Lansky, si les premières figures de l'attachement pour l'enfant échouent à établir l'ajustement nécessaire avec lui, il peut développer des idéaux rigides et inflexibles concernant son identité, créant ainsi des objectifs personnels frustrants que l'enfant ne pourra jamais atteindre. Ainsi, il est aisé d'imaginer qu'un enfant pense devoir devenir quelqu'un de spécial pour obtenir amour, approbation ou attention. L'échec répété d'un enfant à atteindre ces idéaux peut aboutir à des sentiments de honte et provoquer chez lui une prédisposition à la honte. À mesure que l'enfant acquiert de la maturité, cette propension peut l'amener à se sentir facilement imparfait, différent ou déprimé[2].

1. M.R. Lansky, « Commentary on Andrew Morrison's "The Breadth and Boundaries of a Self-Psychological Immersion in Shame" », *Psychanalytic Dialogues*, 4, pp. 45-50, 1994 (« Commentaire sur "L'étendue et les limites d'une immersion auto-psychologique dans la honte" d'Andrew Morrison », non traduit).
2. A.P. Morrison, *Shame : The Underside of Narcissism*, New York, The Analytic Press, 1989.

Les multiples visages de la honte infantile

Certains enfants prédisposés à la honte peuvent paraître timides, inadaptés, dépendants ou hypersensibles, alors que d'autres peuvent montrer des comportements exubérants et égocentriques. Ces réactions opposées tiennent sans doute en partie au fait que l'enfant va intérioriser ou extérioriser ses sentiments de honte. On dit qu'un enfant *extériorise* quand il masque son propre malaise intérieur en se persuadant que c'est un autre qui se conduit mal, ou que, du moins, cet autre est la cause de la mauvaise image qu'il a de lui-même. L'extériorisation déplace à l'extérieur de nous-mêmes la source d'un élément que nous voulons nier. À l'inverse, certains enfants *intériorisent* la honte, c'est-à-dire qu'ils s'attribuent à eux-mêmes la source de cette honte, généralement de façon exagérée, et qu'ils se considèrent comme de mauvaises personnes.

Extérioriser les sentiments d'impuissance, de honte et d'insuffisance

Pour se débarrasser de la honte ou de la faiblesse qu'ils sentent en eux, certains sauveurs en herbe apprennent à extérioriser ces sentiments en se focalisant sur la honte ou la faiblesse d'un autre. Par exemple, un enfant qui se sent imparfait ou différent n'aura de cesse de tourmenter sa petite sœur, provoquant ainsi chez elle le sentiment d'insuffisance qu'il était auparavant seul à éprouver.

Par ailleurs, en faisant de sa sœur le *proxy*, ou récepteur par procuration, de ces sentiments, le sauveur en herbe se voit offrir une opportunité de lui venir en aide à l'avenir, en se mettant en position de la rassurer. Cette manœuvre qui consiste à faire vivre par procuration à une autre personne des sentiments forts, trop inconfortables pour qu'on les reconnaisse comme siens, ou à attribuer ses propres émotions à quelqu'un d'autre, se retrouve malheureusement dans de nombreux troubles de la personnalité et, sous différents aspects, on la constate également chez des individus normaux[1].

Il n'est pas rare de déceler chez les enfants ou adultes prédisposés à la honte des comportements chroniques de brutalité ou de provocation. Si ce type d'attitude était typique de votre enfance, vous pouvez peut-être vous demander quelle est l'origine de la honte que vous tentiez d'éviter à l'époque.

Intérioriser les sentiments d'impuissance, de honte et d'insuffisance

Un enfant endosse bien souvent les sentiments de honte et de faiblesse de ses parents en les faisant siens. Ce procédé lui permet de continuer de percevoir ses parents comme des personnes fortes, parfaites et protectrices. Ainsi, la faiblesse ou la honte d'un parent sont plus facilement tolérées si l'enfant croit être lui-même affligé d'un défaut égal ou supérieur.

Prenons l'exemple d'une jeune fille de 15 ans qui intériorise sa honte et se traite d'idiote. Craignant que les gens découvrent sa « stupidité », elle se montre timide et renfermée. En réalité, cette

1. D. Nathanson, *The Many Faces of Shame*, New York, The Guilford Press, 1987, et M. Wangh, « The "Evocation of a Proxy" : A psychological maneuver, its use as a defense, its purposes and genesis », *Psychoanalytic Study of the Child*, 17, pp. 451-469, 1962 (« "L'évocation d'un *proxy*" : une manœuvre psychologique, son utilisation comme défense, ses objectifs et sa genèse », non traduit).

attitude de retrait constitue une tentative pour s'assurer que personne n'apprendra jamais rien du comportement maltraitant, humiliant et psychotique de sa mère alcoolique. En s'isolant et en se concentrant sur ses propres sentiments d'insuffisance, elle cache, à elle comme aux autres, la gêne qu'elle ressent vis-à-vis de sa mère et le sentiment d'impuissance qu'elle éprouve.

Chez un enfant, ces sentiments d'impuissance, de honte et d'insuffisance peuvent en outre se traduire par un malaise envers son propre corps ou une angoisse concernant sa capacité à accomplir certaines tâches. Il peut se révéler incapable d'affronter les sentiments de vulnérabilité dont la plupart des enfants font l'expérience à un moment donné. Il en résulte qu'un sauveur en herbe se sentira faible ou bien se croira obligé de prouver sa valeur de façon physique ou intellectuelle. Ainsi, il se fiera de manière exagérée à l'opinion positive des autres afin de se sentir mieux vis-à-vis de lui-même. Plus tard, il recherchera sans doute constamment l'approbation de son entourage, ou bien il masquera ses besoins derrière un comportement arrogant, comme s'il se fichait complètement de ce que les autres pensent de lui.

Nathan

Nathan, 6 ans, est décrit comme un enfant difficile par la plupart des adultes de son entourage. Pourtant, en examinant son comportement de manière plus approfondie, on constate qu'il s'adapte de façon désespérée aux situations auxquelles il est confronté. En surface, Nathan ne cesse de mal se comporter à l'école. Il frappe et insulte les autres enfants ; il refuse de faire son travail, manque de respect envers son professeur et les autres figures de l'autorité, et on le considère généralement comme un élément incontrôlable. Il se comporte comme s'il était tout-puissant, alors qu'en réalité, il essaie de cacher aux autres et à lui-même ses sentiments d'impuissance et d'insuffisance.

Les parents de Nathan sont divorcés. Il vit avec sa mère pendant la semaine et rend visite à son père un week-end sur deux. Le frère aîné de Nathan vit essentiellement chez son père. Quand Nathan se trouve chez son père, il affirme que celui-ci et son frère « se mettent contre lui » et disent des « méchancetés » sur lui. Bien que sa mère ait 30 ans, il en parle comme d'une « adolescente », parce qu'elle « s'habille et agit comme une adolescente, surtout quand elle a des rendez-vous ». Nathan se sent abandonné de tous, y compris de ses parents, son frère, son professeur et ses camarades.

Quand la thérapeute de Nathan lui a demandé de faire un dessin de sa famille, il s'est représenté dans sa maison avec son frère et sa mère. Ensuite, il a fait un portrait de la thérapeute devant la porte d'entrée, expliquant qu'elle « passait dire bonjour ». Nathan a expliqué son dessin de la manière suivante : alors que la thérapeute était en route pour venir le voir, sa voiture a roulé sur un clou qui a crevé les pneus. Sa voiture est vieille et faite d'un métal très solide. Une étoile est dessinée au bout de l'antenne de radio. Nathan est allé dans son garage, a trouvé des pneus tout neufs pour sa thérapeute, puis les a changés. Ensuite, la thérapeute est partie sur une route où elle pourrait rouler en sécurité. Au-dessous de cette route, on en voit une autre, pleine de trous ; elle ne pouvait pas l'emprunter parce que cette route était dangereuse. Puis Nathan a colorié les trous pour les remplir et éliminer tout danger. Il a annoncé que la thérapeute avait acheté un gros camion-remorque et qu'à présent, elle pouvait conduire sur cette route. Derrière elle, il y avait une petite voiture qu'elle ne pouvait pas voir.

Nathan est pris dans un cercle vicieux. Son sentiment de honte latent le pousse à mal agir, ce qui provoque chez lui un nouveau sentiment de honte, quand il se voit exclu et repoussé par ses camarades et sa famille. Il a perdu son père à cause du divorce, et sa mère parce qu'elle a autre chose que lui en tête. En réalité, il a établi une relation d'attachement envers sa thérapeute, mais dans son imagination, cet attachement est lié au besoin qu'elle a de lui : il est costaud et peut réparer sa voiture et la route.

Il est intéressant de constater que l'étoile au bout de l'antenne représente probablement le pouvoir ou les capacités particulières dont, dans son imagination, est dotée sa thérapeute. Le fait d'être lié à une personne exceptionnelle rend Nathan lui-même spécial, et être le sauveur de cette personne exceptionnelle fait du jeune garçon un être particulièrement fort et d'autant plus exceptionnel. Peut-être la petite voiture que la thérapeute ne peut voir derrière elle représente-t-elle la part vulnérable et faible de Nathan, celle qu'il essaie de cacher à la thérapeute, mais aussi à lui-même. En même temps, le fait qu'il ait dessiné cette petite voiture pour la thérapeute suggère qu'il tient également à ce qu'elle comprenne combien il se sent effrayé, fragile, inquiet et seul. En particulier, il veut sans doute qu'elle sache qu'il a peur quand il s'en prend à elle sans raison apparente, ainsi qu'il le fait avec la plupart des autres adultes et enfants de son entourage.

Quand le petit sauveur grandit

La réaction d'un enfant à une situation pénible n'est pas forcément prévisible. Certains individus ont su s'adapter de façon positive à l'adversité qu'ils ont connue dans leur enfance, et d'autres, dans les mêmes circonstances, ont subi des dommages émotionnels. On ne peut prédire quelle sera la réaction d'un enfant face à l'adversité, car la capacité d'endurance émotionnelle varie énormément d'un enfant à l'autre. Beaucoup d'adultes parviennent à tirer leur épingle du jeu en dépit d'une enfance difficile.

De la même façon, un enfant enclin à voler au secours des autres ne devient pas forcément un sauveur une fois adulte. Au cours de leur vie, les gens peuvent tirer des bénéfices considérables d'expériences et de relations susceptibles de modifier leurs croyances malsaines, ou de leurs schémas comportementaux. Pour autant, dans le cœur de chaque individu restent gravés des restes d'expériences enfantines et les fragilités qui en découlent, lesquelles appellent à la protection. Le cœur du sauveur et l'autoprotection qu'il met en place de façon typique seront examinés dans les deux chapitres suivants.

Pour résumer

La vulnérabilité enfantine issue d'une perte, d'un traumatisme ou d'un désajustement parental, ainsi que d'une myriade d'autres facteurs, peut vous avoir conduit à présenter des *traits de caractère* spécifiques, qui sont les moyens habituels d'entretenir des relations avec les autres et avec la vie en général. Dans le chapitre suivant, nous étudierons de façon plus approfondie la manière dont l'altruisme et l'empathie, deux traits de caractère typiques du sauveur, peuvent affecter celui-ci.

Faites le point

- Quels genres de modèles les personnes chargées de votre éducation vous ont-elles donnés ? Comment ces modèles ont-ils influé sur les attentes et les croyances que vous manifestez dans votre vie d'adulte ?
- Quand vous revenez sur votre enfance, pensez-vous que vous étiez plutôt du genre à intérioriser vos sentiments ou à les extérioriser ?
- Pensez aux relations que vous aviez avec vos camarades quand vous étiez enfant. N'avez-vous jamais eu tendance à vous inquiéter pour ces camarades ou à essayer de satisfaire leurs besoins ?
- Quel degré d'attention vos parents portaient-ils à vos sentiments ?
- Étant enfant, aviez-vous tendance à mal vous conduire, et si ce n'était pas le cas, qu'est-ce qui vous en empêchait ?
- Dans votre enfance, quand vous vous conduisiez mal, comment réagissaient vos parents ?
- Avez-vous souvent vu vos parents se donner du mal pour s'entraider ou aider les autres ?

Chapitre 3

Le cœur du sauveur

Un sauveur se sent poussé à voler au secours des autres. Qu'il sauve son/sa partenaire de souvenirs d'enfance douloureux ou qu'il passe des heures à lui concevoir un site web, cette propension à aider et soutenir semble être *au cœur* du sauveur. Ce comportement donne au sauveur un sentiment de fierté et de valeur. De fait, de nombreux sauveurs se qualifient souvent eux-mêmes d'« altruistes » ou utilisent des expressions telles que « quelqu'un de bien » ou « le cœur sur la main » pour se désigner. Mais qu'est-ce qui motive véritablement le sauveur à se comporter de la sorte ? Dans ce chapitre, nous irons explorer ce que cache le cœur du sauveur ; de nombreux exemples vous permettront de mieux comprendre les différents types de sauveurs, et nous examinerons de quelle façon l'altruisme et l'empathie sont liés aux comportements typiques du sauveur dans le couple.

Comprendre la notion d'altruisme

Hélène, une jeune femme de 34 ans, arrive un jour à son rendez-vous thérapeutique en affirmant être « complètement dégoûtée » par Christophe, son compagnon. Impliqué dans diverses associations caritatives, Christophe a étendu sa générosité à Hélène, et elle explique souvent à quel point elle se sent redevable du soutien qu'il lui avait fourni pendant son divorce et la bataille qu'elle avait dû mener pour la garde de ses enfants. La raison de son dégoût devient évidente quand elle raconte sa soirée de la veille avec Christophe, passée à regarder une émission de télévision portant sur un philanthrope local. Au cours de la soirée, son compagnon a fait la remarque suivante : « C'est exactement ce que j'aimerais voir m'arriver. »

Quand Hélène lui a demandé ce qu'il entendait par là, il a dit : « Tu sais, passer à la télé, voir tout le monde m'admirer, savoir qu'on me considère comme un altruiste qui fait du bien à des tas de gens. » Hélène est consternée. « Comment peut-il se prétendre altruiste ? » demande-t-elle à son thérapeute. « Ses bonnes actions, il ne les fait pas pour les autres, il les fait uniquement pour se faire mousser auprès des gens ! »

Hélène vient de mettre par inadvertance le doigt sur un problème dont les théoriciens, philosophes et chercheurs débattent depuis des années : l'absence d'une conceptualisation cohérente du terme « altruisme ». Le mot « altruisme » a été construit à partir de la racine latine *alter*, qui signifie « autre[1] », et désigne « l'ensemble des

1. Dérivé sur le modèle d'égoïsme, du radical *autrui* d'après son étymon latin *alter* ; suffixe -*isme*. Ce mot aurait été créé vers 1830 soit par Auguste Comte, soit par Andrieux qui fut l'un de ses professeurs à l'École polytechnique (*cf.* M. Leroy, *Histoire des idées sociales en France*, Paris, Gallimard, t. 3, 1954, p. 103) – *Le Trésor de la langue française* (N.d.T.).

penchants bienveillants de l'individu[1] ». Le débat tourne donc perpétuellement autour de la question suivante : un comportement altruiste, tel que celui qui consiste à porter secours aux autres, à donner ou à faire quelque chose pour une personne dans le besoin, n'est-il jamais absolument désintéressé, ou est-il toujours inconsciemment empreint d'*égoïsme*, c'est-à-dire destiné à servir ses propres intérêts ?

Les motivations présidant à l'égoïsme peuvent apparaître sous de multiples formes. Dans le cas de Christophe, l'une au moins de ses motivations était d'être unanimement reconnu comme une personne généreuse. Parmi ce type de motivations égoïstes, on peut trouver la volonté d'éviter la peine qu'il y a à être témoin de la souffrance d'autrui, le fait de se sentir bien à l'idée d'avoir fait un geste altruiste, la volonté d'éviter la culpabilité ressentie en n'ayant pas tendu la main à quelqu'un, celle de s'octroyer une position dominante, de résoudre un traumatisme de l'enfance, ou encore de combler ses propres besoins par personne interposée.

Il y a près d'un siècle, Anna Freud[2] a découvert que les comportements altruistes de ses patients contenaient une part inconsciente, mais puissante, d'égoïsme, et qu'ils reflétaient leurs conflits intérieurs. Elle pensait que les individus renonçaient parfois à leurs propres besoins pour répondre à ceux des autres. Cependant, elle notait que ce renoncement amenait en réalité les individus en question à combler indirectement leurs propres besoins par l'intermédiaire de la personne qu'ils aidaient.

1. A. Comte, *Catéchisme positiviste*, 1852 (N.d.T.).
2. A. Freud, *Le Moi et les mécanismes de défense*, PUF, coll. Bibliothèque de psychanalyse, 15e édition, 2001.

À l'inverse, certains chercheurs contemporains maintiennent que les gestes altruistes ne comportent pas nécessairement des motivations égoïstes. C. Daniel Batson[1] définit l'altruisme comme « un état émotionnel dont le but ultime est d'améliorer le bien-être d'autrui » ; cet état se manifeste par une inquiétude empathique envers les personnes dans le besoin. Batson a mené de nombreuses expériences qui, selon lui, démontrent qu'on peut agir de façon altruiste en ayant un minimum de motivations égoïstes, voire aucune.

D'autres chercheurs de notre temps ont posé le postulat qu'il existe une motivation égoïste aux comportements altruistes. Cette motivation égoïste ou intéressée ne contredit pas l'intention consciente d'une personne à aider les autres, mais elle sert à clarifier les raisons pour lesquelles certains individus, dans une situation donnée, tendent à vouloir porter secours aux autres. Robert Cialdini et quelques-uns de ses collègues[2] ont exploré le *sentiment d'unité* que l'altruiste potentiel (ici, l'*observateur*) peut éprouver envers une personne dans le besoin. Ce sentiment d'unité survient lorsque quelqu'un s'identifie intensément à une autre personne ; ce phénomène crée alors chez l'observateur secourable l'impression de partager la même identité que la personne vulnérable, ou même de fusionner avec elle. Il en résulte que le comportement secourable de l'observateur – même s'il est ouvertement destiné à aider la personne vulnérable – s'explique

1. C.D. Batson, *The Altruism Question : Toward a Social-Psychological Answer*, Hillsdale, New Jersey, Lawrence Erlbaum Associates, p. 6, 1991.
2. R.B. Cialdini, *et al.*, « Reinterpreting the empathy-altruism relationship : When one into one equals oneness », *Journal of Personality and Social Psychology*, 72, pp. 481-494, 1997 (« Réinterpréter la relation empathie-altruisme : quand un divisé par un fait un », non traduit).

en réalité par un besoin inconscient pour l'observateur de soulager une tension créée par son identification à la personne à secourir.

Ainsi, si la frontière entre l'observateur secourable et la personne à secourir devient floue, elle peut alors devenir tout aussi difficile à établir entre celui qui est aidé et celui qui aide. Si la motivation de l'observateur est de soulager sa propre tension, une tension résultant des frontières mal définies entre lui et la personne dans le besoin – c'est-à-dire qu'il éprouve un sentiment d'unité selon la terminologie de Cialdini – alors les chercheurs concluent que le comportement du sauveur doit être considéré comme non altruiste.

Lors des expériences de Cialdini, un certain nombre de personnes ont reçu différents scénarios imaginaires dans lesquels une autre personne avait besoin d'aide. Dans certains de ces scénarios, la personne à secourir était très proche du participant ; dans d'autres, il s'agissait d'un parfait étranger ; dans d'autres cas encore, d'une simple connaissance ou d'un ami. En général, plus les participants avaient de points communs avec la personne à secourir, plus la probabilité était forte qu'ils allaient lui venir en aide.

Beth Seelig et Lisa Rosof[1] ont conceptualisé plusieurs catégories de comportements altruistes. Dans chacune de ces catégories, l'intention consciente est de venir en aide à quelqu'un. Ces catégories vont d'une extrémité à l'autre du spectre psychologique, soit d'un côté l'altruisme courant, instinctif et normal comme celui de

1. B.J. Seelig et L.S. Rosof, « Normal and Pathological Altruism », *Journal of the American Psychoanalytic Association*, 49, pp. 933-959, 2001 (« Altruisme normal et pathologique », non traduit).

parents vis-à-vis de leur bébé, et de l'autre l'altruisme pathologique, comme celui que manifeste une personne psychotique agissant sous l'emprise de son délire.

Dans les catégories malsaines de l'altruisme, l'individu projette ses propres désirs et besoins sur une autre personne, faisant symboliquement de celle-ci une extension narcissique de lui-même. Cette extension donne à l'altruiste malsain la capacité de satisfaire ses propres besoins au travers de l'aide qu'il apporte à l'autre, tout en croyant consciemment que son objectif est bel et bien d'aider l'autre. À l'inverse, l'altruiste « normal » est en mesure de distinguer la différence entre ses propres désirs et ceux de la personne à secourir, et il prend plaisir à aider cette personne à se sentir mieux et à atteindre des objectifs satisfaisants.

Les motivations sont essentielles dans la compréhension du comportement d'un individu. Bien que le sauveur puisse considérer ses actes comme altruistes, nous pensons que ses motivations secourables sont souvent intéressées. En évaluant de façon réaliste les raisons qui motivent vos actions, vous en apprendrez plus sur vous-même et cela vous permettra d'essayer de mettre un terme à ce que votre comportement secourable peut avoir de malsain. Pour autant, un autre élément apparaît quand on évoque l'altruisme ; pour beaucoup de théoriciens, il s'agit de l'empathie.

Le lien altruisme-empathie

Rachel, une sauveuse surempathique, arrive très découragée à sa sixième session de thérapie. Durant les précédentes, elle a discuté avec sa thérapeute de son passé difficile d'enfant abandonnée par sa mère ; ensemble, elles ont abordé la possibilité que ce passé soit à l'origine des mauvais choix systématiques de Rachel en matière de partenaires de vie. Pour autant, Rachel refusait de croire aux interprétations de sa thérapeute. « C'est juste que je ne peux pas m'en empêcher », affirmait-elle. Ce jour-là, pour appuyer ses dires, elle se met à raconter ce qui lui est arrivé au cours des jours précédents.

Pendant le week-end, elle s'est rendue à une fête où étaient présents de nombreux hommes séduisants et pleins d'assurance. Pourtant, le seul auquel elle a donné son numéro de téléphone, c'est Louis, l'unique « ringard » de la soirée ; en outre, il avait déjà réussi à lui « soutirer » un rendez-vous. « Pourquoi m'arrive-t-il toujours ce genre de choses ? » se plaint Rachel.

Quand Rachel et sa thérapeute ont examiné de plus près la façon dont s'est déroulée la soirée, la réponse s'est imposée d'elle-même : alors que Rachel parlait avec un très bel homme, elle a remarqué Louis qui tentait maladroitement d'engager la conversation avec quelques femmes, dont certaines étaient déjà en pleine discussion avec d'autres hommes. Du coin de l'œil, Rachel avait vu ces femmes envoyer Louis promener. L'air déprimé, mais encore plein d'espoir, il s'était alors éloigné du groupe de femmes pour finir par arriver auprès de Rachel et de l'homme séduisant avec qui elle conversait. Peu après, celui-ci était parti et Rachel avait passé le reste de la soirée en compagnie de Louis.

Que s'est-il passé ? Au début, Rachel se dit que le bel homme en avait peut-être eu assez de discuter avec elle et qu'il s'est servi de l'irruption de Louis comme prétexte pour prendre congé avec élégance, mais cela n'explique toujours pas comment Rachel a fini la soirée avec Louis. La thérapeute émet la supposition que, comme Rachel n'a pas clairement découragé Louis, le bel homme en a faussement déduit qu'elle s'intéressait à celui-ci. « Louis ne m'intéressait pas, mais qu'étais-je censée faire ? demande Rachel. Je n'allais quand même pas l'envoyer sur les roses. Je sentais juste ce truc… »

Il nous semble que le « truc » que ressentait Rachel était de l'empathie. La maladresse de Louis en société et les rebuffades qu'il a essuyées au cours de la soirée ont rappelé à Rachel qu'elle avait été abandonnée par ses parents, ce qui l'a amenée à s'identifier au jeune homme, exagérant ainsi leur connexion empathique. Cette empathie a poussé Rachel à saboter son propre objectif, qui était de se trouver un partenaire satisfaisant, en agissant de façon apparemment altruiste pour sauver Louis d'une soirée jalonnée d'humiliations. Mais en définitive, le comportement secourable de Rachel s'est avéré autodestructeur.

De nombreux théoriciens, et tout particulièrement C. Daniel Batson[1], ont mis en avant le rôle de l'empathie dans les comportements altruistes. L'hypothèse empathie-altruisme de Batson spécifie que la propension à aider une autre personne est générée par l'empathie qu'on éprouve pour elle. Daniel Goleman, dans ses recherches sur la relation entre empathie et altruisme, souligne un processus s'étayant sur « trois sens distincts : connaître les sentiments d'une personne ; sentir ce que sent cette personne ; réagir avec compassion à la détresse de l'autre… Je te remarque, je sens

1. C. Daniel Batson, *op. cit.*

avec toi, et donc j'agis pour t'aider[1] ». Cependant, Beth Seelig et Lisa Rosof[2] affirment que, même si l'empathie est une composante nécessaire de l'altruisme, pour être un altruiste sain, il faut être capable d'évaluer de façon précise les besoins de l'autre, mais aussi de déterminer à quel moment lui venir en aide, et si cette aide est requise.

Nous avons déjà passé en revue quelques-uns des éléments nécessaires à la compréhension du concept d'altruisme. À présent, prenons le temps de nous attarder sur celui de l'empathie avant de nous pencher sur les implications de l'hypothèse empathie-altruisme concernant nos sauveurs.

Comprendre la notion d'empathie

Bien que le concept d'empathie soit généralement défini comme le fait de ressentir les émotions d'un autre, divers théoriciens et chercheurs mettent l'accent sur d'autres aspects de cette notion. Selon Heinz Kohut[3], l'empathie est la base de toute interaction humaine. Il fait référence à l'empathie comme étant « la capacité d'un individu à se penser et se sentir à la place d'un autre, à partager sa vie intérieure[4] ». C. Daniel Batson[5] définit l'empathie comme le fait de vivre les émotions d'une autre personne, quand l'observateur

1. D. Goleman, *Social Intelligence : The New Science of Human Relationships*, New York, Random House, p. 58, 2006.
2. B. Seelig et L. Rosof, *op. cit.*
3. H. Kohut, *Analyse et guérison*, PUF, coll. Le fil rouge, 1991.
4. *Ibid.*
5. C. Daniel Batson, *op. cit.*

secourable prend le point de vue de la personne vulnérable. La force de l'émotion empathique dépend de la relation qu'entretiennent l'observateur et la personne à secourir, et de la reconnaissance d'un besoin réel par l'observateur.

Martin Hoffman définit l'empathie comme une « réaction affective plus appropriée à la situation d'un autre qu'à la sienne propre[1] », et considère ainsi l'empathie comme un précurseur de l'altruisme. Nancy Eisenberg et d'autres chercheurs[2] voient dans l'empathie une réponse affective indirecte basée sur la conscience de l'état émotionnel d'un autre individu. Au travers de toutes ces définitions, on retrouve l'idée qu'il est possible de ressentir, à un niveau très basique, l'état émotionnel d'une personne que l'on observe, qu'elle soit assise juste à côté de nous ou qu'on la regarde sur un écran de cinéma.

Bien qu'on puisse éprouver de l'empathie envers quelqu'un et comprendre comment il se sent, on ne réagira pas forcément avec sympathie ou compassion. Pour certains, ressentir la souffrance d'une personne est source d'une telle tension qu'elles feront tout pour éviter de la rencontrer. D'autres peuvent se mettre en colère contre une personne qui souffre, particulièrement si cette douleur leur rappelle la leur. On a même inclus dans la notion d'empathie

1. M. Hoffman, *op. cit.*
2. N. Eisenberg, *et al.*, « The role of Sympathy and Altruistic Personality Traits in Helping : A Reexamination », *Journal of Personality*, 57 (1), pp. 41-67, 1989 (« Le rôle de la compassion et des traits de personnalité altruistes dans l'aide portée aux autres : un réexamen », non traduit).

le fait qu'elle puisse être utilisée à des fins violentes[1]. Dans certains cas, les gens peuvent exploiter leur compréhension de l'état émotionnel d'une autre personne pour la manipuler. Comprendre qu'une personne peut avoir la capacité d'empathie, mais ne pas savoir manifester des réactions secourables, reste essentiel pour appréhender la façon dont les sauveurs se protègent eux-mêmes, point que nous aborderons dans le chapitre 4.

L'empathie et le cerveau

La plupart des définitions de l'empathie incluent les principes de conscience ou de mise en perspective, impliquant le fait de voir les choses du point de vue d'une autre personne. Ainsi, l'empathie relève à la fois d'un processus cognitif (la capacité de comprendre le point de vue d'une autre personne sous l'angle de ce qu'elle pense ou ressent) et d'un processus expérientiel (éprouver une réaction émotionnelle semblable à celle de l'autre personne). Par exemple, Patricia Oswald[2] a découvert qu'en demandant à des observateurs adultes de se concentrer sur les sentiments de la personne à secourir, ils devenaient plus empathiques envers cette personne, ce qui les rendait alors plus disposés à lui venir en aide. Un autre groupe, qui a eu pour

1. J. Decety et Y. Moriguchi, « The Empathic Brain and its Dysfunction in Psychiatric Populations : Implications for Intervention across Different Clinical Conditions », *Biopsychological Medicine*, 1, pp. 22-52, 2007 (« Le cerveau empathique et ses dysfonctionnements chez les populations psychiatriques : Implications pour une intervention dans des conditions cliniques diverses », non traduit).
2. P.A. Oswald, « Effects of Cognitive and Affective Perspective Taking on Empathic Concern and Altruistic Helping », *Journal of Social Psychology*, 136, pp. 613-623, 1996 (« Les effets de la prise de perspective cognitive et affective sur l'inquiétude empathique et l'aide altruiste », non traduit).

consigne de se concentrer sur les pensées de la personne à secourir, s'est également montré plus empathique et disposé à aider la personne vulnérable, mais pas autant que dans le premier cas. Néanmoins, les deux groupes ont fait preuve de plus d'empathie et se sont montrés plus aidants que le groupe témoin, qui n'avait reçu en aucune façon l'instruction de se mettre à la place de l'autre personne.

Cette composante cognitive de l'altruisme a amené certains chercheurs à étudier le rôle du cerveau dans les réactions empathiques. En comparant la capacité d'empathie de patients atteints de différentes lésions cérébrales, ces chercheurs ont découvert que l'emplacement de la pathologie cérébrale déterminait quels aspects de la réaction empathique seraient affectés[1]. Paul Eslinger[2] a étudié une large palette de lésions cérébrales et leurs effets sur les réactions empathiques. Selon lui, ses résultats et ceux d'autres chercheurs soulèvent la possibilité que le fonctionnement cognitif nécessaire à l'empathie, par exemple la capacité de jouer un jeu de rôle ou de se mettre à la place de quelqu'un d'autre, se situe dans un emplacement du cerveau différent de celui qui héberge les aspects émotionnels de l'empathie, comme la sensibilité à ce qu'une autre personne ressent ou vit.

1. S.G. Shamay-Tsoory, *et al.*, « Characterization of Empathy Deficits following Prefrontal Brain Damage :The Role of the Right Ventromedial Prefontal Cortex », *Journal of Cognitive Neuroscience*, 15, pp. 324-337, 2003 (« Caractérisation des déficits empathiques suite aux lésions du cerveau préfrontal : le rôle du cortex préfrontal ventromédian droit », non traduit).
2. P.J. Eslinger, « Neurological and Neuropsychological Bases of Empathy », *European Neurology*, 39, pp. 193-199, 1998 (« Bases neurologiques et neuropsychologiques de l'empathie », non traduit).

Il existe en nous une capacité, profondément ancrée, à nous connecter à une autre personne à travers un processus dirigé par des neurones miroirs[1]. Un *neurone* est un type de cellule du cerveau qui transmet des messages. Les chercheurs ont découvert que si vous observez une personne en train d'accomplir une tâche simple, des neurones similaires vont s'activer dans votre cerveau ou refléter ceux qui s'activent chez les personnes que vous regardez. Cet « effet miroir » vous permet automatiquement de deviner l'action et l'intention de la personne observée[2]. En résumé, notre cerveau « simule » les émotions de ceux qui nous entourent. Cette faculté à simuler les sentiments des autres nous permet de reconstruire à l'intérieur de notre cerveau ce qu'une autre personne éprouve[3]. Étant donné le nombre et la complexité des interactions que nous avons avec les autres tout au long de notre vie, la capacité de comprendre automatiquement l'essentiel de ce qui se passe chez une autre personne est une aptitude cruciale pour des relations sociales fonctionnelles.

Bien que nous soyons inconscients des activités mises en œuvre par notre cerveau pour simuler les émotions des personnes de notre entourage, elles peuvent affecter la façon dont nous nous sentons. Par

1. D. Goleman, *op. cit.*
2. V. Gallese, L. Fogassi et G. Rizzolatti, « Action Recognition in the Premotor Cortex », *Brain*, 119, pp. 593-609, 1996 (« Reconnaissance de l'action dans le cortex prémoteur », non traduit) ; et G. Rizzolatti, *et al.*, « Premotor Cortex and the Recognition of Motor Action », *Cognitive and Brain Research*, 3, pp. 131-141, 1996 (« Cortex prémoteur et reconnaissance de l'action motrice », non traduit).
3. L. Lundqvist et U. Dimberg, « Facial expressions are contagious », *Journal of Psychophysiology*, 9, pp. 203-211, 1995 (« Les expressions du visage sont contagieuses », non traduit).

exemple, quand une personne sourit, certains schémas neuronaux de son cerveau sont activés. Si nous voyons cette personne sourire, les mêmes schémas neuronaux sont activés dans notre propre cerveau. Les émotions peuvent être contagieuses, et l'effet miroir neuronal peut expliquer, au moins en partie, le fait que nous « saisissions » les émotions de notre entourage[1]. Imaginez un ami au caractère joyeux et généreux, qui a toujours des idées amusantes et nouvelles. Quand vous passez du temps avec lui, vous vous sentez en général plein(e) d'énergie, comme s'il vous avait transmis son attitude positive. Imaginez à présent un autre ami aux tendances dépressives, à l'attitude négative et pessimiste ; vous avez beau avoir envie de l'aider, vous finissez par vous sentir déprimé(e) quand vous le fréquentez.

Grâce à ce concept de neurones miroirs, nous pouvons encore mieux comprendre ce que Rachel ressentait en observant Louis se faire rejeter lors de cette soirée. Les neurones miroirs du cerveau de Rachel étaient activés de la même façon que ceux de Louis, incitant ainsi Rachel à ressentir le même malaise que le jeune homme. Cet effet miroir, ajouté à sa propre expérience d'abandon, l'a amenée à se sentir excessivement empathique vis-à-vis de Louis et à réagir avec compassion, bien que de façon autodestructrice.

L'empathie et le sauveur

Comme nous l'avons vu, l'empathie est un processus complexe impliquant des facteurs biologiques, expérientiels et relationnels.

1. D. Goleman, *op. cit.*

Examinons maintenant les différentes manières dont l'empathie se met en place et se présente chez les sauveurs déjà évoqués dans le premier chapitre de cet ouvrage.

Sarah, la surempathique

Depuis son plus jeune âge, Sarah a été témoin des difficultés financières et émotionnelles de ses parents, et s'est sentie responsable de leur bonheur. Par conséquent, elle a développé une empathie et une sensibilité exagérées vis-à-vis des besoins de ses parents. La prise en charge de ses deux jeunes frères et de la gestion du foyer aurait découragé plus d'un adulte, et Sarah n'était elle-même qu'une enfant. Pourtant, son sens aigu de l'empathie lui a permis de s'occuper de ses frères avec tendresse et responsabilité – exactement comme elle aurait aimé qu'on s'occupe d'elle. Sarah est devenue surempathique, un trait de caractère qui, quand elle est devenue adulte, l'a empêchée de mettre ses propres besoins en avant ou de trouver des partenaires sains et qui lui correspondent.

Thomas, l'humilié

Les parents de Thomas avaient un besoin égoïste que leurs enfants soient scolairement supérieurs aux autres, ce qui les a empêchés de faire face efficacement aux troubles de l'apprentissage dont souffrait Thomas. Durant toute son enfance, celui-ci s'est donc senti honteux et incapable, sentiments qui l'ont poursuivi dans sa vie adulte. Par bonheur, ses capacités sportives étaient supérieures à la moyenne et sont devenues pour lui une source de fierté. Quand il a vu Nicole souffrir des séquelles de sa blessure au genou, il a pu montrer des qualités d'empathie, parce que la douleur de Nicole était physique et qu'il s'agissait d'un domaine dans lequel il se sentait particulièrement compétent. Il a mis cette empathie à profit pour gagner l'admiration de la jeune femme et s'assurer de son engagement dans la relation. Mais Thomas a fait de Nicole une partie intégrante de lui-même, au point que, quand elle a exprimé des besoins différents des siens, il s'est senti abandonné. Utilisant son empathie de façon manipulatrice, il a su solliciter l'insécurité de Nicole par ses critiques et ses relations avec d'autres femmes.

Léna, la terroriste/terrorisée

Léna a survécu à une enfance terrible dominée par les mauvais traitements et la négligence. Ses parents ont été incapables de faire face à leurs responsabilités envers leur fille, sans parler de faire preuve d'empathie vis-à-vis d'elle, ou de réagir de façon à susciter sa propre empathie. Bien que la cousine de sa mère ait fait de son mieux pour assurer une bonne éducation à Léna, celle-ci souffrait déjà de lourdes séquelles émotionnelles quand elle l'a prise en charge. Par conséquent, Léna s'est comportée de façon agressive avec son entourage quand elle était enfant, mais aussi arrivée à l'âge adulte. Pour autant, peut-on dire que Léna était vraiment dépourvue de cette capacité d'empathie ?

Léna a entamé sa thérapie sans le moindre remords pour sa conduite antisociale, que ce soit en tant qu'enfant ou qu'adulte ; au lieu de cela, elle a défendu ses actes avec fierté, arguant que les insultes hurlées à Jérôme ou encore son comportement violent envers lui étaient parfaitement justifiés. Elle a même assuré que si elle ne s'était pas conduite de façon aussi agressive, elle se serait trouvée lâche et aurait eu honte d'elle-même. Pour autant, elle se considère comme quelqu'un de bien et cite même quelques exemples de situations où elle s'est vraiment donné du mal, parfois en se mettant elle-même en danger, pour venir en aide à Jérôme ou à d'autres. La première fois qu'elle a vu celui-ci sur le bord de la route, elle a compris ce qu'il ressentait et elle a décidé de l'aider parce qu'elle savait en être capable.

Il semble logique qu'en voyant Jérôme ainsi isolé, Léna se soit senti des points communs avec lui, étant donné son expérience d'enfant abandonnée et effrayée. On peut alors penser que ces points communs ont donné lieu à un sentiment d'unité, de telle sorte qu'en secourant Jérôme, Léna aidait symboliquement, et peut-être inconsciemment, l'enfant qu'elle avait été.

Si nous revenons sur le passé de Léna, nous constatons qu'en dépit de son enfance difficile, si elle ne se sentait pas menacée, elle était capable de réagir de façon empathique envers une personne dans le besoin et de se donner du mal pour lui venir en aide. L'ennui, c'est que Léna se sentait souvent menacée. Néanmoins, quand Léna a aidé Jérôme, elle s'inquiétait de façon consciente pour le bien-être du jeune homme. Bien que Léna soit capable d'empathie, la façon dont elle en usait dépendait des circonstances et de sa propre sécurité émotionnelle. En sentant que les problèmes de Jérôme n'avaient pas d'impact négatif sur elle, elle pouvait réagir de manière altruiste – ce qui fut le cas lors de la panne de sa voiture. Cependant, quand les souffrances de Jérôme lui renvoyaient une image négative d'elle-même, comme le moment où il s'est éloigné d'elle pour se réfugier sur des sites pornographiques, elle réagissait avec colère, et dans le but de l'humilier et de lui faire honte. Ainsi, Léna était capable d'empathie en dépit de sa terrible enfance, mais sa réaction à cette empathie était compliquée par sa crainte de l'abandon et sa peur de se sentir vulnérable.

Rodolphe, le sauveur sain

Parmi les interactions marquant l'enfance évoquées dans le chapitre 2, l'impact du type de discipline parentale apparaît déterminant sur le développement de l'empathie. Si l'enfant a eu un parent ou un tuteur qui l'encourageait à penser aux conséquences de sa conduite sur les autres, cet enfant sera généralement mieux prédisposé à l'empathie et plus enclin à aider les autres. Rodolphe, le sauveur sain, en est un bon exemple.

Lorsqu'il était enfant, Rodolphe avait peur de rendre visite à sa mère malade. Pourtant, quand son père a évoqué le chagrin et la déception que sa mère ressentirait s'il ne revenait pas la voir, il a permis à Rodolphe de se mettre à la place de sa mère et de dépasser ses propres besoins. Il a ensuite aidé Rodolphe à mettre ses craintes de côté, à rassembler son courage et à venir voir sa mère. Alors, Rodolphe a pu se sentir fort, courageux et fier de l'avoir aidée.

Au cours de son enfance, Rodolphe a dû relever des défis de taille. La maladie de sa mère a obligé celle-ci à rester loin de sa famille pendant une longue période et, plus tard, son père a sombré dans l'alcoolisme et la dépression. Néanmoins, ses deux parents lui ont fourni un foyer stable et lui ont appris à considérer et à prendre en compte les autres personnes et leurs sentiments. Aujourd'hui, en tant qu'adulte, Rodolphe est capable d'être un mari empathique prêt à offrir tout son soutien à sa femme pendant la difficile période de son traitement médical. Il est également en mesure de reconnaître les besoins de ses filles, tandis qu'elles luttent au quotidien pour affronter leurs peurs pendant la maladie de leur mère.

L'altruisme du sauveur

La complexité des comportements et motivations humaines empêche de donner une définition univoque de l'altruisme. On peut en effet affirmer que, dans la psychologie profonde d'un individu, des gestes qui semblent purement altruistes sont en fait motivés par des besoins individuels, même si ces besoins partent de nobles sentiments. Cependant, en se focalisant ainsi sur la pureté nécessaire des motivations, peu de gestes, finalement, peuvent se voir qualifiés d'altruistes. Néanmoins, à un niveau superficiel, les actes et comportements de nos sauveurs sont bel et bien altruistes ; en effet, ils se donnent systématiquement du mal, souvent au détriment de leur propre personne, pour améliorer le bien-être de leur partenaire. Ce souci du confort d'un partenaire correspond en partie à la définition du geste altruiste. Pour autant, il ne répond pas à la question des motivations sous-jacentes.

Nous qualifierons d'altruiste le comportement du sauveur si son intention consciente est d'améliorer la vie ou de soulager les souffrances de ses partenaires. Cependant, dans les couples que forment le sauveur et ses partenaires, nous identifions des gestes altruistes sous-tendus par des motivations inconscientes et égoïstes à divers degrés, et différentes selon le type auquel appartient le sauveur. Ces gestes altruistes et ces motivations inconscientes représentent un continuum de besoins égoïstes ; il ne s'agit pas d'entités distinctes, et bien souvent, ils se confondent partiellement les uns avec les autres.

L'altruisme chez le surempathique

La motivation inconsciente la plus importante dans le comportement altruiste du sauveur surempathique émane de son angoisse d'enfant concernant le bien-être de ses parents ou tuteurs, et de son besoin de s'assurer qu'ils restent forts et proches de lui. Ce comportement représente également une tentative indirecte d'être sauvé en sauvant ses partenaires. Le surempathique a besoin qu'on ait besoin de lui et qu'on l'admire, mais son principal conflit psychologique – la peur de l'abandon ou de la séparation – est à la base du comportement altruiste qui lui permet de demeurer proche de ses partenaires.

Le besoin qu'a ce sauveur d'être indispensable l'amène à se montrer excessivement attentif aux besoins de ses partenaires. Rappelez-vous qu'enfant, Sarah s'est retrouvée responsable de ses deux jeunes frères, sans qu'on tienne compte du fait que cette responsabilité entravait sa propre enfance. Devenue adulte, Sarah a reproduit ce schéma en s'attachant à des partenaires qui avaient besoin de son aide, ce qui lui donnait un sentiment de sécurité erroné au sain des couples qu'elle formait.

L'altruisme chez l'humilié

La principale motivation inconsciente dans le comportement altruiste du sauveur humilié provient des sentiments de honte et de vulnérabilité développés dans son enfance. Par conséquent, son attitude secourable se base sur son propre besoin de maintenir le lien entre lui et ses partenaires, dans l'espoir qu'ils/elles l'idéaliseront et l'approuveront. Par exemple, Thomas espérait qu'en aidant Nicole à se remettre de sa blessure au genou, elle l'admirerait et deviendrait dépendante de lui.

Pourtant, l'intensité de ce besoin manifesté par l'humilié le rend très sensible à tout ce qui pourrait être un indice de sa propre imperfection. Ainsi, la moindre bévue de la part de ses partenaires peut facilement déclencher chez lui un sentiment de honte et provoquer sa colère ou sa souffrance. S'il estime que la bévue en question est particulièrement grave, il risque de s'en prendre à ses partenaires ou de mettre fin à leur relation.

L'altruisme chez le terroriste/terrorisé

La raison inconsciente qui motive le sauveur terroriste/terrorisé à voler au secours de l'autre consiste en une tentative de masquer un intense sentiment de honte, de vulnérabilité et de crainte de l'abandon. Cependant, quand l'altruisme du terroriste/terrorisé ne parvient pas à soulager sa crainte de l'abandon parce qu'il n'est pas parvenu à obtenir, de la part de ses partenaires, un plus grand dévouement ou une admiration plus forte, sa réaction à cet échec et à la déception qui en découle peut être radicale.

Il peut se sentir contraint d'exercer son contrôle d'une autre façon, par exemple à travers des menaces de rupture ou de violence. Prenons le cas de Léna : au début de sa relation avec Jérôme, elle souhaitait consciemment lui venir en aide. Elle l'a décrit comme étant « aussi mignon qu'un chaton », entendant par là qu'il avait besoin de son aide, de sa protection et de ses conseils. Quand Jérôme a fini par rejeter l'aide de Léna, elle s'est mise en rage et a fait preuve à son égard de violence émotionnelle et physique.

L'altruisme chez le sauveur sain

Les gestes altruistes du sauveur sain sont essentiellement motivés par son souci du bien-être de ses partenaires. Si cette inquiétude peut coexister avec des motivations plus égoïstes, celles-ci sont de toute évidence secondaires. Ainsi, quand Rodolphe, notre sauveur sain, sort sous la pluie pour acheter à sa femme son gâteau préféré, il affirme en riant qu'il le fait pour gagner des « points de couple ». Pourtant, quand on le pousse à s'expliquer, il admet humblement qu'en agissant ainsi, il savait que sa femme se sentirait heureuse et spéciale. Plus important encore, s'il a modifié son planning de travail durant le traitement médical de sa femme, c'est avant tout pour améliorer le confort de celle-ci et la soutenir pendant une période éprouvante.

La motivation : une notion complexe

Dans notre définition, le comportement secourable des sauveurs ne requiert pas de motivation spécifique pour pouvoir être qualifié d'altruiste. Cependant, nous accordons beaucoup d'importance à ce qui motive inconsciemment l'attitude du sauveur. Bien que nous ayons mis l'accent sur des motivations particulières pour chacun des quatre types évoqués, celles qui président au comportement du sauveur sont complexes et multiples. En outre, les individus ne sont généralement pas conscients de ce qui motive leurs actes ou ceux de leur partenaire, jusqu'à ce que le temps ou les circonstances mettent ces motivations en lumière.

Au début de sa relation avec Nicole, Thomas mettait un point d'honneur, de façon altruiste, à faciliter la vie de sa compagne. Sa blessure au genou lui conférait une vulnérabilité manifeste, et en l'aidant, Thomas se sentait plus fort. Inconsciemment, le jeune homme avait espéré que cette relation avec Nicole effacerait les sentiments de faiblesse et d'insuffisance éprouvés dans son enfance et que, du même coup, il se sentirait plus fort. Plus tard, quand la jeune femme s'est de plus en plus impliquée dans l'écriture de sa rubrique sportive et qu'elle est devenue moins disponible pour assister aux compétitions sportives auxquelles participait Thomas, celui-ci en a conçu de la colère et du ressentiment ; il s'est mis à dénigrer le travail de Nicole et à se plaindre ouvertement de ne pas être apprécié à sa juste valeur. Thomas n'a jamais consciemment cherché à tromper Nicole ou lui-même : la véritable motivation de ses gestes altruistes n'est devenue apparente qu'au fil du temps.

Comparons à présent l'altruisme de Thomas à celui de Sarah. Sarah a appris à prendre en charge son entourage proche depuis sa plus tendre enfance, et elle se sentait coupable quand elle ne s'occupait de personne. Ceci l'a toujours amenée à s'engager avec des hommes qui avaient besoin de soutien, souvent à ses dépens. Sarah avait besoin de se sentir indispensable, et elle n'avait pas son pareil pour dénicher les personnes les plus vulnérables. Ainsi, l'altruisme de Sarah provenait de son angoisse de la séparation : « Si je ne me rends pas indispensable, je vais perdre la personne dont j'ai besoin. »

Le comportement de Sarah était essentiellement motivé par sa crainte de la séparation, tandis que Thomas cherchait essentiellement à masquer son sentiment de honte. Nous utilisons à dessein le mot « essentiellement » car, dans la plupart des cas, ces motivations empiètent les unes sur les autres. Thomas appréciait vraiment Nicole. Il était très attiré par sa capacité à avoir de véritables conversations sur le sport, par sa hardiesse, son dynamisme et sa créativité. Cependant, quand la rubrique de Nicole a commencé à avoir du succès, il s'est mis à se comporter de façon blessante, ce qui laisse penser que sa motivation essentielle, en venant en aide à Nicole, le case dans la catégorie des sauveurs humiliés.

Le besoin que ressent Sarah d'être indispensable est manifeste quand on se penche sur ses précédentes relations avec des hommes incapables de gérer efficacement leur vie. Ces hommes étaient dans le besoin ; auprès d'eux, Sarah se sentait indispensable et, donc, en sécurité. Mais Sarah conservait également un sentiment de honte remontant à son enfance, lié à l'alcoolisme de son père et au contexte familial. Par ailleurs, durant toute son enfance, on lui avait fait comprendre, directement ou indirectement, que ses besoins à elle étaient secondaires, ce qui a donné à Sarah un sentiment d'indignité. Bien que la motivation essentielle du comportement altruiste de Sarah soit typique d'un surempathique, certains aspects de sa conduite altruiste, motivés par la honte, relèvent du sauveur humilié.

Pour finir, reprenons le cas de Rodolphe, ce sauveur sain s'en retournant chez lui par une nuit pluvieuse, son gâteau à la main, pour trouver sa femme absorbée par une conversation téléphonique et ses enfants plongés dans un jeu vidéo – personne, à part le chien, pour l'accueillir et le féliciter d'avoir déniché le gâteau rare ! Bien que Rodolphe ait pu éprouver le désir égoïste de gagner des « points de couple », son objectif majeur était ici de faire plaisir à sa femme.

Pourtant, malgré sa déception à se voir ainsi ignoré, Rodolphe avait suffisamment confiance en lui pour ne pas en prendre ombrage ; en effet, il savait que l'attitude de sa femme n'avait rien à voir avec les sentiments qu'elle lui portait. Il n'avait pas besoin qu'on le rassure, à chaque geste qu'il faisait, sur le fait qu'il était apprécié, ce qui lui a permis de déposer sans états d'âme le gâteau sur la table avant d'aller regarder un match de football à la télévision. Ainsi, à l'inverse du terroriste/terrorisé, de l'humilié et, dans une moindre mesure, du surempathique, le sauveur sain est capable de supporter que ses motivations égoïstes restent sans réponse, car elles ne sont pas l'élément prédominant dans ses gestes altruistes.

Pour résumer

Le sauveur se considère en général comme une personne altruiste et empathique, en particulier dans ses relations avec ses partenaires. Ce sentiment d'altruisme et d'empathie est une composante cruciale de la manière dont il se définit. En réalité, la notion d'altruisme a fait l'objet de nombreux débats dans lesquels philosophes et experts sociaux ont discuté de la signification des diverses motivations donnant lieu à une attitude secourable ou à un comportement altruiste. Nous avons donc limité notre définition de l'altruisme aux attitudes secourables lors desquelles l'intention consciente du sauveur est de venir en aide à ses partenaires. Cependant, les motivations et attentes du sauveur reflètent ses conflits les plus intimes et englobent souvent le désir de se sentir fort, indispensable, digne d'intérêt et en sécurité. Dans le chapitre suivant, nous examinerons la façon dont il procède pour protéger et défendre sa perception de soi.

Faites le point

- À quel point la détresse des autres vous touche-t-elle ?
- Vous arrive-t-il de pleurer au cinéma, alors que les autres semblent prendre les mésaventures des personnages avec détachement ?
- Vous arrive-t-il de venir spontanément en aide à votre partenaire alors même que celui-ci ne vous a rien demandé ?
- Dans vos relations avec votre partenaire, vous mettez-vous souvent à sa place afin de déterminer ce qu'il/elle ressent ?
- Quand vous aidez votre partenaire, pensez-vous aux bénéfices que vous retirerez de votre attitude ?

Chapitre 4

Quand le sauveur se protège

Votre tendance à porter secours aux autres est influencée et modelée par votre façon habituelle de vous protéger des souffrances ou malaises émotionnels. Le sauveur met en place un système d'autoprotection en réaction à des menaces réelles ou imaginaires susceptibles de naître en lui-même, comme l'autocritique, ou à l'extérieur de lui-même, comme la possibilité d'être rejeté. Les différentes manières dont le sauveur se protège peuvent éventuellement interférer avec l'intimité qu'il souhaite mettre en place dans sa relation de couple ; en effet, les mécanismes de cette autoprotection sont susceptibles de désorienter, de blesser ou d'offenser les autres. Ce chapitre vous fournira une première idée de ce que vous protégez, ainsi qu'une appréhension des raisons motivant cette autoprotection, et de la manière dont vous la mettez en place.

Votre Moi

Durant votre enfance, vous avez mis en place des mécanismes d'autoprotection contre le malaise et la douleur émotionnels. Mais quel est à proprement parler ce « moi » que vous protégez ? Votre « *perception de soi* » englobe la perception de vos attributs, talents, aptitudes, idéaux et valeurs. Pour l'essentiel, votre perception de vous-même correspond à qui vous pensez et vous sentez être. Techniquement, il s'agit d'un phénomène psychique très complexe qui se développe très tôt dans la vie et subit de nombreux changements au cours de l'adolescence et vers la quarantaine, mais aussi à l'occasion des grandes crises de la vie. Les théoriciens de la psychologie ont, par exemple, défini le Moi comme le centre de l'univers psychologique de l'individu[1], mais aussi comme l'amalgame de ce que vous pensez être les caractéristiques de votre identité[2].

Quand vous étiez enfant, vous vous êtes modelé(e) d'après les caractéristiques, traits et attitudes de vos parents ou tuteurs. Cette identification à d'autres personnes a créé, puis modifié votre perception de vous-même. Pour finir, elle a formé votre *identité*, tandis que vous endossiez ces attributs comme les caractéristiques de votre propre personnalité unique, et les intégriez à vos talents naturels, vos aptitudes et ouvertures sociales[3]. Parfois, vous vous alarmez quelque

1. H. Kohut, *The Restoration of the Self*, New York, International Universities Press, 1977.
2. A.P. Morrison, « Shame, the Ideal Self, and Narcissism », *Contemporary Psychoanalysis*, 19, pp. 295-318, 1983 (« La honte, le Moi idéal et le narcissisme », non traduit).
3. E.H. Erikson, « The problem of Ego Identity », *Journal of the American Psychoanalytic Association*, 4, pp. 56-121, 1956 (« Le problème de l'identité du soi », non traduit).

peu en constatant les identifications opérées, ou au contraire elles peuvent vous amuser, comme quand vous pensez : « Oh, mon Dieu ! Quand je parle comme ça, on dirait ma mère ! »

Il est également possible que vous vous *désidentifiez* à un parent ou à un personnage significatif de votre vie ; c'est-à-dire que vous reniez une identification ou évitez de vous identifier à une personne spécifique en vous comportant à l'inverse de cette personne. Par exemple, si l'un de vos parents était avare, il est possible qu'une fois adulte, vous vous efforciez de vous comporter avec générosité. Le fait de vous considérer comme quelqu'un d'acceptable, doté d'une perception de soi assurée – c'est-à-dire une identité et un système de valeurs bien établis –, peut déterminer votre confiance en vous et votre capacité à entretenir une relation intime sans craindre l'humiliation, le rejet et, pour finir, la honte[1].

L'anxiété et votre Moi

Quand votre perception de soi est menacée, vous ressentez de l'anxiété. L'*anxiété* est un état de peur, de terreur ou d'appréhension qui vous avertit de dangers potentiels, qu'ils soient réels ou imaginaires. L'anxiété déclenche diverses réactions physiologiques et psychologiques. Il en résulte une série de symptômes tels qu'irritabilité, colère, tension, difficultés de concentration, sommeil perturbé, nervosité ou agitation. Dans certains cas extrêmes, l'anxiété peut aboutir à une paralysie ou un vide émotionnel. À son niveau le plus élevé, l'anxiété peut également donner lieu à une désorganisation

1. A.P. Morrison, *op. cit.*

cognitive, à de la dépression ou de la désintégration (le sentiment que vous tombez en morceaux ou que vous perdez votre perception de soi).

En tant que signal d'alerte, l'anxiété vous avertit de la possibilité que quelque chose de mauvais risque d'advenir, même si vous n'êtes pas capable de discerner exactement ce qui va arriver. L'anxiété peut s'avérer tellement inconfortable que vous risquez d'essayer de lui trouver un sens en attribuant votre état émotionnel à divers sujets qui vous préoccupent. De cette façon, vous aurez tendance à attribuer la douleur que vous sentez dans votre poitrine à un éventuel problème cardiaque, semblable à celui dont a souffert un parent, plutôt qu'à une simple indigestion. Dans vos relations de couple, votre anxiété peut être une manifestation de votre peur de l'intimité, de la séparation, de l'abandon, de la dépendance, de la violence physique, ou simplement la crainte d'être blessé(e) si vous tombez amoureux(se). Mais vous pouvez aussi tirer des leçons de cette anxiété. En effet, une relation susceptible de déclencher votre anxiété peut vous fournir l'occasion de réfléchir à ses origines et de comprendre, par exemple, qu'elle provient de traumatismes (abandon, violence) de votre prime enfance ou du sentiment d'être indigne d'amour pour diverses raisons.

Les dangers réels ou imaginaires déclenchant l'anxiété chez les sauveurs surempathiques sont généralement liés à la distance émotionnelle, à la perte, avérée ou crainte, d'un partenaire, et à l'autocritique, ou la critique émanant des autres. Quant aux humiliés et aux terroristes/terrorisés, ils ressentent des anxiétés ou des peurs similaires, mais elles se manifestent de façon beaucoup plus menaçante ;

autrement dit, elles sont potentiellement porteuses de honte ou d'abandon.

Face à l'anxiété, les réactions varient. Si vous appréhendez que vos défauts soient découverts, vous aurez tendance à dénigrer les autres pour détourner l'attention de votre propre personne. Si vous craignez d'être maltraité(e) par les personnes de votre entourage, vous serez facilement agressif(ve) avec elles. Ou encore, vous serez enclin(e) à dominer votre partenaire par crainte d'être abandonné(e) si vous relâchez votre vigilance. Bien que votre réaction à l'anxiété soit émotionnellement défensive et susceptible de provoquer des conflits avec votre partenaire, il s'agit en réalité d'une tentative d'obtenir un réconfort physique ou émotionnel, sentir que vous gardez le contrôle et êtes en sécurité. Les manœuvres d'autoprotection, que nous allons évoquer plus loin dans ce chapitre, sont des réactions à l'anxiété, ainsi qu'à la culpabilité ou la honte qui émergent quand votre conduite n'est pas à la hauteur de votre Moi idéal ou des critères de votre conscience. Justement, penchons-nous sur celle-ci et examinons la façon dont elle évalue votre comportement, avant de nous tourner vers votre Moi idéal, lequel emmagasine et reflète vos aspirations.

Votre Moi critique

Votre conscience aide votre perception de soi à décider si ce que vous faites est bien ou mal. Elle gouverne vos pensées et votre comportement, évalue vos relations à l'autre – votre conscience est un peu comme un petit critique installé dans votre tête. Quand vous trahissez votre conscience, vous vous sentez anxieux(se) ou coupable. Votre conscience peut être comme le meilleur et le pire de vos parents. De fait, l'essentiel de votre conscience et de votre capacité à vous auto-évaluer provient de votre identification à des parents appréciateurs ou non, ou à leurs représentations dans votre esprit. Le reste émane de personnes et d'expériences significatives, auxquelles vous vous êtes identifié(e) dans votre vie, ainsi que de vos prédispositions innées.

Les sauveurs surempathiques sont régis par leur conscience. Ils sont motivés par l'anxiété et la culpabilité, et se sentent affreusement mal à l'aise à l'idée de transgresser une règle morale ou de porter atteinte à une tierce personne. Ils tentent d'adopter une conduite irréprochable afin de se rendre acceptables, aussi bien pour leur conscience que pour leur partenaire. Prenons l'exemple de ce surempathique qui avait oublié de mentionner à sa partenaire un message téléphonique qu'il avait pris pour elle en son absence. Cette omission le rendait malade au point qu'il a trouvé normal que sa partenaire, en manière de représailles, ne lui adresse pas la parole de la journée.

À l'inverse, les sauveurs humiliés et terroristes/terrorisés ont recours à divers moyens pour ignorer les élans punitifs de leur conscience quand leur comportement, par rapport aux critères conventionnels, s'avère égoïste et ne prend pas les besoins des autres en considération. Se détournant ainsi de sa conscience, un humilié justifiait ses aventures sexuelles en expliquant qu'un tel comportement était parfaitement acceptable dans certaines cultures.

Culpabilité et anxiété peuvent vous pousser à rechercher le pardon. En général, le fait de se repentir, de se confesser ou de s'excuser d'avoir commis certaines actions que votre conscience estime susceptibles d'avoir blessé autrui, apporte un réel soulagement. Si vous vous sentez facilement honteux(se), vous avez sans doute tendance à endosser plus que votre part de responsabilités quand on vous reproche quelque chose. Les surempathiques sont « programmés » pour accepter les reproches et se sentent souvent responsables d'actes qui ne leur appartiennent pas. Vu de l'extérieur, on pourrait dire qu'ils se montrent responsables à l'excès, et qu'ils font tout ce qui est en leur pouvoir pour rétablir la relation avec leur partenaire, y compris en se faisant des reproches injustifiés et en s'excusant fréquemment, voire inutilement.

Comme nous le verrons plus loin, un terroriste/terrorisé aura tendance, en réaction à ses propres transgressions morales, à ressentir de la honte plutôt que de la culpabilité, ce qui le rendra moins motivé à chercher le pardon et à s'excuser, et moins susceptible d'agir en ce sens.

Votre Moi idéal

L'une des manières les plus significatives pour définir votre Moi est liée à vos idéaux, vos ambitions, et aux éléments auxquels vous accordez de la valeur. Votre *Moi idéal* est ce à quoi vous aspirez, c'est-à-dire le meilleur que vous pensez pouvoir ou devoir être. Ce Moi idéal essaie de maintenir ou de rétablir le sentiment que vous avez eu un jour, ou imaginez avoir eu, d'être inconditionnellement aimé et admiré. Parfois, il se peut que vous éprouviez fugitivement ce sentiment – par exemple quand vous recevez une récompense qui vous donne l'impression de devoir faire la une des journaux, ou quand vous relevez un défi avec succès.

Vous avez la capacité d'évaluer ce que vous pensez de votre Moi par rapport à votre Moi idéal. Votre Moi idéal peut être raisonnable et accessible, ou bien il peut être exagéré et irréaliste. Cependant, votre objectivité concernant votre Moi par rapport à votre Moi idéal peut être obscurcie ou altérée par vos émotions et expériences.

L'indice de l'estime de soi

Votre perception de soi se mesure constamment à votre Moi idéal, et en tire diverses conclusions. Si elles sont positives, vous vous sentez bien, plein(e) d'énergie, et même surexcité(e). Si, au contraire, elles sont négatives – c'est-à-dire que votre perception de soi estime que vous n'êtes pas à la hauteur de votre Moi idéal –, vous allez vous sentir déprimé(e), en colère ou honteux(se). L'estime de soi est établie, en grande partie, à travers la comparaison que vous faites entre votre perception de soi et votre Moi idéal.

Dans des circonstances ordinaires et saines, l'enfant abandonne peu à peu la vision idéale qu'il a de lui-même et de ses parents en faveur d'un jugement plus réaliste de lui-même et des autres. Ainsi, les valeurs par rapport auxquelles vous mesurez votre estime de soi sont susceptibles de changer à mesure que vous mûrissez et que vous apprenez à évaluer les possibilités et à accepter les limites. Si vos idéaux sont réalistes et que vous parvenez généralement à les atteindre, votre estime de soi ne sera pas menacée. Si, en revanche, vos idéaux sont exagérés et que vous ne parvenez pas à les atteindre, les sentiments positifs tirés de vos succès seront éphémères et vous sentirez que vous n'êtes jamais à la hauteur de vos propres attentes.

Cet espoir perpétuel d'atteindre l'impossible, c'est-à-dire être aimé et adoré inconditionnellement, n'est pas rattaché à la réalité, mais plutôt à une image idéalisée de vous-même et à une version magnifiée de ce que les autres peuvent offrir. Si cela est le cas, votre perception de soi peut être entachée de honte, avec la dépression qui en résulte, ou par des sentiments d'insuffisance, parce que vous n'êtes pas à la hauteur de vos idéaux irréalistes. Une meilleure compréhension de la honte peut vous aider à prendre conscience de votre tendance à cacher vos sentiments aux autres comme à vous-même.

La honte et votre Moi idéal

La honte est au cœur de la problématique de nombreux sauveurs, comme elle l'est chez la plupart des individus. Si, quand vous vous comparez à votre Moi idéal, vous jugez que vous n'êtes pas à la hauteur, ou que vous émettez des jugements critiques sur vous-même, vous serez amené(e) à éprouver un sentiment de honte[1]. À l'inverse de la culpabilité, qui est issue de comportements violant votre code moral, la honte est liée à votre évaluation de certaines de vos qualités propres. Quand vous vous sentez coupable, vous souhaitez probablement vous punir, ou encore vous craignez d'être puni(e). La honte, elle, vous donne envie de vous cacher aux yeux des autres ou tout simplement de disparaître. La honte, sous tous ses aspects, est un sentiment que vous allez selon toute vraisemblance éviter, masquer ou ignorer.

1. A.P. Morrison, 1983, *op. cit.* ; et L. Wurmser, *The Mask of Shame*, Baltimore, John Hopkins University Press, 1981.

Andrew Morrisson[1] pense que la honte est liée à un sentiment d'épuisement, une sensation de vide qui peut vous pousser à croire que vous n'avez aucune valeur ou aucun objectif. Une forte *sensibilité à la honte* apparaît quand les figures parentales sont désajustées et qu'elles ne répondent pas convenablement aux besoins et aux attentes de l'enfant. Par conséquent, l'enfant apprend qu'il n'est pas digne d'attention, et il développe une propension à se sentir inférieur ou déficient. Ainsi, l'enfant interprète le manque d'attention de ses parents à son égard comme provenant de ses propres défauts ; ce mécanisme protège la vision idéaliste qu'il a de ses parents tout en faisant naître en lui un sentiment de honte persistant[2].

Quand, dans la vie courante, vous êtes pris(e) au dépourvu, il est possible que vous en éprouviez de la honte. La trahison, l'échec en situation de compétition, la défaillance sexuelle ou la possibilité que quelqu'un découvre votre « secret » sont des exemples de circonstances susceptibles de provoquer la honte[3].

La honte peut vous amener à ne laisser paraître aucune émotion, de telle sorte que vous ne révélerez aucune faiblesse ; ou encore, à nier tout sentiment de honte en agissant de façon impudente, par exemple à travers un comportement exagérément audacieux ou pompeux[4]. Les sauveurs humiliés ou terroristes/terrorisés sont

1. A.P. Morrison, 1989, *op. cit.*
2. *Ibid.*
3. M.R. Zaslav, « Shame-related States of Mind in Psychotherapy », *Journal of Psychotherapy Practice and Research*, 1998 (« Les états d'esprit liés à la honte en psychothérapie », non traduit).
4. L. Wurmser, *op. cit.*

particulièrement enclins à ressentir des émotions ou à adopter des comportements en réaction directe à la honte. Ces réactions à la honte se traduisent essentiellement par la colère, la rage, le mépris, l'envie, l'humiliation, le vide et la dépression[1].

La honte tend à entraver la capacité à se repentir ; en effet, demander pardon implique que l'on s'excuse et admette un tort. Si vous êtes prédisposé(e) à la honte, admettre que vous avez eu tort peut revenir pour vous à exposer votre insuffisance, vulnérabilité, dépendance ou faiblesse. Il n'est guère surprenant de constater que, chez les personnes prédisposées à la honte, refuser de présenter des excuses sincères se fait souvent aux dépens de leurs relations avec les autres[2].

Quelquefois, il est difficile de déterminer si un sentiment de honte vous appartient ou si vous avez endossé le sentiment de honte d'un autre. Dans le chapitre 2, nous avons établi qu'un enfant peut parfois éprouver un sentiment de honte appartenant en réalité à l'un de ses parents, ce qui arrive quand un enfant s'identifie à des parents souffrant d'addictions ou se comportant de façon inappropriée. Dans le chapitre 3, nous avons mentionné le fait qu'une personne puisse « attraper » les émotions d'une autre. Lors de ce processus, la personne ressent les émotions de l'autre et peut s'avérer incapable d'établir à qui elles appartiennent en réalité. De ce fait, un sauveur en empathie avec ses partenaires peut s'approprier leur sentiment de honte.

1. A.P. Morrison, 1989, *op. cit.*
2. N. McWilliam et S. Lependorf, « Narcissistic Pathology of Everyday Life : the denial of Remorse and Gratitude », *Journal of Contemporary Psychoanalysis*, 26, pp. 430-451, 1990 (« La pathologie narcissique au quotidien : le refus du remords et de la gratitude », non traduit).

De nombreux sauveurs nous ont rapporté des sentiments de honte liés à une autodévalorisation ou au fait d'endosser la responsabilité du comportement d'autres personnes. Dans certains cas, cette honte a été suscitée par des problèmes familiaux, des agressions ou des violences, l'alcoolisme, la toxicomanie ou le sentiment d'échec d'un parent, un sentiment d'infériorité provoqué par des difficultés d'apprentissage, ou simplement le fait d'être la cible d'un frère ou d'une sœur jaloux(se).

Protéger son Moi

Quand l'anxiété, la culpabilité ou la honte s'éveillent, vous allez automatiquement réagir de façon à préserver votre perception de soi. Par exemple, quand vous venez en aide aux autres, vous faites l'impasse sur vos sentiments d'insécurité, de faiblesse et de vide en vous comportant de façon courageuse ou secourable, ce qui vous permet alors de vous sentir puissant(e), valeureux(se) et comblé(e). Parmi les comportements les plus significatifs des sauveurs, on trouve l'idéalisation, la dévalorisation, l'évitement, le contrôle et le rejet de l'empathie. Toutes ces conduites impliquent le recours, simultanément, au *déni*, c'est-à-dire le refus ou l'incapacité d'accepter la réalité quand elle comprend des idées, des émotions ou des expériences négatives. Par conséquent, les comportements autoprotecteurs des sauveurs impliquent un certain niveau de distorsion de la réalité.

L'idéalisation

En tant que sauveur, vous êtes susceptible d'être doté(e) d'idéaux exagérés ou difficiles à atteindre, ainsi que d'une tendance à l'idéalisation, que ce soit vis-à-vis des autres, des situations, des objectifs ou de vous-même. Quand vous *idéalisez*, vous vous représentez une chose mieux qu'elle ne l'est en réalité, ou vous dressez d'une personne un portrait beaucoup plus proche de la perfection que la réalité tendrait à l'indiquer. Cette tendance à l'idéalisation confère au monde, aux gens voire à vous-même un vernis faussement positif et impressionnant. Si cette prédisposition est présente chez la plupart des individus, les sauveurs en sont dotés de façon plus marquée, et leur irréalisme se heurte souvent à de fortes déceptions.

Il est possible que vous idéalisiez les autres parce que vous avez vous-même besoin d'être adulé(e). Autrement dit, en idéalisant une personne qui, à son tour, vous apprécie, ou à qui vous êtes associé(e) d'une façon ou d'une autre, vous pouvez vous imaginer comme quelqu'un de plus important. Vous pouvez vous identifier à ceux que vous idéalisez en imaginant être le réceptacle de l'adoration que vous leur vouez. C'est pourquoi les enfants et les adolescents cherchent à imiter leurs chanteurs ou acteurs préférés : ils pensent que leur vie serait parfaite s'ils étaient idolâtrés de la même façon qu'ils les adulent eux-mêmes.

Dans de nombreux cas, vous identifier à une personne que vous idéalisez peut tout à fait être positif. Par exemple, prendre une personne comme modèle parce qu'elle est professionnellement respectée et brillante, avoir envie de l'imiter peut vous motiver à mieux réussir dans votre métier. Cependant, l'idéalisation peut également éveiller chez vous envie et jalousie, ainsi que de la déception vis-à-vis de vous-même. Si vous mettez une personne sur un piédestal, que vous avez l'impression d'être incapable d'atteindre vous-même, vous l'envierez sans doute inutilement et vous sentirez au-dessous de tout.

L'idéalisation de soi-même peut renforcer l'impression d'être voulu, indispensable et important, car elle masque les sentiments de faiblesse, d'envie, de honte et de vulnérabilité. L'idéalisation peut s'avérer efficace, parce que vous croirez à votre propre embellissement de la vérité. Prenons l'exemple de cet humilié qui nous expliquait que les femmes qu'il jugeait particulièrement attirantes lui retournaient toujours ses sourires parce qu'elles le « voulaient ». Un autre sauveur nous a raconté avec fierté que sa petite amie l'avait appelé la veille pour lui dire : « Je t'adore, et je ne sais pas si je vais supporter de passer un jour de plus sans te voir. On peut se retrouver ce soir ? » Après avoir un peu creusé, il s'est avéré qu'en réalité, sa petite amie lui avait simplement demandé s'il était libre pour dîner. « N'empêche », a-t-il ajouté, « je sais très bien ce qu'elle entendait par là. » Il s'agissait bien entendu d'un embellissement lié à son idéalisation de soi. La version de notre humilié de cette invitation à dîner confère à sa relation prestige et romantisme, lui permet de dépeindre sa partenaire comme une personne en demande, et permet à ce sauveur de s'idéaliser : il devient un héros pour son amie. Incapable d'apprécier le fait que sa petite amie exprime simplement le souhait de dîner avec lui, il renforce sa perception de soi en créant un scénario où elle ne peut pas se passer de lui.

La dévalorisation

La crainte de voir surgir en vous des sentiments d'insuffisance, de honte ou de déception peut vous motiver à vous protéger en recourant à la *dévalorisation*. À l'opposé de l'idéalisation, la dévalorisation vous permet de critiquer ou de minimiser l'importance d'une personne ou d'une situation, de façon à éviter de ressentir de l'envie ou de la jalousie. Vous êtes dans un processus de dévalorisation quand vous avez des pensées désobligeantes envers quelqu'un. Par exemple, vous critiquez la façon de s'habiller d'une personne, dénigrez un collègue qu'on vient de récompenser, ou rabaissez l'ex-partenaire de la personne que vous aimez. Le fait de constamment évaluer quiconque croise votre chemin, ou de diminuer l'importance de quelqu'un qui pourrait vous juger ou vous évaluer, est simplement un moyen de vous cacher la vision négative que vous avez de vous-même.

Dans un couple, provoquer la jalousie de l'autre revient à le dévaloriser, ce qui peut vous procurer un sentiment de puissance et de sécurité. Il est possible que vous considériez les réactions de jalousie de votre partenaire comme un indice de son amour pour vous, et que cela vous rassure. Prenons l'exemple de Yann, un sauveur humilié qui, dans son enfance, était constamment taquiné par ses frères et sœurs dont il quêtait en permanence l'approbation. Masquant son sentiment d'insuffisance, Yann a tourmenté et bousculé ses camarades durant toute son adolescence. Devenu adulte, il a trouvé des moyens plus discrets de dénigrer et de contrôler l'estime de soi de son entourage. Il suscitait chez les autres le besoin de recevoir son approbation, créant ainsi chez eux l'insécurité qu'il ressentait lui-même.

Ainsi, Yann s'est un jour plaint à sa thérapeute que Sophie, la femme avec qui il sortait, était excessivement jalouse et vulnérable. La précédente petite amie de Yann l'avait blessé et humilié en mettant brusquement fin à leur relation. Même si la jalousie de sa compagne actuelle l'irritait, elle contribuait également à le sécuriser. Quand sa thérapeute lui a demandé dans quelles circonstances Sophie avait exprimé sa jalousie, Yann a répondu : « Chaque fois que je parle de mon ex et du fait que tout le monde la trouvait extraordinaire, ma copine devient jalouse et la rabaisse. »

Yann est lui-même quelqu'un d'extrêmement jaloux et en quête d'admiration. Il a provoqué la colère et la jalousie de sa petite amie actuelle par le biais de commentaires provocants au sujet de son « extraordinaire » ex. Ravagé par la crainte de voir sa propre insuffisance révélée, et peu conscient de l'impact de son comportement sur les autres, Yann s'est révélé incapable de mesurer l'effet de ce commentaire sur sa compagne. Au lieu de cela, il a exprimé du mépris envers les sentiments de Sophie, ajoutant avec colère qu'il « ne faisait que rapporter honnêtement ce que disait tout le monde ».

Cette réaction face à l'inquiétude de sa petite amie lui a servi à masquer la honte ressentie quand celle-ci a affirmé que Yann était « insensible et incapable d'empathie ». Pour finir, quand la colère de Sophie a laissé place aux larmes, il s'est senti désolé pour elle et coupable d'avoir éprouvé du mépris envers elle. Alors, il a pu lui venir en aide en la réconfortant. La honte de s'être vu rejeter par sa précédente petite amie et celle de se voir reprocher son insensibilité ont été complètement effacées lorsqu'il est venu en aide à Sophie, afin de restaurer l'estime de soi de la jeune femme. Yann s'est protégé de son sentiment d'insécurité et de faiblesse en minimisant l'estime de soi de sa partenaire, l'amenant ainsi à se sentir elle-même honteuse et en position d'être secourue.

L'évitement par l'addiction et la stimulation

Un autre des mécanismes de protection mis en œuvre par les sauveurs consiste à participer à des actions ou événements excitants, dangereux, à haut risque ou autodestructeurs, afin d'éviter de ressentir anxiété, culpabilité, honte ou vide. Les addictions, l'instabilité sexuelle ou même le besoin d'être toujours en société peuvent donner l'illusion d'un soulagement ou créer un certain confort en aidant de façon temporaire à éviter d'éprouver certains sentiments.

Le recours aux drogues tout comme le jeu, le sexe ou le shopping compulsif masquent des émotions déplaisantes, souvent en provoquant un état de plénitude semblable à la sensation, enfant, d'être inondé d'amour. En outre, les addictions peuvent stimuler certaines régions du cerveau susceptibles de créer des sentiments exagérés autour du Moi.

Une activité sexuelle intense ou des aventures extraconjugales peuvent également donner l'illusion d'être adoré et masquer des sentiments de vide. Si vous manquez d'une perception sûre de vous-même, il se peut que vous comptiez sur les relations sexuelles pour vous sentir approuvé(e) et stable. Si vous êtes incapable de reconnaissance ou d'amour envers vous-même, vous allez sans doute canaliser votre énergie sur l'obtention de l'approbation des autres. De façon autodestructrice, vous chercherez la stabilité à travers une personne que vous avez idéalisée[1]. Par exemple, une femme qui ne se sentait pas à la hauteur, intellectuellement, dans sa relation avec son mari s'est lancée dans une liaison intense avec un homme dont elle admirait grandement les prouesses intellectuelles, et dont elle

1. J.G. Teicholz, « Self and Relationship : Kohut, Loewald, and the Postmoderns », *The World of Self Psychology : Progress in Self Psychology*, vol. 14, pp. 267-292, sous la dir. d'A. Goldberg, Hillsdale, New Jersey, The Analytic Press, 1998 (« Le Moi et la psychologie : Kohut, Loewald et les postmodernes », non traduit).

convoitait le statut prestigieux. Pendant quelque temps, elle s'est sentie importante et approuvée. Cependant, dépendre d'une personne idéalisée pour assurer sa stabilité émotionnelle est risqué et irréaliste.

La colère

La colère peut masquer l'angoisse, la culpabilité ou la honte, et vous éviter de vous sentir effrayé(e), responsable ou impuissant(e), entre autres. Dans la mesure où le comportement humain peut-être psychologiquement économique, il arrive que la colère serve plus d'un objectif. Un sauveur nous a un jour raconté que, quand il oubliait de faire quelque chose qu'il avait promis à sa compagne, sa réaction instinctive était de se mettre en colère contre elle et de lui reprocher de ne pas lui avoir rappelé la tâche en question, alors qu'il avait déjà tant à faire par ailleurs. Plus tard, il réalisait qu'il se sentait coupable de l'avoir blessée, honteux d'avoir été pris en faute, et effrayé à l'idée qu'elle risquait de s'éloigner de lui émotionnellement, sexuellement ou physiquement. Sa colère était malsaine et ne parvenait que temporairement à le protéger de ces sentiments.

Les sauveurs ont tendance à se servir de leur colère de différentes manières pour se protéger. Faire face ou répondre à un(e) partenaire avec colère, ou entretenir des pensées pleines de colère envers lui/elle peut occulter le fait que vous vous sentez responsable de ses sentiments. Que cette colère soit ou non exprimée, un sauveur surempathique peut avoir besoin de se mettre en colère quand il se sent honteux ou humilié, et qu'il a besoin de contrôler la situation, ou l'estime de soi de son/sa partenaire.

Des expressions volatiles de colère et d'hostilité, combinées à une tendance à rejeter la responsabilité sur les autres, aboutissent souvent à un sentiment de honte[1]. Si vous êtes prédisposé(e) à la honte, n'importe quelle accusation s'adressant à vous est susceptible de vous faire sentir défectueux(se) ou insuffisant(e), quelle que soit la virulence avec laquelle elle est lancée. Plutôt que d'admettre vos erreurs, vous allez vous mettre en colère et proférer à votre tour des accusations afin de paraître irréprochable. Le recours à la colère ou à l'hostilité vous permet de vous protéger en masquant votre vulnérabilité et vos besoins. Malheureusement, comme les réactions de colère rebutent la plupart des gens, cette méthode peut se révéler efficace.

En effet, votre colère peut repousser les personnes mêmes qui devraient connaître vos véritables sentiments, et elle peut vous priver de la possibilité de laisser les autres prendre conscience de vos besoins. En vous conduisant de manière agressive ou effrayante vis-à-vis des autres, vous les poussez à battre en retraite parce qu'ils ont peur. Mais en réalité, cette peur est la vôtre : vous l'avez simplement retournée contre quelqu'un d'autre sous forme de colère.

Contrôler les autres

Pour les sauveurs, l'intimité comme la distance peuvent être inconfortables ou menaçantes dans la mesure où l'une et l'autre suscitent la vulnérabilité. L'intimité peut se révéler menaçante parce qu'elle crée les conditions d'une perte potentielle. La distance émotionnelle ou physique d'un partenaire peut amener à la crainte

1. M.R. Zaslav, *op. cit.*

de ne plus pouvoir renouer le lien de l'intimité. Des comportements contrôlants offrent une sécurité à court terme, car ils ont une influence à la fois sur vos sentiments et ceux de votre partenaire. Ce contrôle s'exerce de diverses façons. Par exemple, vous pouvez vous conduire de manière doucereuse avec votre partenaire dans l'espoir qu'il/elle sera ensuite bien disposé(e) à votre endroit ; vous pouvez provoquer des réactions de compassion chez votre partenaire afin qu'il/elle reste proche de vous, peut-être par culpabilité ou obligation ; vous pouvez également vous comporter de manière à susciter chez votre partenaire de la peur, de la colère ou de la vulnérabilité afin qu'il/elle ait besoin de vous ; de même, vous pouvez inciter votre partenaire à s'éloigner de vous quand trop d'intimité commence à vous faire peur.

Si une situation donnée vous effraie parce qu'elle vous rappelle un traumatisme ancien, une conduite contrôlante peut vous redonner un sentiment de sécurité. Ce type de comportement peut constituer une tentative de modifier l'issue de ce qui vous est arrivé par le passé. En réalité, la situation peut très bien se révéler incontrôlable, et vous allez de nouveau éprouver un sentiment d'échec.

Un surempathique aura tendance, de façon altruiste, à venir en aide à ses partenaires en souhaitant qu'ils/elles sauront reconnaître ses qualités. Il espère que son comportement secourable renforcera leur relation. Ce comportement n'est pas destiné à contrôler l'autre, ni à dénigrer son estime de soi, mais à la longue, il semble avoir cet effet. En volant perpétuellement au secours de l'autre, le sauveur va apparaître comme celui qui détient tout le pouvoir dans la relation.

Le sauveur humilié est doué pour contrôler l'estime de soi de ses partenaires. Il est capable de se donner une position tellement dominante qu'elle rabaisse l'autre ou le met en position de quêter l'approbation du sauveur. Très au fait des faiblesses de ses partenaires, ce sauveur éveille en eux/elles jalousie et insécurité, ce qui lui permet de maîtriser le fait que l'autre va ou non se sentir bien dans sa peau. Pareil contrôle est pernicieux ; ainsi, les partenaires d'un humilié ont souvent bien du mal à conserver leur estime de soi.

Le terroriste/terrorisé est incapable d'abandonner le moindre soupçon de pouvoir à ses partenaires par crainte de l'abandon. Le plus malheureux et le plus inacceptable des comportements résultant de ce besoin extrême de contrôler l'autre est sans doute le recours à la violence physique. Un sauveur terroriste/terrorisé est mal armé pour gérer la distance émotionnelle de l'autre. Vulnérabilité, honte et crainte de l'abandon peuvent l'amener à être hypersensible vis-à-vis de la séparation. Vous pouvez trouver un(e) partenaire qui vous abandonnera son autonomie et son estime de soi afin de préserver sa relation avec vous. Cependant, si vous pensez que vous contrôlez ses actes et ses sentiments, vous ne saurez jamais réellement pourquoi il/elle reste avec vous ou, en tout cas, vous aurez toujours des doutes à ce sujet.

Refréner son empathie

Les sauveurs peuvent également utiliser certains aspects de l'empathie pour se protéger. Comme nous l'avons évoqué dans le chapitre 3, il est possible d'éprouver de l'empathie envers une personne sans réagir de façon empathique ; autrement dit, vous comprenez ce que l'autre ressent sans montrer ni sympathie ni compassion. Parfois, vos propres objectifs et besoins sont si importants que vous refrénez, intentionnellement ou non, votre capacité d'empathie.

Cette idée qu'une personne soit capable d'empathie sans pour autant réagir de manière empathique est essentielle pour comprendre un trait de caractère commun à la plupart des sauveurs, à savoir le narcissisme. Avant que vous affirmiez que, bien entendu, ce trait n'est pas le vôtre, permettez-nous de nous expliquer sur ce point. L'étiquette de *narcissique* – un trouble de la personnalité qui se traduit, entre autres, par un sens démesuré de sa propre importance, un besoin d'admiration excessif, de la jalousie et de l'arrogance, ainsi qu'un manque d'empathie que certains ont attribué à tort à ce profil – a été utilisée pour décrire les personnes qui, quand elles blessent les autres, semblent ne pas en être conscientes. Notons que le fait de présenter un trait narcissique, comme le besoin occasionnel d'admiration ou la surestimation passagère de votre personnalité, n'implique pas que vous souffriez de troubles de la personnalité.

Il est devenu courant d'affirmer qu'un manque d'empathie avéré est la marque distinctive du narcissisme. Cela n'est pas vrai. Dans le *Manuel diagnostique et statistique des troubles mentaux*[1], parmi les critères permettant de diagnostiquer formellement des troubles narcissiques de la personnalité, figure en effet l'absence d'empathie ; cependant, il convient de retenir le commentaire dont ce critère est

1. Le *Diagnostic and Statistical Manual of Mental Disorders*, ou *DSM*, publié par l'Association américaine de psychiatrie (APA), est un ouvrage de référence classifiant et catégorisant des critères diagnostiques et recherches statistiques de troubles mentaux spécifiques (N.d.T., source Wikipedia).

assorti : « Refus de reconnaître les sentiments et besoins des autres, et de s'identifier à ces sentiments et besoins. » Ce refus d'entrer en empathie avec une autre personne est certes un critère de narcissisme, mais ce n'est pas le seul, et ce n'est pas la même chose que d'être *incapable* d'entrer en empathie avec quelqu'un d'autre.

Un surempathique peut par exemple inhiber sa réaction empathique quand il met fin à une relation de couple. La culpabilité ressentie à l'idée de faire souffrir quelqu'un l'oblige à se protéger de son empressement habituel à entrer en empathie avec l'autre. Quant aux humiliés ou aux terroristes/terrorisés, ils vont refréner leur empathie, afin de contrôler ou manipuler l'autre, ou pour justifier leur propre comportement.

Il est clair que certaines personnes semblent manquer d'empathie. Pourtant, dites-vous qu'en réalité, ce n'est pas forcément le cas ; en réalité, leur fragilité exige simplement qu'elles la refrènent : ces personnes présentent un refus ou une réticence à entrer en empathie plutôt qu'une absence d'empathie. Imaginez par exemple que vous regardiez, en compagnie d'une personne à tendance narcissique, un reportage évoquant l'enlèvement d'un enfant ; cette personne montrera sans doute de l'empathie, ou exprimera sa compassion à travers les larmes. Cette réaction est possible parce que la situation ne l'affecte ou ne l'implique pas directement ; ainsi, elle est émotionnellement en sécurité et donc capable de faire preuve de vulnérabilité. De la même manière, beaucoup d'individus semblant manquer d'empathie vis-à-vis des êtres humains qui les entourent sont capables d'exprimer une inquiétude, une implication et une compassion considérables envers les animaux.

Le sauveur surempathique ne refrène pas son empathie ; en réalité, il aurait avantage à apprendre à le faire. L'humilié est doté d'une incroyable capacité à maîtriser son empathie en fonction de la situation : cette démonstration d'empathie va-t-elle révéler ses faiblesses ou au contraire rehausser son estime de soi ? Cependant, si elle ne s'avère pas menaçante, cette empathie peut être déclenchée par un(e) partenaire dans le besoin, car ce type de sauveur a tendance à adopter la position du héros. Quant au terroriste/terrorisé, il est tellement miné par sa peur d'être abandonné qu'il ne s'autorise l'empathie que s'il estime maîtriser complètement la situation.

Pris au piège dans son armure : le rêve d'un sauveur

Les sauveurs que nous avons étudiés évoquent souvent le fait d'avoir deux Moi différents. Celui qu'ils affichent aux yeux du monde extérieur est le sauveur héroïque et courageux. À l'inverse, le Moi qu'ils gardent caché en eux se sent en demande et vulnérable. Le rêve suivant, rapporté par un sauveur, illustre bien cette dichotomie : « Dans ce rêve, je regarde un chevalier déchu en armure. J'essaie de communiquer avec lui. Je regarde par les fentes du casque de métal, au niveau des yeux. Il y a un petit garçon à l'intérieur. Il est doux, mignon et aimable, et il ne peut pas sortir. Il est pris au piège dans cette armure… ce petit garçon fragile. Il essaie de communiquer avec moi et j'essaie de communiquer avec lui. J'essaie de le rassurer, de lui dire que tout va bien, parce qu'il est terrifié. »

Grâce à sa thérapie, ce sauveur est parvenu à comprendre et à contrôler sa tendance à secourir les autres, et en particulier son besoin d'aider les femmes « à se sentir adorées ». Cette tendance est apparue pour la première fois lors de sa relation avec sa mère, une femme « déprimée, fantasque et théâtrale ». Parfois, « elle pouvait se montrer brutale, verbalement et physiquement ». Elle lui faisait de la peine parce qu'il savait qu'elle avait renoncé à la possibilité d'une carrière prestigieuse quand elle s'était mariée, avait eu des enfants et avait déménagé à la campagne avec son mari, lequel était absent de la maison toute la journée en raison de son travail en ville.

Comme il avait besoin de sa mère, il est devenu son « garçon chéri », lui offrant l'attention, l'admiration et le public qu'elle réclamait. De temps à autre, il sortait de ce rôle pour devenir la cible de sa mauvaise humeur et de ses insultes, avant de trouver des manières de « rentrer dans ses bonnes grâces pour la rendre heureuse ». Adulte, il a rejoué plusieurs versions de cette relation avec ses partenaires, et son besoin de masquer son impuissance et d'être choyé n'a pas cédé non plus. Pris au piège dans l'armure d'un héros, il y avait ce petit garçon fragile qui avait lui-même besoin d'être secouru.

Pour résumer

Votre perception de soi est parfois aux prises avec l'anxiété, la culpabilité et la honte. Parmi les moyens utilisés par les sauveurs pour se protéger de ces sentiments, on trouve l'idéalisation, la dévalorisation, l'évitement par l'addiction et la stimulation, la colère, le contrôle, et le refoulement de l'empathie. Nous avons illustré la façon dont ces mécanismes d'autoprotection fonctionnent. Les trois chapitres suivants exposeront de manière approfondie le cas des différentes catégories de sauveurs et rassembleront tout ce que vous avez appris sur le comportement des sauveurs.

Quelques réflexions

- Quelles étaient les personnes importantes dans votre vie que vous vouliez imiter, et comment vous identifiiez-vous à elles ?
- Quels traits de caractère de vos parents ou tuteurs avez-vous évité de faire vôtres ?
- Quand votre conscience vous juge sévèrement, de quelle façon le fait-elle ? Cette conscience a-t-elle une voix et, dans ce cas, à qui appartient cette voix ?
- Décrivez votre perception de soi et votre Moi idéal. Comment caractériseriez-vous la disparité entre ces deux notions ? Que faudrait-il faire pour réduire la distance entre les deux ?
- Quelles mesures d'autoprotection utilisez-vous dans votre couple ? Que protégez-vous ?

Chapitre 5

Histoires de sauveurs : le surempathique

Capacité accrue à entrer en empathie, crainte de la distance émotionnelle et sentiments de honte constituent les principales caractéristiques du sauveur surempathique. Il vole au secours de ses partenaires, espérant en retour se rendre indispensable, désiré et apprécié. Par son excessive empathie, il est particulièrement sensible aux sentiments de ses partenaires et se met en quatre pour être la source de leur bonheur.

Le surempathique est le type de sauveur que l'on voit le plus souvent en consultation. Sa tendance à se faire des reproches le motive à regarder en lui-même pour trouver la cause de son mal-être, mais aussi à chercher de l'aide. Souvent, il arrive en thérapie avec la sensation d'être pris au piège dans une relation qui ne fonctionne pas, tout en se sentant trop coupable pour y mettre fin.

Dans ce chapitre, vous ferez la connaissance de Betty et Raphaël, deux sauveurs surempathiques coincés dans une relation qui ne les rend pas heureux. Bien que leurs origines et leur passé soient très différents, chacun d'eux n'a cessé de choisir des partenaires qui avaient besoin d'être secourus, espérant établir une relation dans laquelle ceux-ci resteraient proches d'eux.

L'histoire de Betty et de Philippe

Betty

Betty, 31 ans, est une responsable marketing à la carrière prometteuse. Elle arrive en consultation minée par la culpabilité et la peur qui l'empêchent de quitter Philippe, son compagnon de presque trois ans. Ce n'est pas la première fois que Betty hésite à mettre fin à une relation malsaine. À cause de ses choix catastrophiques en matière de partenaires, sa vie sentimentale est un véritable fiasco. L'enchaînement de ces échecs laisse Betty perplexe ; en effet, elle est persuadée de s'être toujours dévouée « corps et âme » pour faire la vie belle à ses partenaires, et souvent à ses propres dépens.

Betty sortait tout juste d'une relation qui, une fois de plus, l'avait blessée et déçue. Elle était en train de promener son chien quand elle est tombée sur Philippe, concepteur de jeux vidéo sans emploi. À l'époque, Philippe vivait des stock-options acquises au sein de la start-up dans laquelle il travaillait jusqu'alors. Il avait décidé de quitter l'entreprise afin de concevoir son propre jeu vidéo, lequel serait, il n'en doutait pas, un véritable succès. Auparavant, Philippe travaillait également sur un autre jeu avec deux collègues, mais il avait rompu cette relation de travail parce que, comme il l'avait confié à Betty, ceux-ci « n'appréciaient pas [sa] créativité à sa juste valeur ». Betty, elle, appréciait au contraire le talent de Philippe, pensant que son jeu, tel qu'il le lui avait présenté dans les grandes lignes, était « tout à fait original et commercialisable ». Elle avait aussi été touchée par sa gentillesse et sa douceur, et par sa capacité à la comprendre à demi-mot. Après deux rencontres informelles, Betty avait accepté de ne plus sortir qu'avec lui pour voir quel tour prenait leur relation.

Au tout début, elle a eu le sentiment que Philippe tenait véritablement à elle. Quand elle rentrait après une dure journée de travail, il écoutait ses doléances, la couvrait de compliments et lui apportait du vin et du fromage avant de lui masser le dos. La compassion dont il faisait preuve l'a particulièrement touchée le jour où son chien a eu un accident. Philippe a accompagné Betty chez le vétérinaire, a surveillé le chien pendant la journée, l'a aidée à nettoyer jour après jour la blessure de l'animal, et il l'a même porté jusqu'à ce qu'il soit de nouveau capable de marcher. L'attention de Philippe a tellement ému Betty qu'elle a fait taire ses inquiétudes quant à sa consommation quotidienne de cannabis et son passé professionnel douteux. Au lieu de cela, elle s'est attachée à la façon dont elle allait pouvoir l'aider à promouvoir et commercialiser son jeu vidéo grâce à ses compétences et à son réseau.

Au bout de deux mois, Philippe a insisté pour s'installer définitivement dans le spacieux loft de Betty, soulignant que, dans la mesure où il travaillait à la maison, il pourrait tenir compagnie au chien et le promener dans la journée. Espérant qu'elle avait enfin établi une relation de couple basée sur le soutien mutuel, Betty a accepté et réaménagé la chambre d'ami afin d'en faire un bureau pour son compagnon.

Deux ans plus tard, Betty se sent prise au piège et malheureuse. L'unique avancée de Philippe sur son jeu vidéo a été réalisée à la demande pressante de Betty, et elle était limitée au strict nécessaire pour pouvoir lancer les plans marketing mis en place par la jeune femme. L'inertie de Philippe sur ce projet laisse Betty perplexe en même temps qu'elle la frustre. Au cours des deux années précédentes, elle avait essayé par divers moyens de le motiver. Elle avait accueilli chez elle un groupe de consommateurs où étaient rassemblés tous les adolescents et jeunes hommes qu'elle connaissait, afin que Philippe puisse entendre ce qu'ils attendaient d'un jeu vidéo. Elle avait établi plusieurs calendriers en fonction de l'état d'avancement du jeu et organisé des rendez-vous avec des graphistes. Elle avait même acheté des ouvrages traitant de l'histoire des jeux vidéo et tapissé les murs de son appartement de posters à l'effigie des super-héros qui, selon Philippe, avaient servi d'inspiration pour le jeu.

Au début, Philippe semblait enthousiaste. Il affirmait n'avoir jamais rencontré quelqu'un qui le soutienne autant ; par reconnaissance envers Betty et son travail, il avait introduit parmi les personnages du jeu une nouvelle héroïne qu'il avait prénommée « Betts ». La jeune femme se rappelle cette période comme l'une des plus belles de sa vie. Elle pensait avoir trouvé un homme attentionné qui l'appréciait, avait besoin d'elle et s'impliquait véritablement dans leur relation.

Malheureusement, ce bonheur a été de courte durée. Au fil du temps, Philippe paraissait en vouloir à Betty des efforts qu'elle fournissait ; quand elle lui demandait comment avançait son travail, il répondait par des grognements monosyllabiques ou en lui disant qu'il ne voulait pas en parler. Betty était particulièrement mortifiée de voir que Philippe minimisait le fait qu'en ne livrant pas le prototype de son jeu, il l'avait mise dans une position embarrassante vis-à-vis des contacts qu'elle avait noués pour lui, et que sa réputation s'en était ressentie dans la profession.

Mais l'incapacité de Philippe à travailler sérieusement sur son jeu n'était qu'un aspect de ce qui rendait Betty malheureuse. Chaque soir, quand il fumait ses joints de cannabis, elle se sentait seule. Le talent d'écoute et de compréhension dont il avait fait preuve au début, et qui avait donné à Betty le sentiment d'être aimée et appréciée, lui semblait désormais être utilisé de façon manipulatrice. En diverses occasions, il avait mis sur le tapis des informations qu'elle lui avait confiées au sujet de sa famille et de son passé, afin de contrebalancer ses plaintes au sujet du cannabis, de son manque d'initiatives et de son absence de participation aux tâches ménagères.

Il semblait également à Betty que Philippe cherchait par tous les moyens à la rabaisser. Si elle articulait mal ou se trompait dans la prononciation d'un mot, il éclatait de rire et lui répétait à plusieurs reprises le mot correct. Inquiets pour elles, les amis de Betty l'interrogeaient de façon insistante sur l'emploi du temps de Philippe, précisant qu'ils l'avaient aperçu en compagnie d'une de ses ex-petites amies. Certains étaient même allés jusqu'à affirmer que Philippe profitait de Betty et du confort de vie qu'elle lui fournissait : grâce à elle, il bénéficiait d'un grand appartement, d'une vie sociale active, d'un chien et d'un abonnement à la salle de sport. Perturbée par les paroles de ses amis, Betty se demandait maintenant si la « gentillesse » de Philippe n'était pas, en partie, une forme de passivité où il comptait sur les autres, en général Betty, pour payer la note ou porter les responsabilités.

Souvent, quand Betty l'interrogeait au sujet de ses activités, Philippe piquait un fard, il grimaçait et se mettait à vociférer dans une explosion de mauvaise humeur. Par exemple, quand Betty évoquait le fait qu'il ait revu son ex, ou son manque de motivation pour le travail, il hurlait qu'elle n'avait pas le droit de le juger et sortait en trombe de l'appartement, laissant Betty en larmes, paniquée à l'idée qu'il n'allait pas revenir. Quelques heures plus tard, il était de retour et lui expliquait qu'elle n'avait plus besoin de s'inquiéter parce qu'il était revenu et que la dispute était close.

Tout récemment, suite à l'une de ces querelles, Betty a remarqué, sur l'écran de l'ordinateur de Philippe, un e-mail adressé à l'une de ses précédentes conquêtes, et dans lequel il faisait des remarques désobligeantes au sujet de Betty. Dans ce message, il la qualifiait de « superficielle » et se plaignait qu'elle le méprisait parce qu'il ne gagnait pas assez d'argent. Quand Philippe est rentré, Betty l'a mis devant le fait accompli et lui a demandé de partir. Furieux qu'elle ait lu son e-mail, il a hurlé qu'il avait investi presque trois années de sa vie avec elle et qu'elle ne pouvait décider unilatéralement de mettre fin à leur relation. Poussant le sarcasme jusqu'à l'appeler « Mademoiselle Parfaite », il a ajouté qu'elle mettait « tout le monde » mal à l'aise.

Ce qui a sans doute le plus blessé Betty, c'est qu'il l'ait accusée de trop lui mettre la pression en s'engageant dans des plans marketing pour lui : il était tellement stressé qu'il lui a été impossible de s'impliquer dans le développement du jeu. Après leur dispute, il s'est enfermé dans son bureau où il a passé la nuit. Le lendemain matin, il a agi comme si de rien n'était et Betty, submergée par une inexplicable culpabilité, a entamé sa thérapie dans l'espoir qu'elle lui permettrait de surmonter les obstacles qui l'empêchaient de mettre un terme à cette relation, et de passer à autre chose.

Les précédents partenaires de Betty

Bien que Betty n'ait pas eu beaucoup de petits amis au lycée, plusieurs des garçons avec qui elle est sortie provenaient de milieux difficiles. L'un d'eux était même quasiment sans domicile fixe, et Betty avait trouvé pour lui une assistante sociale qui lui avait déniché un toit. À la fac, les garçons avec qui elle sortait étaient souvent irresponsables, profiteurs, malhonnêtes ; rétrospectivement, ils semblaient menacés par son succès. L'homme avec lequel elle avait entamé une relation avant de rencontrer Philippe était un brillant orthodontiste récemment sorti d'un divorce houleux et encore traumatisé par l'infidélité de sa femme. Betty avait cru qu'une fois qu'elle l'aurait aidé à remonter la pente, il contribuerait à l'équilibre financier, émotionnel et social du couple. Elle avait passé des nuits entières au téléphone avec lui, l'assurant que sa femme avait eu tort et lui répétant combien il était merveilleux, intelligent et intéressant. Au bout de quelques mois, sa confiance manifestement rétablie, il l'avait quittée pour s'engager dans une relation avec la meilleure amie de son ex-femme.

Le passé de Betty

La mère de Betty était une femme aigrie et profondément pessimiste, persuadée d'avoir été privée de la vie qu'elle méritait, et en particulier de sa carrière d'actrice. La mère de Betty racontait souvent son histoire de la manière suivante : élevée par un oncle et une tante qui la traitaient « comme Cendrillon », elle était obligée de s'occuper de tout le monde, alors que personne ne prenait soin d'elle. Après avoir obtenu son baccalauréat, elle s'était inscrite dans une école de théâtre tout en travaillant comme serveuse. C'est alors qu'elle avait été découverte par un agent influent grâce auquel elle avait obtenu des rôles dans divers spots publicitaires et, pour finir, un second rôle dans un film où un acteur très connu tenait la tête d'affiche.

Un mois avant le début du tournage, elle s'aperçut qu'elle était tombée enceinte pendant sa lune de miel. Elle supplia le père de Betty de la laisser avorter, mais il refusa. Craignant qu'il ne la quitte si elle ne gardait pas le bébé, elle renonça alors à ses débuts dans le cinéma et donna naissance à Betty. Quand celle-ci eut 2 ans, sa mère décida, comme elle l'avait prévu, de reprendre sa carrière de comédienne. Ce plan tomba à l'eau quand elle se déchira un muscle du dos, en soulevant Betty, croit-elle se souvenir. Le temps que sa blessure guérisse, la mère de Betty s'était résignée à demeurer femme au foyer, bien que Betty soit enfant unique et qu'aucune autre activité ou responsabilité ne l'empêche de consacrer une partie de son temps au cinéma.

Le père de Betty était boulanger ; c'était un homme calme qui avait délégué à sa femme son rôle de parent. Pourtant, Betty se souvient de lui avec tendresse, quand il lui rapportait des viennoiseries de la boulangerie, ou qu'il la conduisait à l'école et discutait avec elle de son grand rêve : ouvrir une chaîne de boulangerie. Le temps passa, et ce rêve devint réalité ; en contrepartie, le père de Betty passait moins de temps à la maison, ce qui ne faisait qu'accroître l'aigreur de sa femme et sa propension à rejeter la faute sur les autres. Malheureusement, la mère de Betty semblait faire porter toute la responsabilité de son malheur à sa fille.

Bien que Betty obtienne de bons résultats à l'école, qu'elle ait des amis et n'ait jamais sérieusement enfreint les règles, sa mère se plaignait fréquemment de son comportement auprès de son mari. Le père de Betty, qui ne tenait guère à affronter les problèmes de sa femme, acceptait l'idée que la conduite de sa fille était à l'origine de l'abattement de son épouse et se mettait alors en colère contre sa fille. D'autres fois, quand son travail l'amenait à partir pour une longue période, il demandait à Betty de prendre soin de sa mère en son absence. Betty ne comprit jamais ce qu'il entendait par là, dans la mesure où elle était persuadée que sa mère n'aimait pas passer du temps avec elle.

Au collège, Betty s'avéra une excellente élève et une sportive hors pair ; elle adorait les compliments et les accolades que ses bons résultats lui valaient. Elle passait également plus de temps à pratiquer des activités extrascolaires et à sortir avec ses amis. C'est avec ceux-ci et avec ses professeurs qu'elle a commencé à adopter un comportement de sauveur. Dans un effort pour s'attirer les bonnes grâces de ses amis, Betty les aidait à faire leurs devoirs et leur offrait des cadeaux. Comme elle voulait être une étudiante modèle pour ses professeurs, elle restait après les cours pour les aider à préparer la leçon du lendemain ou nettoyer la classe. Elle était également très sensible aux humeurs de ses professeurs et s'efforçait d'anticiper leurs besoins, que ce soit en leur apportant du café, en les aidant à classer des papiers ou en leur envoyant des cartes postales pendant les congés.

L'une de ses professeurs, qui habitait non loin de chez Betty, se mit à prendre une importance particulière dans sa vie. Betty l'avait aidée à réaliser quelques travaux chez elle, elle avait promené son chien et lui avait donné un coup de main pour désherber son jardin. L'enseignante avait tenté de payer Betty pour les services rendus, mais la jeune fille avait refusé. Betty aimait la compagnie de son enseignante, elle aimait que celle-ci la respecte et la conseille, et elle aimait l'amitié qu'elle lui offrait. Cette amitié particulière dura un certain nombre d'années. Pour Betty, cette relation était très importante, mais sa mère en était jalouse. Un jour, Betty entendit sa mère se plaindre à son père que Betty semblait plus disposée à aider sa professeur qu'à donner un coup de main à la maison – ce qui, Betty dut l'admettre, était vrai. Elle se serait volontiers rendue utile chez elle, mais elle trouvait insupportable la tension entre elle et sa mère.

En revenant sur ces années-là, Betty reconnaît qu'elle a contribué à entretenir cette tension, parce que le comportement puéril et égoïste de sa mère la mettait en colère. De temps à autre, Betty mettait à l'épreuve la force émotionnelle de sa mère en espérant découvrir qu'en réalité, elle se montrerait plus résistante qu'il n'y paraissait. Malheureusement, elle avait toujours été déçue et, parfois, effrayée par la facilité avec laquelle elle parvenait à provoquer sa mère. L'heure du dîner était un moment particulièrement tendu dans la mesure où sa mère avait tendance à monopoliser la conversation ou s'accaparer l'attention du père de Betty. Celle-ci se rappelle un soir où elle avait demandé à son père de lui expliquer comment le levain faisait gonfler le pain. Pendant que son père, concentré, était occupé à répondre à la question de Betty, sa mère avait commencé à s'agiter avant, de façon flagrante, d'essayer de changer de sujet. Pour finir, le père de Betty avait interrompu son explication pour reporter son attention sur sa femme.

En dépit de la personnalité difficile de sa mère, Betty se sentait coupable des sentiments qu'elle éprouvait envers elle. Cette culpabilité provenait en partie du fait que Betty était consciente que sa mère avait essayé de prendre soin d'elle. En effet, elle s'était toujours assurée que sa fille était nourrie et habillée correctement, même si Betty se souvient que les goûts vestimentaires vieillots de sa mère lui avaient valu quelques moqueries à son adolescence. La mère de Betty avait assisté à toutes les compétitions sportives auxquelles participait sa fille, bien qu'elle ne se soit pas privée, lors de ces occasions, de la critiquer et de l'embarrasser devant ses amis. Sa mère avait essayé de converser avec Betty, mais celle-ci se sentait tellement contrôlée qu'elle lui fournissait aussi peu d'informations que possible de façon à conserver un peu de maîtrise sur sa propre vie.

La culpabilité que ressentait Betty provenait également du fait que, de toute évidence, sa mère ne ressemblait pas à celles de ses amis. En passant du temps auprès de ses professeurs et amis, Betty avait sans doute pris conscience des problèmes de sa mère en société, du peu d'amis qu'elle avait et de sa susceptibilité.

Aux alentours du treizième anniversaire de Betty, durant l'été, sa mère dut être opérée du ventre. Le père de Betty était présent pour l'opération, mais à peine sa femme était-elle sortie de l'hôpital qu'il était reparti en voyage d'affaires. Betty restreignit ses activités extérieures pour passer plus de temps chez elle. Elle préparait à manger à sa mère, lui apportait les objets dont elle avait besoin et l'aidait à se laver et s'habiller. Betty se souvient qu'à l'époque, le fait que, de toute évidence, sa mère ait apprécié d'être ainsi prise en charge l'avait à la fois perturbée et embarrassée. Néanmoins, cet été-là, Betty et sa mère ne s'étaient jamais aussi bien entendues. Malheureusement, cette période de calme relatif fut de courte durée. Quand sa mère se fut complètement remise et que la rentrée arriva, Betty retourna à l'école et à ses activités, et leurs relations reprirent le même cours que précédemment.

Quand Betty entra au lycée, ces relations devinrent plus tendues que jamais. Betty avait l'impression de ne jamais rien faire comme il le fallait. Pour des bévues relativement mineures – un lit pas fait, une serviette traînant sur le carrelage de la salle de bains, une conversation téléphonique un peu trop longue –, la mère de Betty entrait dans une rage folle. Quand son mari rentrait du travail, il trouvait sa femme en colère, colère que Betty avait provoquée sans le vouloir. Sans tenir compte du caractère lunatique de sa femme, il faisait alors de longs sermons à Betty, lui reprochant d'avoir perturbé sa mère. Parfois, il arrivait aussi qu'il rentre à la maison de bonne humeur, qu'il discute gaiement avec sa femme mais n'adresse pas un mot à Betty, ce qui blessait beaucoup la jeune fille.

Betty se souvient d'avoir un jour consciemment décidé que la seule solution était de passer aussi peu de temps que possible chez elle. Elle se fit alors élire déléguée de classe, s'engagea dans diverses associations d'aide aux animaux et se mit à écrire pour le journal du lycée. Ce journal était parrainé par une jeune femme qui venait d'obtenir son diplôme à la faculté et travaillait dans une agence de publicité locale. Comme toujours, Betty s'était liée d'amitié avec elle et la jeune femme, en retour, était devenue une sorte de mentor pour Betty. Grâce à elle, Betty trouva un stage d'été dans une agence de publicité, où elle fit preuve d'une aptitude naturelle pour ce métier.

Betty obtint d'excellents résultats au lycée et réussit le concours d'entrée dans une école de commerce réputée, mais située loin de chez elle. Elle se souvient que ses parents, et en particulier sa mère, avaient paru fiers de cette réussite et s'étaient montrés encourageants. De fait, quand Betty eut quitté la maison, ses relations avec sa mère s'améliorèrent. Elles se téléphonaient régulièrement, mais leurs conversations portaient essentiellement sur les griefs de sa mère envers son mari. La mère de Betty se montra également beaucoup plus généreuse : elle envoyait à Betty des cadeaux coûteux et semblait sincèrement s'intéresser à la nouvelle vie de sa fille.

Durant ses années d'études, Betty participa à un certain nombre de concours de publicité et en remporta quelques-uns, attirant sur elle l'attention de plusieurs agences de publicité, ce qui lui permit, une fois son diplôme en poche, de se voir proposer de nombreuses offres d'emploi. Elle avait porté son choix sur un cabinet qui lui avait offert un salaire élevé et, très vite, elle se retrouva à la tête de gros comptes clients.

Comprendre Betty

Pour un observateur extérieur, Betty a eu une enfance normale et sans problème. Cependant, l'aigreur de sa mère, sa colère et ses reproches ont fait de Betty une enfant émotionnellement négligée. Trop préoccupé par son travail, et réticent à lui venir en aide, son père n'était pas disponible pour elle. Ainsi, Betty s'est retrouvée aux prises avec un désir insatisfait d'amour, d'approbation et d'affection, désir que l'on retrouve chez tous les sauveurs surempathiques, et qui l'a influencée dans le choix de ses partenaires.

Se sentir désirée

Depuis sa plus tendre enfance, Betty a cru qu'on ne voulait pas d'elle. C'est cette croyance qui a essentiellement contribué à faire d'elle un sauveur. Cette idée d'être « de trop » provient en premier lieu de l'incapacité de sa mère à être juste et empathique, mais aussi du fait qu'elle reconnaisse sans honte n'avoir pas souhaité la naissance de Betty. Ce comportement maternel, allié à l'absence du père et à sa façon d'aller dans le sens de sa femme, n'a fait qu'accroître la croyance de Betty : elle était une enfant indésirable.

Bien que la mère de Betty ait été très égoïste, elle a cependant pourvu aux besoins basiques de sa fille. Pourtant, son égoïsme a empêché Betty de se sentir aimée et appréciée, et d'imaginer avoir une véritable place dans le cœur de sa mère. Betty a été quelque peu soutenue par son père, mais ce soutien a été entravé par son incapacité à affronter l'insatisfaction de sa femme et par ses absences fréquentes du foyer familial. De fait, la mère de Betty, sentant qu'on l'avait flouée – et que, par là même, on avait des comptes à lui rendre –, s'en est entièrement remise à son mari et à sa fille pour qu'ils s'occupent d'elle.

Dans son besoin désespéré d'être « voulue », Betty s'est tournée vers l'extérieur pour nouer des relations d'affection. Grâce à son attitude généreuse envers les autres, elle s'est rendue aussi indispensable que possible auprès de ses amis et de ses professeurs. Au cours de ce processus, Betty s'est mise à croire que, pour se sentir en sécurité dans une relation, elle devait trouver des situations où on avait besoin d'elle et où on la valorisait pour les services rendus.

Quand Betty a dû s'occuper de sa mère pendant sa convalescence, leurs rôles ont été inversés et elles se sont mieux entendues. De même, quand Betty est partie faire ses études, la tension entre elle et sa mère a diminué. À ce stade, Betty a de nouveau endossé le rôle du « parent » en écoutant sa mère se plaindre de son père.

Les identifications de Betty

Betty s'est identifiée au caractère doux et généreux de son père, mais aussi à son éthique de travail. Ainsi, elle a toujours travaillé dur, consciente d'avoir envie de se sentir fière de ses réussites. Malheureusement, cette identification à son père a aussi eu des conséquences négatives ; par exemple, elle se conduit avec ses partenaires de la même façon que son père se conduisait avec sa mère : tout comme son père avait ignoré ou nié les défauts les plus frappants de sa mère, Betty ignore ou nie les problèmes de ses partenaires. De la même façon, Betty a toujours été très optimiste sur les capacités de ses partenaires à réaliser leur rêve et à être heureux, et ce en dépit des preuves qui lui indiquaient le contraire – tout comme son père n'avait jamais perdu l'espoir que sa femme finirait par trouver l'apaisement.

Les relations épanouissantes que Betty entretenait avec les mères de ses amis, ses professeurs et la jeune femme qui supervisait le journal du lycée lui ont donné le sentiment d'être appréciée, et elles ont également constitué une autre source d'identification. L'enseignante qui habitait dans le voisinage puis la jeune femme du journal ont constitué pour elle de véritables modèles ; à tel point qu'elle a suivi une carrière semblable à celle de la jeune publicitaire rencontrée au journal du lycée.

Choix du partenaire

Betty réagissait sans doute, bien qu'inconsciemment, aux souvenirs implicites gravés dans son cerveau durant son enfance, et aux apparentes similarités entre ses parents et Philippe. Tout comme le père de Betty, Philippe était apparemment gentil, doté d'une voix douce, et il évoquait longuement ses rêves avec Betty.

Après un temps, Philippe s'est également mis à présenter des ressemblances avec la mère de Betty. Il a commencé à se montrer humiliant, exigeant, égoïste, enclin à la colère et à des éclats d'humeur, sans se préoccuper des conséquences de ces explosions sur son entourage. Ce qui est encore plus frappant, c'est sa tendance permanente à exagérer ses compétences professionnelles et à faire porter aux autres la responsabilité de ses échecs, comme l'avait fait la mère de Betty. Celle-ci restait en effet convaincue que, sans la naissance de Betty, elle serait devenue une actrice célèbre.

Un autre élément qui explique l'attirance de Betty pour Philippe est l'attention qu'il semble porter aux autres. Au tout début de leur relation, il a manifesté cette attention en s'occupant du chien ou en rapportant à Betty du vin et du fromage qu'il lui servait quand elle rentrait d'une dure journée de travail – un peu comme son père lui rapportait des gâteaux de la boulangerie quand elle était enfant. C'est cet aspect de la personnalité de Philippe qui fait qu'elle a du mal à rompre avec lui.

L'histoire se répète

Au cours de notre vie, nous nous retrouvons parfois impliqués dans des relations qui semblent nous fournir l'opportunité de guérir de nos blessures d'enfance. Seulement, elles s'avèrent être porteuses d'un défaut qui provoque inévitablement une répétition de nos tout premiers traumatismes et déceptions. C'est ce qui s'est passé pour Betty lors de sa rencontre avec Philippe. À mesure que sa relation avec lui avançait, les schémas malsains qui avaient perverti les précédentes relations de couple de Betty sont réapparus dans sa vie avec Philippe.

En comblant les désirs de Philippe et en l'aidant à atteindre ses objectifs, Betty avait espéré qu'il l'aimerait et l'apprécierait pour toujours. À cette fin, elle a idolâtré Philippe et lui a fourni un soutien émotionnel autant que matériel pour assurer sa réussite. En bon sauveur surempathique, Betty a fait preuve d'altruisme en donnant de sa personne, de son temps et de ses émotions. Bien que, dans une relation de couple, le don à l'autre fasse partie des règles, le fait de donner sans jamais rien obtenir en retour finit par user la relation et crée un déséquilibre des pouvoirs qui amène chaque partenaire à en vouloir à l'autre.

Pour finir, le schéma que Betty avait tenté d'éviter en adoptant un comportement de sauveur s'est répété. Par le passé, Philippe, comme la mère de Betty, avait déjà fait porter à d'autres – en particulier ses collègues de travail – la responsabilité de ses propres échecs. Aujourd'hui, c'était la faute de Betty. Il était incapable de reconnaître ou d'apprécier le talent de Betty en matière de marketing, car cela le renvoyait à son insuffisance ou son incompétence. Plutôt que de mettre à profit les idées de Betty, il a senti qu'elles le dévalorisaient, et il s'est ensuite senti obligé de rabaisser Betty.

Incapable de partir

Si vous avez un bon travail, des amis et la sécurité financière, qu'est-ce qui peut vous motiver à rester en couple avec quelqu'un que vous ne respectez plus et qui vous rabaisse ? Pour Betty, la réponse à cette question est liée à la culpabilité, l'empathie et la peur.

Culpabilité et empathie

Betty a grandi en croyant que, si elle n'était pas née, sa mère aurait été célèbre et heureuse. Comme on lui a fait endosser la responsabilité de la détresse de sa mère, Betty a porté pendant des années une forte culpabilité. En outre, comme c'est souvent le cas, ce sentiment de culpabilité et de responsabilité envers sa mère s'est élargi : pour finir, elle s'est sentie responsable du bonheur de tout un chacun.

Betty a découvert très tôt qu'en venant en aide aux autres ou en faisant passer leurs besoins avant les siens, sa culpabilité s'apaisait provisoirement. Elle espérait qu'en sauvant Philippe et en faisant de lui une vedette des jeux vidéo, il l'aimerait de la même façon qu'elle avait cherché à être aimée par sa mère. À présent, Betty se trouve dans une impasse psychologique. Elle a compris que Philippe, comme ses précédents compagnons, ne peut être sauvé – quel que soit le mal qu'elle se donne. Pourtant, sa culpabilité l'empêche de mettre un terme à leur relation. Elle se sent coupable de « trop en vouloir », coupable d'avoir envie de cesser d'aider Philippe, et coupable de vouloir le quitter.

La culpabilité de Betty est liée à son empathie. Les sauveurs surempathiques ressentent les émotions de leur partenaire et s'en rendent responsables. Si Betty quitte Philippe, elle sentira la souffrance de celui-ci avant de se sentir coupable de l'avoir provoquée. Entre rester avec Philippe et être malheureuse, ou le quitter et le rendre malheureux, elle a choisi la première solution.

La peur

Betty est sortie de l'enfance avec le sentiment inconscient de devoir systématiquement montrer sa valeur pour pouvoir être acceptée et aimée par son partenaire. Cette croyance pathogène l'a amenée à adopter de façon chronique un comportement de sauveur, et a donné naissance à la crainte suivante : si elle ne se rendait pas indispensable à son partenaire, elle serait rejetée. Le fait de s'imaginer que Philippe était sa « dernière chance », et les réflexions négatives de celui-ci à l'encontre de Betty n'ont fait que la maintenir dans cette relation. Bien que Betty soit consciente qu'elle n'aurait guère de mal à trouver un nouveau partenaire, elle ne parvenait pas à se départir de l'inquiétude irrationnelle que personne ne voudrait d'elle.

L'histoire de Raphaël et de Margot

Raphaël

Raphaël, un psychologue de 44 ans, est venu en thérapie individuelle afin de déterminer s'il devait rester avec Margot, son épouse depuis treize ans, ou la quitter pour vivre avec Valérie, une femme rencontrée lors d'un congrès professionnel. Au moment de la consultation, Margot n'était pas au courant que Raphaël avait une aventure avec Valérie.

Raphaël a rencontré Margot à l'époque où il achevait son mémoire d'études. Entré par hasard dans un bar qui organisait une manifestation poétique, il avait entendu Margot lire un de ses poèmes. Ce texte toucha tellement Raphaël qu'il attendit la fin des lectures pour pouvoir aller se présenter à Margot. Celle-ci répondit favorablement aux avances de Raphaël, et tous deux commencèrent à sortir ensemble.

Au moment où il est venu consulter, Raphaël continue de trouver bouleversante la poésie que Margot écrivait à ses débuts, et encore plus quand elle la lisait elle-même. Chaque fois qu'il évoque les poèmes de Margot, il pose les deux mains sur son cœur et pousse un profond soupir. Bien que ses écrits s'attachent essentiellement à des sujets assez difficiles ou douloureux comme la mort, la séparation, l'abandon et la peur, Raphaël trouve que la sincérité de Margot dans ces textes est une « bouffée d'air frais » ; il est captivé par son « observation subtile de la vie de tous les jours ».

Lors de leur première rencontre, Margot était employée dans une bibliothèque. Une maison d'édition lui avait octroyé une avance pour son premier recueil de poésie, mais une forte angoisse de la page blanche, et le retard subséquent dans l'écriture de l'ouvrage, avait mis en péril sa relation avec l'éditeur. Suite à cela, très déprimée, elle avait essayé divers antidépresseurs, sans succès. La mère de Margot était morte quand celle-ci avait 6 ans et, depuis son adolescence, la jeune femme allait de dépression en dépression.

Raphaël estimait que les gens avaient trop souvent recours aux antidépresseurs, et il pensait que les problèmes psychologiques de Margot n'avaient pas été abordés de la bonne façon. Il lui enseigna quelques techniques de relaxation, discuta avec elle de sa peur du succès, l'écouta pendant des heures parler de ses angoisses et accourut pour l'aider chaque fois qu'elle se sentait « happée par un trou noir ». Quoi qu'il en soit, cela sembla fonctionner. L'angoisse de la page blanche de Margot disparut et elle acheva son recueil. Raphaël se sentait bien, l'éditeur était satisfait et Margot était tellement enthousiaste qu'elle commença à parler de Raphaël comme de son « sauveur », un titre qu'il accepta galamment et sans hésiter.

À l'exception des déplacements que faisait Margot pour ses lectures, le couple était devenu inséparable. Raphaël faisait même en sorte, chaque fois que possible, de l'accompagner lors de ces lectures. Ensuite, ils veillaient tard dans la nuit pour parler des poèmes qu'elle avait lus et de la façon dont le public les avait reçus. Leur vie sexuelle était intense et, à l'époque, Raphaël pensait que Margot était « la femme la plus passionnée » qu'il ait jamais rencontrée. Après s'être fréquentés six mois, ils se marièrent. Comme cadeau de mariage, Margot dédia à Raphaël un poème où elle exprimait son amour pour lui et combien elle avait besoin de lui ; aujourd'hui encore, Raphaël garde ce poème dans son portefeuille.

Pour Raphaël, leur mariage a commencé à se dégrader peu après la naissance de leur fils Mattéo. Après un accouchement extrêmement difficile, Margot était bien entendu épuisée. Quelques semaines après la naissance, elle avait commencé à manifester une certaine agitation, angoissée à l'idée de ne pas pouvoir s'en sortir, et persuadée qu'elle ne serait pas une bonne mère. Raphaël se dit que l'enfance difficile de Margot était à l'origine de cet état d'esprit, et il fit de son mieux pour en discuter avec elle et apaiser ce stress émotionnel. Il diminua également le nombre de ses consultations et embaucha une assistante maternelle qui venait seconder sa femme chaque fois qu'il devait s'absenter. Malgré son inquiétude pour Margot et les conséquences financières de son état sur le foyer, Raphaël reconnaît que cette situation lui donnait l'occasion d'être le premier à s'occuper de Mattéo, un rôle qui le comblait.

Malgré les heures que passait Raphaël à discuter avec Margot et à la soutenir, et bien qu'elle n'ait guère à s'occuper de son fils, l'état de Margot se détériora au point qu'elle devint suicidaire. Depuis l'époque de leur rencontre, beaucoup des poèmes de la jeune femme parlaient de suicide, mais à présent, elle avait une façon différente d'évoquer le sujet qui effrayait Raphaël. À la demande pressante de celui-ci, Margot consulta un psychiatre qui lui prescrivit des antidépresseurs. Raphaël avait tellement peur pour sa femme qu'il surmonta son aversion pour ce type de médicaments et, bien que réticent, il donna son aval pour le traitement. Quelques semaines plus tard, les pensées suicidaires de Margot s'étaient dissipées et elle fut en mesure de s'occuper un peu plus de son fils.

Même sous antidépresseurs, Margot avait du mal à s'en sortir. S'occuper de Mattéo, qui était à présent un petit garçon de 2 ans vif et très précoce, était au-dessus de ses forces. Au moins une fois par semaine, elle appelait Raphaël en urgence en le suppliant de rentrer à la maison pour l'aider. Pour Raphaël, Mattéo était un enfant de 2 ans comme les autres, mais il devait bien se rendre à l'évidence : Margot était incapable de le prendre en charge. La jeune femme augmenta le rythme de ses consultations psychiatriques et modifia son traitement. En outre, pour soulager Margot, Raphaël inscrivit Mattéo dans une crèche où il le déposait chaque fois qu'il devait s'absenter.

Le climat s'apaisa de manière notable, et Raphaël se mit à espérer que les choses allaient redevenir comme elles l'étaient avant la naissance de leur fils. À présent, pendant le peu de temps qu'elle passait seule avec Mattéo, Margot profitait de son fils et s'extasiait à le voir explorer le monde. À mesure que Mattéo grandissait et que Margot reprenait de l'assurance, ils avaient développé une relation à la fois complice et légère. À vrai dire, Mattéo était devenu le centre de sa vie.

Margot avait cessé d'appeler Raphaël en renfort à tout bout de champ, les idées noires qu'elle ressassait devant Raphaël jusque tard dans la nuit avaient disparu, elle s'était liée d'amitié avec d'autres mères à l'école maternelle que fréquentait Mattéo, et elle avait même rejoint une association de parents d'élèves. Entre le temps passé à jouer avec Mattéo, ses responsabilités en tant que représentante des parents d'élève et l'écriture de ses poèmes, Margot n'avait pas une minute à elle. Pourtant, elle semblait heureuse. Quand Raphaël l'interrogeait sur ce « trou noir » qui l'angoissait tellement par le passé, elle répondait d'un geste évasif et changeait de sujet. En dépit du tour plus apaisé que leur vie avait pris, Raphaël était malheureux. Il se sentait seul et exclu des véritables sentiments de Margot, et il avait l'impression que leur mariage était devenu une coquille vide.

Mais la paix qu'avait trouvée Margot comportait un point faible : sa poésie. Elle s'était en effet remise à écrire, mais à présent, elle évoquait la joie d'être mère, et les leçons de vie que lui donnait Mattéo. Malheureusement, ces thèmes n'étaient pas du goût de son éditeur, ce qui rendait Margot susceptible et irritable. Raphaël pensait que, si les textes de Margot étaient moins bons, c'est parce qu'ils manquaient de véritable émotion ou d'une « vérité intérieure » ; devant son thérapeute, il les compara même aux textes tout prêts qu'on trouve sur les cartes de vœux.

Étant donné l'opinion qu'avait Raphaël de la poésie de Margot, il n'est guère surprenant qu'elle ait accueilli ses commentaires avec hostilité. Raphaël fut tout particulièrement blessé par la réaction de Margot quand il lui suggéra de revenir à ses anciens thèmes et d'écrire sur des problèmes existentiels plutôt que sur les plaisirs de la maternité. Margot affirma que Raphaël préférait quand elle était déprimée parce qu'ainsi, il pouvait jouer auprès d'elle le « psy tout-puissant ».

Durant l'année qui suivit, Raphaël se sentit rejeté, blessé, seul et incompris ; il prit quelque distance avec sa femme et se réfugia dans le travail ou ses occupations avec Mattéo. Tous deux passaient de nombreuses heures à construire des abris pour les oiseaux, à se promener en forêt ou nourrir les canards au bord de l'étang voisin. Pendant cette période, les relations de Raphaël avec Margot se détériorèrent encore plus. Leur vie sexuelle était inexistante et Margot, constatant qu'il s'éloignait de façon délibérée, que ce soit mentalement ou physiquement, provoquait des disputes, sans doute pour essayer d'attirer l'attention de Raphaël ; en réalité, cela ne faisait que l'éloigner davantage.

Alors qu'ils entamaient leur douzième année de mariage, ils tentèrent la thérapie de couple. Ces séances semblèrent réduire le nombre de leurs disputes, mais à ce stade de leur relation, Raphaël en était arrivé à la conclusion qu'épouser Margot avait été une terrible erreur. Selon Raphaël, Margot et lui n'étaient tout simplement pas « sur la même longueur d'onde ». Il pensait qu'elle manquait complètement de perspicacité, ce qui vouait à l'échec toute tentative de thérapie de couple. Il affirmait également être fatigué de tout prendre en charge dans le couple, et vouloir une partenaire avec qui il se sentirait sur un « pied d'égalité ».

Désespéré et seul, Raphaël se rendit à un congrès professionnel portant sur une nouvelle technique de psychothérapie qu'il comptait utiliser avec ses patients. Lors d'une session, l'animateur réclama des volontaires pour un jeu de rôle où un mari insatisfait devait donner la réplique à un thérapeute. Raphaël offrit de jouer le mari et Valérie, une infirmière psychiatrique, se proposa pour le rôle de la thérapeute. L'animateur demanda à Raphaël de se servir du cas d'un de ses patients, mais bientôt, Raphaël s'aperçut qu'il recourait à sa propre expérience pour jouer ce rôle.

Raphaël fut stupéfait de constater qu'en tant que « thérapeute », Valérie avait aussitôt compris sa situation. Après le congrès, tous deux passèrent du temps à bavarder et il apprit que, si Valérie avait deviné les sentiments de Raphaël, c'est qu'elle s'était elle-même, plus tôt dans sa vie, sentie ignorée et exploitée par son partenaire. Elle avait récemment mis fin à cette relation et se remettait tout juste d'une profonde dépression qui l'avait amenée à recommencer à boire. Néanmoins, Raphaël décrivait Valérie comme une femme « chaleureuse, perspicace et sexy ».

Il était conscient que Valérie avait son lot de problèmes, mais il ajouta rapidement qu'elle était très forte et qu'elle était en train de remettre sa vie sur les rails. Certes, les nombreux messages téléphoniques qu'elle lui laissait après avoir bu, et sa réticence à retourner aux réunions des Alcooliques anonymes, pouvaient poser problème, il le reconnaissait, mais il minimisait son inquiétude en affirmant : « Tout le monde traîne des casseroles. »

Les précédents partenaires de Raphaël

Quand Raphaël nous fait la liste de ses relations avant Margot, un schéma très clair émerge de son récit : il choisit systématiquement des femmes déprimées et en demande. Au lycée, il était essentiellement sorti avec une camarade de classe traumatisée par les abus sexuels que son beau-père lui avait fait subir. À l'université et pendant son doctorat, il était sorti avec une femme ouvertement suicidaire, une jeune fille dépressive et une étudiante qui avait dû être hospitalisée après une overdose de somnifères que, selon Raphaël, elle n'avait pas volontairement ingérés. En dépit de tous ces obstacles, Raphaël affirme que ces femmes étaient drôles, pleines d'empathie et, du moins au début, très sexy. Pourtant, la qualité qu'il trouvait la plus attirante chez ces trois femmes était leur « vulnérabilité ». Il pensait avoir eu une influence positive sur leur vie, mais avec le recul, estimait qu'elle n'avait pas été appréciée à sa juste valeur.

Le passé de Raphaël

Raphaël a grandi dans une famille stable de classe moyenne. Son père était agent d'assurances, et sa mère assistante sociale. Raphaël s'entendait bien avec son frère, de quatre ans son cadet. Ni son père ni sa mère n'avaient jamais eu recours à la drogue ou à l'alcool, et ils n'étaient pas non plus sujets à la dépression. Cependant, sa mère évoquait souvent son enfance difficile, et les histoires qu'elle racontait à ce sujet avaient eu un impact significatif sur Raphaël.

La mère de Raphaël avait grandi dans une cité où sévissaient des bandes qui agressaient les gens et mettaient le feu aux voitures. Elle avait vécu l'affreux traumatisme d'être témoin de la mort de sa mère, assassinée lors du braquage d'une épicerie. Pour ne rien arranger, son père était mort un an plus tard d'un cancer des poumons. Orpheline, la mère de Raphaël avait été recueillie par des amis et, tout en faisant des petits boulots, elle avait eu son baccalauréat, puis était entrée à l'université où elle avait rencontré le père de Raphaël.

En dépit de la difficulté de leur enfance respective, elle et son mari avaient fondé un foyer heureux. Le père de Raphaël était un homme solide et fiable, féru de bricolage et de rénovation ; de ce fait, il y avait toujours une pièce en travaux dans leur maison. Timide et réservé, le père de Raphaël appréciait la hardiesse de sa femme et sa sociabilité, qui leur valait d'avoir de nombreux amis. Pourtant, tout le monde dans la famille s'accordait pour dire que c'était une femme qui ne tenait pas en place. Bien que constamment débordée, elle était toujours partante pour voler au secours des autres. Elle était aimée et respectée dans la petite ville où ils habitaient, ce dont Raphaël et son père étaient très fiers. En revanche, il lui arrivait, du fait de toutes ses activités, de se sentir abandonnée et, en vieillissant, son incapacité à se détendre avait commencé à la préoccuper. Malgré l'inquiétude que lui inspirait le tempérament de sauveur de sa mère, Raphaël attribue le mérite de ses propres réussites à l'attitude entreprenante et délibérément positive de celle-ci.

Ce qui a sans doute eu le plus d'impact sur le développement, chez Raphaël, du syndrome du sauveur, c'est le besoin qu'avait sa mère de ressasser les mêmes histoires effrayantes concernant son enfance difficile. Quand elle commençait à raconter, son mari se retirait sans un mot pour aller bricoler dans une autre pièce, généralement suivi par le jeune frère de Raphaël. Des années plus tard, Raphaël demanda à son père pourquoi il partait toujours sans écouter les récits en question. « Je voyais bien que ça ne l'aidait pas qu'on l'écoute, avait expliqué son père, et ça me faisait trop mal d'entendre ces histoires. »

Mais Raphaël, lui, restait et écoutait sa mère. Il sentait qu'elle « avait besoin de raconter son histoire et d'avoir quelqu'un pour l'écouter ». Raphaël l'écoutait donc pendant qu'ils faisaient la vaisselle, les courses, ou encore pendant les rares moments où sa mère se détendait au salon en grignotant des gâteaux. Alors, Raphaël se sentait fort, utile et particulier.

Cependant, ces histoires avaient aussi des effets négatifs sur lui. Il souffrait d'un certain nombre de phobies, était terrifié quand il entendait la sirène des pompiers et, chaque fois que ses parents attrapaient un rhume, il était tellement angoissé pour eux qu'il en avait des crampes d'estomac, ce qui lui valait généralement d'être renvoyé à la maison et de manquer l'école. Alors qu'il avait 11 ans, son inquiétude quant à la santé de ses parents attira l'attention d'un conseiller d'éducation qui l'envoya consulter un psychologue, que Raphaël vit régulièrement pendant plus d'un an. Ce psychologue avait rencontré la mère de Raphaël et, en plusieurs occasions, les avait reçus tous les deux ensemble.

Durant l'une de ces sessions conjointes, les histoires que racontait la mère de Raphaël furent évoquées. Raphaël ne se souvient plus de ce qui s'est dit pendant cette séance, mais il se rappelle qu'après cela, sa mère avait cessé de ressasser son enfance. Au cours de la thérapie, ses phobies cessèrent peu à peu. Il obtint de bons résultats au collège et au lycée, se fit des amis, et entra dans un club d'athlétisme. Son vœu était d'être parfait, afin que sa mère n'ait plus aucun sujet d'inquiétude. À ce jour, il éprouve toujours une admiration profonde pour sa mère qui a su surmonter de telles difficultés, mais aussi de l'inquiétude en pensant qu'elle doit vivre avec d'aussi terribles séquelles.

Raphaël est ensuite entré à l'université où, là encore, il a obtenu d'excellents résultats et noué de nombreuses amitiés. Enthousiasmé par le succès de la thérapie qu'il avait suivie des années plus tôt, il a décidé de passer un doctorat de psychologie et d'en faire son métier.

Comprendre Raphaël

Il est aisé de comprendre pourquoi nous voyons en Raphaël un sauveur. Il a fait preuve d'un comportement de sauveur chronique vis-à-vis de ses petites amies et de sa femme. Margot l'a même appelé son « sauveur ». Bien que nous en sachions peu sur Valérie, ce que nous connaissons d'elle suggère qu'elle était en pleine dépression et souffrait d'alcoolisme et que, comme le démontraient ses fréquents messages à Raphaël, elle cherchait à ce qu'on vienne à son secours. Raphaël avait excessivement besoin qu'on ait besoin de lui. Niant la réalité des problèmes de ses partenaires, il était hyper-réceptif à leurs besoins. Par ailleurs, il répétait ce schéma femme après femme.

Comment Raphaël est-il devenu un sauveur ? Ses deux parents étaient très présents dans sa vie, et dénués de toute pathologie qui les aurait empêchés d'être disponibles. Ils ont traité leur fils avec amour et respect. Cependant, sa mère, sans penser qu'elle « plombait » sa famille, n'avait cessé de ressasser l'histoire de ses traumatismes, et avait par là même contribué de façon importante à la mise en place du comportement de sauveur de Raphaël.

L'oreille de la famille

Le père de Raphaël n'arrivait pas à écouter les histoires de sa femme ; entendre les souffrances qu'elle avait endurées lui faisait de la peine. Suivi par son plus jeune fils, le père de Raphaël s'éclipsait pour aller abattre des cloisons et réparer la plomberie. En tant qu'« oreille » de la famille, Raphaël était un surempathique en herbe. Il écoutait non seulement parce que c'était son rôle, mais aussi en raison de l'empathie qu'il éprouvait vis-à-vis de sa mère. Cette empathie l'avait amené à se mettre en action, et cette action consistait à lui prêter l'oreille. Il écoutait pour que sa mère puisse être entendue et qu'elle ne se retrouve pas seule avec ses souvenirs. Malheureusement, ce rôle de confident, trop accablant, le remplissait d'angoisse.

Besoin de proximité

Raphaël a longtemps été troublé par les récits d'enfance que lui faisait sa mère. Ils évoquaient en effet un monde où le danger était omniprésent et dans lequel les parents, dépassés par les circonstances, étaient incapables de protéger leurs enfants. En réalité, ce monde était à mille lieues du milieu très calme et sûr où évoluait Raphaël à l'époque. Pour autant, sans que sa mère en soit consciente, ces histoires avaient énormément marqué Raphaël et l'avaient rendu anxieux et fragile quant à son bien-être et à celui de sa mère. Pour faire face à ces sentiments, il avait décidé d'être proche d'elle et de la soutenir. En outre, en aidant et en protégeant sa mère, Raphaël accroissait la capacité de celle-ci à l'aider et le protéger lui, ce qui le rassurait et lui donnait un sentiment de bien-être.

L'identification à sa mère constituait une autre des sources d'angoisse de Raphaël : le monde de l'enfance de sa mère était devenu son propre monde. Cette identification se révélait de manière frappante dans ses peurs d'enfant. Par exemple, les camions de pompier l'effrayaient, tout comme sa mère avait dû être terrifiée de vivre dans un voisinage où les incendies volontaires étaient monnaie courante. Il était excessivement préoccupé par la santé de ses parents, craignant probablement que sa mère et son père meurent et le laissent seul, de la même façon que ses grands-parents maternels avaient laissé seule sa mère. Par ailleurs, son attitude de sauveur envers sa mère, ses jeunes camarades et, plus tard, ses petites amies et sa femme peut également être considérée comme une identification au comportement systématiquement secourable de sa mère.

Quand il était enfant, Raphaël avait souvent eu le sentiment que quiconque était plus dans le besoin que lui attirerait l'attention de sa mère. Bien qu'il ait pu en vouloir à celle-ci de s'absenter chaque fois qu'elle venait en aide aux autres, il avait appris que les gens bien aident leur prochain, et Raphaël voulait être quelqu'un de bien. Il avait également compris que le comportement altruiste de sa mère, quand elle allait aider les autres, cachait un besoin inconscient de voler au secours de l'enfant qu'elle était.

Besoin de se sentir utile

Quand Raphaël est entré à l'université, il a choisi d'étudier la psychologie. La thérapie qu'il avait suivie des années plus tôt lui avait fait tant de bien qu'il avait envie d'aider les autres de la même façon. Pour Raphaël, c'était pourtant plus qu'un métier. Dans la lignée du schéma que représentait pour lui l'amour, Raphaël avait besoin qu'on ait besoin de lui. Et quelle plus belle profession, pour satisfaire à ce besoin, que d'aider les autres en les écoutant ?

Cette nécessité qu'avait Raphaël d'être indispensable a également influé sur sa vie amoureuse. Son attirance pour les femmes démunies était un écho à sa relation avec sa mère, avec Raphaël dans le rôle du sauveur altruiste, et sa mère dans celui de la personne en danger. Bien que les traumatismes vécus par Margot dans son enfance diffèrent de ceux subis par la mère de Raphaël, ces deux femmes avaient perdu leur mère à un âge tendre, ce qui les avait laissées effrayées et vulnérables. Margot, comme la mère de Raphaël, était une femme qu'on pouvait lire comme un livre ouvert, diffusant littéralement ses émotions et les rendant visibles par tout son entourage. En entendant Margot lire ses textes, Raphaël avait dû avoir l'impression de revivre les moments où sa mère lui racontait son enfance. Pas étonnant qu'il ait eu le coup de foudre.

Raphaël était particulièrement attiré par les femmes fragiles. La vulnérabilité de Margot avait donné à Raphaël le sentiment d'être utile et efficace, mais aussi puissant et dans le contrôle. Pour Margot, Raphaël apportait l'amour et l'attention dont on l'avait privée dans son enfance, et elle l'avait adoré pour cela. Les deux jeunes gens semblaient constituer un couple parfait jusqu'à ce que Margot, grâce aux antidépresseurs, à la psychothérapie et sans doute grâce à sa relation avec son fils Mattéo, cesse de se sentir fragile et perdue.

L'amélioration de l'état de sa femme a donné à Raphaël l'impression de n'avoir plus de place dans sa vie, qu'elle n'avait plus besoin qu'il l'aide. Par exemple, quand Margot voulait écrire les joies de la maternité, Raphaël se sentait seul et inutile. Ce malaise l'avait vite amené à suggérer à Margot de revenir à ses premières amours en termes de poésie ; ainsi, cela leur permettrait de retourner aux conditions premières de leur relation, de sorte qu'il retrouverait sécurité et contrôle.

Margot avait sans doute raison quand elle a rétorqué à Raphaël qu'il préférait quand elle était déprimée, parce qu'ainsi, il pouvait être l'homme fort du couple. Se sentant rejeté, Raphaël avait craint que son lien avec Margot ne se défasse à présent qu'elle n'avait plus besoin de lui. Quand il s'était éloigné, Margot en avait conçu de l'inquiétude, mais plutôt que de susciter chez elle un besoin accru de son mari, l'attitude de celui-ci avait déclenché sa colère et son agressivité.

Sauver son mariage

Raphaël a préservé son mariage pour des raisons très importantes qui, toutes, comportent une part de culpabilité, d'empathie et de peur. La première raison pour laquelle Raphaël n'a pas quitté sa femme tient à sa relation avec son fils. Il est très attaché à Mattéo, et l'idée d'être séparé de son petit garçon lui est insupportable. Il éprouve également de l'empathie vis-à-vis de Mattéo et s'inquiète des conséquences d'un divorce et d'une garde alternée sur l'enfant et leur relation à tous deux. Plus important encore, Mattéo est le centre de la vie de Raphaël, et il ferait n'importe quoi pour assurer le bonheur et la sécurité de l'enfant.

Raphaël éprouve également de l'empathie pour Margot, et il se sent coupable de la douleur qu'il va évidemment lui infliger s'il demande le divorce. En outre, en tant que représentation de la mère de Raphaël, Margot est pour lui une femme très difficile à quitter. Dans la mesure où l'estime de soi de Raphaël est partiellement basée sur le sentiment qu'il est le sauveur et le protecteur de sa mère, il ne peut supporter l'idée d'une séparation.

Se considérant comme une personne d'honneur, Raphaël est également rongé par la culpabilité d'avoir pris une maîtresse. Le fait de vivre une double vie avec Valérie est à l'opposé de ce que lui dictent sa conscience et ses idéaux.

Idéaliser ou rabaisser ses partenaires

Pour affronter sa culpabilité et justifier son infidélité, Raphaël idéalise Valérie et rabaisse Margot. Margot n'a jamais rien caché de ses troubles émotionnels, et pendant longtemps, ces troubles n'ont pas affecté l'amour que Raphaël lui portait. De fait, pendant de nombreuses années, Raphaël a idéalisé Margot ; pour lui, sa vulnérabilité avait quelque chose de tragiquement romantique, de profond. Il la considérait comme une marque de grande sensibilité vis-à-vis du monde qui les entourait. Quand Margot a sombré dans la dépression, Raphaël n'a eu aucun mal à prendre en charge sa femme comme son fils, tout cela sans se plaindre. En réalité, il s'est même délecté d'endosser ce rôle. Au cours des années suivantes, cependant, Margot a commencé à se débrouiller de nouveau toute seule, et le rôle de sauveur de Raphaël a nettement perdu en consistance. Mais au lieu de se réjouir que sa femme prenne de plus en plus confiance en elle, Raphaël s'est senti exclu et en a conclu que lui et Margot sont incompatibles, conclusion qui lui permet de masquer son angoisse à l'idée qu'elle n'a plus besoin de lui.

Sans tenir compte de nombreux signaux d'alerte – les messages incessants qu'elle laisse sur son répondeur, sa réticence à retourner aux Alcooliques anonymes –, c'est maintenant Valérie que Raphaël idéalise. Il la considère comme stable et solide, ce qui lui donne l'impression d'avoir trouvé son égal. Il est persuadé que sa perspicacité est révélatrice d'une « nature incroyablement empathique », ce grâce à quoi il se sent compris. Il considère l'intensité de leur relation sexuelle comme un indicateur de leur passion, ce qui lui donne un sentiment de puissance et de virilité.

Son idéalisation de Valérie et le désir charnel qu'il éprouve pour elle l'amèneront inévitablement à revivre la déception et le sentiment d'échec éprouvés avec Margot. Consciemment, Raphaël essaie de trouver un type de partenaire différent. Inconsciemment, il reproduit le schéma mis en place dans son enfance, à l'époque où il a idéalisé sa mère pour se protéger lui-même d'une vérité aussi décevante qu'effrayante : sa mère était trop fragile pour venir au secours du petit garçon vulnérable qui se posait auprès d'elle en confident et en héros.

Portrait des sauveurs surempathiques

Betty et Raphaël sont d'origines familiales très différentes et pourtant tous deux ont adopté le même comportement de sauveurs vis-à-vis de leurs partenaires. Examinons quelques-uns des points communs et différences entre ces deux personnes et tâchons de comprendre comment elles en sont venues à s'engager dans des relations aussi malsaines.

Besoin de se sentir utile

Betty et Raphaël ont tous deux développé le *besoin qu'on ait besoin d'eux*. Pour Betty, il provient de la croyance qu'elle n'a pas été une enfant désirée, et qu'elle doit donc se rendre désirable et valeureuse en détectant et satisfaisant les besoins des autres. Le besoin de Raphaël est né du fait qu'il a tacitement endossé le rôle de protecteur de sa mère. Cependant, ces motivations différentes cachent un besoin commun d'être proche de ses parents ou partenaires, afin que leurs propres besoins soient comblés. Pour contrebalancer la rancune mêlée de rejet de sa mère, Betty avait besoin d'être proche de ses professeurs, amis et mentors. Quant à Raphaël, il avait besoin d'être proche de sa mère pour assurer sa sécurité.

Choix du partenaire

Betty et Raphaël ont tous les deux choisi des partenaires en demande, dotés de traits de caractère semblables à ceux de leurs parents, et qui ont le plus grand mal à gérer leur propre vie. Philippe possède des traits communs avec les deux parents de Betty. Margot ressemble beaucoup à la mère de Raphaël. Pourtant, Philippe comme Margot sont des personnes en demande d'aide. Ces ressemblances avec les parents déficients de Betty et de Raphaël ont artificiellement gonflé l'empathie que ceux-ci éprouvaient envers leur partenaire et accru leur comportement secourable. En aidant les autres et en se rendant indispensables, Betty et Raphaël ont tous deux fait en sorte que leur partenaire soit assez fort pour, en retour, leur apporter amour et sécurité.

Les comportements de sauveur et leurs résultats

Bien que Betty et Raphaël aient tous les deux adopté un comportement de sauveur, la façon dont ils viennent en aide aux autres et les efforts fournis pour cela sont très différents. En dépit de ces différences, l'impact global de leur comportement sur leurs relations est le même. Betty a secouru Philippe en lui offrant une vie confortable et en essayant de l'aider à réaliser son rêve, compensant ainsi une culpabilité non méritée liée à l'échec de sa propre mère qui, elle, n'a justement pas pu accomplir son rêve. Raphaël est venu en aide à Margot en lui fournissant le confort émotionnel, le soutien et la stabilité, tout comme il l'avait fait pour sa mère.

Les efforts de Betty pour secourir Philippe n'ont pas eu le résultat escompté : il s'est senti jugé, critiqué, inadapté et incompétent. De son côté, Betty se sentait frustrée, trahie, injustement agressée, peu appréciée et rabaissée. Quant à Raphaël, son comportement de sauveur, qui consistait en partie à amener Margot à suivre un traitement psychiatrique et médical adapté, a sans doute contribué à accroître l'estime de soi, la stabilité et la compétence de Margot.

Au contraire de Betty, Raphaël a, d'une certaine façon, obtenu de bons résultats en se comportant en sauveur. Néanmoins, à mesure que Margot sortait de sa dépression, il s'est senti insatisfait, isolé et provocant, sans doute parce que cette amélioration de l'état de Margot mettait en danger l'équilibre de leur couple. Nous ne pouvons que nous demander ce qui serait advenu de leur mariage si cette amélioration n'avait pas eu lieu : Raphaël aurait-il été heureux en conservant ce rôle de protecteur ou aurait-il fini par en vouloir à Margot ?

Et que dire de Betty ? Si Philippe était devenu plus réactif et avait commencé à se prendre réellement en charge, aurait-elle été heureuse ? Aurait-elle continué à s'impliquer dans ce jeu vidéo de façon obsessionnelle, incapable de laisser Philippe faire tout seul, ou se serait-elle retirée en s'inquiétant qu'il n'ait plus besoin d'elle ? Ou encore, se serait-elle sentie fière et pleine d'assurance ? Nous n'avons clairement aucun moyen d'en être sûres. En revanche, ce dont nous sommes certaines, c'est que malgré leur générosité et leur comportement secourable, ces deux sauveurs sont sortis perdants.

Pris au piège de l'empathie et de la culpabilité

Bien que leur vie n'ait pas pris la même tournure, Betty et Raphaël se retrouvent tous deux rongés par la culpabilité et incapables de mettre un terme à une relation de couple malsaine. Il s'agit d'un des résultats les plus prévisibles dans les situations où un surempathique multiplie les efforts pour venir en aide à ses partenaires. Souvenez-vous que le sauveur surempathique anticipe les sentiments de ses partenaires et entre en empathie avec eux. Bien que nous ayons tous tendance à essayer de tenir compte de l'impact émotionnel de notre comportement sur nos partenaires, ce type de sauveur, en raison de son extrême empathie, devient hypersensible aux émotions de l'autre. Par conséquent, malgré l'insatisfaction que leur procure leur couple, Betty et Raphaël préfèrent être malheureux plutôt que de vivre avec la souffrance qu'ils infligeraient à leurs partenaires s'ils les quittaient. Voilà pourquoi ils persistent dans leur relation, pris au piège de leur empathie et de leur culpabilité.

Pour résumer

Le sauveur surempathique choisit un partenaire exprimant un besoin qu'il pense pouvoir satisfaire. À cette fin, il s'efforce d'être gentil, serviable et attentionné afin de se rendre indispensable et de resserrer le lien avec ce partenaire. De façon prévisible, cette attitude apparemment altruiste, surempathique, excessivement responsable et pleine d'abnégation provoque chez l'autre un ressentiment et une aigreur qui aboutissent au mécontentement des deux partenaires du couple.

Dans le chapitre suivant, vous allez faire connaissance avec deux sauveurs humiliés. Au contraire du surempathique, l'humilié craint avant tout de révéler au grand jour sa faiblesse, sa vulnérabilité ou son insuffisance.

Faites le point

- Quelle est la part d'abnégation dans vos efforts pour préserver le lien avec votre partenaire ?
- Quel impact les émotions de votre partenaire ont-elles sur vos propres émotions ?
- Si votre partenaire est de mauvaise humeur, avez-vous tendance à essayer de lui remonter le moral ?
- Êtes-vous déjà resté(e) avec quelqu'un parce que vous vous sentiez coupable à l'idée de le faire souffrir si vous le quittiez ?
- Êtes-vous déjà resté(e) avec quelqu'un parce que vous croyiez que c'était votre dernière chance de vivre une relation de couple ?
- Comment vous sentez-vous quand vous jouez le rôle du protecteur dans le couple ?

Chapitre

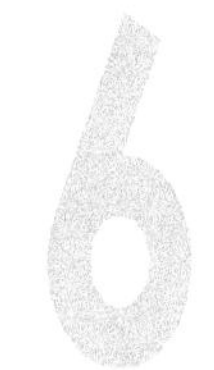

Histoires de sauveurs : l'humilié

Le sauveur humilié cherche des partenaires qui vont l'approuver et l'admirer mais, souvent, il se retrouve à avoir besoin de plus d'attention que ces partenaires ne sont capables de lui donner. En général, le sauveur humilié commence à consulter quand il se sent vide ou déprimé, quand il veut « soigner » un(e) partenaire qui lui semble ingrat(e) et insatisfait(e), quand ce(tte) partenaire menace de le quitter, ou quand ses enfants ont besoin d'aide.

Quelle que soit la raison qui l'amène à entamer une thérapie, la lutte que mène l'humilié contre sa fragilité et son sentiment d'insuffisance imprègne ses relations de couple. Dans ce chapitre, nous allons vous présenter Bernard et Karine, deux sauveurs humiliés. Bernard a une image irréaliste de qui il est et devrait être ; cette image provient des attentes exprimées par ses parents et de l'extrême adoration que lui vouait sa mère. Karine, en revanche, se sent inadaptée et déficiente. Ces sentiments lui viennent du passé et du comportement de sa mère, mais aussi des critiques de son beau-père et du besoin qu'éprouvait Karine de se voir comme un prolongement de cet homme. Considérant la relation de couple comme un moyen de surmonter leurs sentiments d'insuffisance, Bernard et Karine ont cherché des partenaires qui avaient besoin d'être secourus et qui confirmeraient leur valeur à tous deux.

L'histoire de Bernard et de Patricia

Bernard

Bernard, 45 ans, est propriétaire d'une boutique de compléments alimentaires. Lui et sa femme, Patricia, sont mariés depuis quinze ans. Ils ont entamé une thérapie de couple en raison de l'insatisfaction de Patricia dans le couple, mais aussi parce qu'elle soupçonne Bernard d'entretenir une liaison avec son ostéopathe, soupçon que Bernard affirme être sans fondement. Patricia pense que si Bernard ne divorce pas, c'est parce qu'elle bénéficie d'une rente familiale modeste, mais confortable. Bernard prétend qu'il « aime et admire » Patricia et qu'il se sent blessé, déçu et désorienté par la vision négative qu'elle a de lui, ainsi que par son manque d'appréciation et de compréhension, mais aussi par son récent éloignement sexuel. Il est persuadé que lui et Patricia constituent « un modèle de couple réussi » et affirme qu'il ferait n'importe quoi pour la rendre heureuse. Ces déclarations rendent Patricia « folle » et elle se demande si lui et elle « parlent bien du même couple ».

Bernard a rencontré Patricia dans le magasin qu'il gère. Boulimique, la jeune femme était venue en espérant que Bernard pourrait lui conseiller un certain nombre de compléments alimentaires afin de l'aider à compenser le déséquilibre nutritionnel que sa pathologie risquait de provoquer. Bernard se souvient d'avoir pensé sur le moment que les yeux de Patricia étaient « couleur améthyste », et qu'elle était « absolument renversante ». Bien qu'il ait les produits requis en stock, il lui proposa alors de passer une commande spéciale afin d'obtenir son numéro de téléphone. Deux jours plus tard, il vint lui livrer sa commande à domicile.

Patricia est décoratrice d'intérieur, et quand Bernard entra chez elle pour la première fois, il fut impressionné par son « style détendu mais élégant ». Après lui avoir donné ses compléments alimentaires, il s'intéressa à son problème de boulimie. Un peu hésitante, Patricia lui expliqua que, quand elle était enfant, son père médecin était mort, laissant sa mère seule et désemparée pour élever ses enfants. S'efforçant de soulager le stress de sa mère, Patricia s'était efforcée d'être parfaite et, sans trop savoir pourquoi, elle avait intégré la minceur dans cette image de perfection. Bernard se souvient de l'avoir prise dans ses bras en lui disant qu'elle était parfaite et qu'il espérait pouvoir lui apprendre à voir cette perfection. Patricia avait fondu en larmes, affirmant ne s'être jamais confiée autant auparavant. En cet instant « de pure sincérité », il était tombé amoureux d'elle.

Bernard décrit les premières années de leur mariage comme « merveilleuses ». Il était toujours là pour épauler Patricia, et celle-ci le considérait comme « un super mari ». Trois ans après leur rencontre, Patricia donna naissance à une petite fille et se mit à travailler à mi-temps pour pouvoir s'en occuper. Ce nouvel horaire, allié au soutien apporté par Bernard, lui permit d'être plus détendue, et ses accès de boulimie diminuèrent.

Du point de vue de Bernard, les quelques années qui suivirent furent « magiques ». Leur fille était « adorable » ; un fils suivit bientôt, et Bernard avait réussi à recommander Patricia à certains de ses clients les plus fortunés qui souhaitaient réaménager leur intérieur. En outre, il avait acquis la réputation, d'après ses clients, d'être un « meilleur guérisseur » que leurs médecins, ce qui contribua à faire fructifier son commerce, grâce à quoi il put bientôt ouvrir une seconde boutique.

Pourtant, Patricia avait de nombreux sujets d'inquiétude. Bien qu'elle éprouve un grand respect pour les compétences professionnelles de Bernard, elle se souvenait avoir entendu son père évoquer des cas complexes qui exigeaient le recours à des spécialistes à même de mettre en œuvre les dernières découvertes scientifiques et technologiques. À son sens, il était irréaliste que Bernard se croie mieux à même de guérir ses clients que leur propre médecin ; cela pouvait amener un malade à retarder la prise d'un traitement approprié, voire à ne pas du tout le recevoir, et elle craignait également les risques juridiques d'une telle attitude. Bernard trouvait ce questionnement insultant et refusa d'en parler davantage.

Bernard était par ailleurs doté d'un fort esprit de compétition. Qu'il s'agisse de tondre la pelouse du jardin, d'acheter une nouvelle voiture ou un ordinateur, il voulait ce qui se faisait de mieux et de plus récent, et comparait toutes ses acquisitions avec celles de ses voisins ou amis. Une fois qu'il les avait obtenues, il dénigrait ceux qui étaient bien moins lotis que lui. Bernard affirmait qu'il ne voulait que le meilleur parce que sa famille le méritait et qu'il refusait qu'elle ait honte de quoi que ce soit. Mais pour Patricia, ce comportement d'acheteur compulsif était un mauvais exemple pour les enfants ; il pervertissait leur sens des valeurs et compromettait en outre l'équilibre financier de leur foyer : Patricia dut en effet plus d'une fois puiser dans ses économies pour éviter au ménage de s'endetter lourdement. Elle réclama à plusieurs reprises que Bernard la consulte avant de s'engager dans des dépenses importantes ou de réserver des vacances à l'autre bout du monde. Mais celui-ci n'acquiesça que pour la forme et ne tint jamais parole.

Patricia avait pris du poids, en partie grâce à l'aide de Bernard qui lui avait permis de surmonter sa boulimie et les vomissements qui y étaient associés. Pour le reste, cette prise de poids était due au stress, qui la faisait grignoter entre les repas. Paradoxalement, Patricia s'inquiétait de l'opinion que Bernard avait d'elle. S'ils regardaient la télévision et qu'une jolie femme apparaissait à l'écran, il faisait des commentaires sur son « corps magnifique », et Patricia avait alors l'impression d'être laide et grosse. Bernard justifiait ses commentaires en déclarant qu'il ne faisait qu'énoncer « un simple fait », et qu'il trouvait le corps de Patricia tout à fait sexy. Il pensait que la réaction de sa femme était une preuve qu'elle était mal dans sa peau, ce qui expliquait qu'il lui rappelle souvent de faire du sport, qu'il lui rapporte des livres sur les régimes et lui prépare des boissons basses calories. Il était stupéfait que tout cela mette Patricia mal à l'aise.

Ce refus de Bernard d'entrer en empathie avec Patricia contrastait fortement avec la façon dont il traitait le chien. Il s'inquiétait en permanence pour l'animal, craignant qu'il ait froid, chaud, qu'il se sente seul ou ignoré. Le chien ravageait le potager de Patricia et faisait régulièrement ses besoins dans la maison, mais Bernard ne faisait pas grand-chose pour l'éduquer. En raison des aboiements incessants de l'animal, les relations avec les voisins étaient tendues ; ils s'étaient même plaints auprès de la gendarmerie à plusieurs reprises. Pour Bernard, ces aboiements n'étaient pas un problème, et il trouvait que leurs voisins exagéraient. Patricia, elle, leur donnait raison.

Non seulement Bernard et Patricia avaient des avis divergents sur certains événements, mais ils en gardaient en outre des souvenirs différents, en particulier quand Patricia avait tenu le « premier rôle » dans l'événement en question. Si la jeune femme avait réussi à calmer un voisin énervé, à déceler et à faire corriger une erreur de facturation, ou s'était occupée d'un enfant malade toute la nuit, Bernard relatait l'incident en prenant la place du héros. Et même quand il avait effectivement tenu ce rôle, son récit prenait des proportions qui n'avaient rien à voir avec la réalité.

L'inverse était également vrai : jamais Bernard n'admettait avoir commis une erreur. Si quelque chose manquait sur le bureau de Patricia et qu'elle le retrouvait plus tard sur celui de son mari, il nierait l'avoir pris. S'il promettait à Patricia d'aller la chercher à 17h30 et n'arrivait qu'à 18heures, il soutiendrait à Patricia que c'est elle qui s'était trompée d'heure. Même si elle lui montrait le courriel où ils avaient convenu de se retrouver à 17h30, tout ce qu'il trouvait à dire, c'était : « Ah. » Bernard était médusé de voir à quel point tout cela affectait Patricia. « On s'est mal compris, ce sont des choses qui arrivent, expliquait-il, mais tu devrais te montrer plus positive. » Pour Patricia, ce genre de commentaires détournait injustement la conversation de l'erreur qu'il avait commise pour la reporter sur sa personne. Bernard s'en défendait en déclarant qu'il aurait aimé qu'elle se rende compte qu'il était « quelqu'un de bien, qui se sacrifiait pour les autres » et combien il travaillait dur pour améliorer la vie de Patricia.

Patricia admettait volontiers qu'il avait changé sa vie de façon très positive, mais que dans la mesure où il reconnaissait rarement, sinon jamais, ses erreurs, elle ne pouvait pas lui faire confiance. Ce manque de confiance était particulièrement préoccupant étant donné ses doutes croissants concernant la fidélité de son mari. Deux ans auparavant, elle avait trouvé un recueil de nouvelles érotiques dans la boîte à gants de la voiture de Bernard ; sur la première page était inscrit, d'une écriture féminine : « Tu sais pourquoi. » Bernard avait expliqué que ce livre était un simple cadeau de la part d'une cliente reconnaissante.

L'année suivante, juste avant la Saint-Valentin, Patricia avait vu Bernard entrer dans un magasin de lingerie et en avait déduit qu'il était venu lui acheter un cadeau. Quand vint le jour de la Saint-Valentin, Bernard offrit à Patricia une boîte de bonbons, un cadeau qu'elle jugea « maladroit » eu égard à ses problèmes de poids. Elle lui avoua alors qu'elle l'avait vu entrer dans la boutique de lingerie, et Bernard expliqua qu'il avait l'intention de lui offrir un ensemble, mais qu'il n'avait rien trouvé qui aurait pu lui plaire dans sa taille. Patricia vit dans cette réflexion une nouvelle allusion à son poids.

Le dernier incident qui avait achevé de lui mettre la puce à l'oreille était survenu une semaine avant leur première séance de thérapie. Bernard ne tarissait pas d'éloges sur son ostéopathe, une femme « belle et intelligente » qui luttait bec et ongles pour tirer son épingle du jeu et préserver sa dignité dans une procédure de divorce particulièrement difficile sur le plan financier. Quand Bernard avait raconté comment il avait assuré à l'ostéopathe qu'elle était « parfaite » et avait offert d'appeler son ex-mari pour l'aider dans ses négociations, un sixième sens avait averti Patricia que son mari avait une liaison.

Bernard avait nié les accusations de Patricia et refusé de leur accorder « un quelconque crédit » en changeant d'ostéopathe, comme elle le lui demandait. Il affirmait que son métier lui permettait de rencontrer de nombreuses femmes qui, de par la nature de leurs demandes en termes de nutrition, étaient amenées à lui révéler des informations très intimes. Lui-même se considérait comme un homme à la fois séduisant et attentif, une alliance que la plupart des femmes trouvaient attirante. Et il pensait qu'après toutes ces années, Patricia aurait dû être habituée. Il nia fermement l'avoir trompée et ajouta qu'il avait peut-être pris un certain nombre de décisions sans elle mais que, dans la mesure où Patricia et lui étaient « si proches », il trouvait naturel de penser que si un projet était bon pour lui, il le serait également pour elle. Plus important, il était stupéfait et blessé que Patricia puisse ainsi se focaliser sur de « petits malentendus », alors qu'ils avaient tous deux une « si belle vie ».

Quand il eut fini de parler, Patricia se mit à pleurer. Elle lui répondit : « Je viens de te dire que tu me fais me sentir moche et grosse, que tu n'admets jamais tes erreurs, et que je te soupçonne de me tromper, et tout ce que tu trouves à dire, c'est que nous avons une belle vie ? »

Relatant ces faits en consultation, elle demande à la thérapeute : « Suis-je folle d'être en colère ? »

Les précédentes partenaires de Bernard

Bernard a toujours été très à l'aise avec les femmes, et la plupart de ses amis sont des femmes. Avant de rencontrer Patricia, il a entretenu des relations intimes avec une insomniaque, une femme malheureuse en mariage et la rescapée d'un viol. Ces femmes comptaient sur Bernard pour les aider, et il se sentait « honoré » qu'elles lui aient confié leurs problèmes. Cependant, il précise rapidement que ce qui l'avait attiré chez toutes ces femmes, ce n'était pas le fait que ces problèmes lui permettaient d'« enfourcher [son] cheval blanc pour voler à leur secours », mais bien qu'il « soit tombé en admiration devant leur incroyable force de caractère ».

Le passé de Bernard

Bernard est enfant unique. Il a grandi dans la banlieue d'une grande ville. Ses parents se sont rencontrés lors d'un rendez-vous à l'aveugle et se sont mariés dix mois plus tard. Son père avait 22 ans et sa mère en avait 20. Bernard affirme que ses parents forment un couple « formidable ».

Bernard décrit son père comme un « homme bon », tellement gentil que les gens avaient tendance à profiter de lui. Il travaillait dans une grande surface de bricolage, et chaque fois que quelqu'un exprimait un besoin, que ce soit un client, son patron ou sa femme, le père de Bernard se mettait en quatre pour l'aider. Cette attitude excessivement serviable nuisant cependant à ses activités professionnelles, sa promotion au magasin fut longtemps retardée, ce qui l'empêcha d'accéder au niveau de responsabilités que, selon Bernard, il méritait. D'un autre côté, le directeur du magasin reconnaissait que le père de Bernard travaillait dur et il l'appréciait pour cela ; faisant jouer ses connaissances, il l'avait donc aidé à obtenir un prêt immobilier à des conditions très favorables. Ainsi, le père de Bernard put acquérir la jolie maison de banlieue dont sa femme avait toujours rêvé, même si les finances du ménage s'en trouvaient alourdies, exigeant qu'il fasse des heures supplémentaires pour boucler les fins de mois.

De façon générale, Bernard garde une vision très positive de sa prime enfance. Il décrit sa mère comme « une femme remarquable et dévouée », qui lui a toujours assuré qu'il deviendrait riche et célèbre en découvrant un remède contre le cancer. Selon Bernard, c'est ce qui lui a donné la motivation nécessaire pour relever les défis intellectuels auxquels il était confronté. Elle reconnaissait l'importance d'avoir une bonne estime de soi et affirmait qu'elle ferait tout pour que jamais il ne se sente « minable ». Bernard se souvient que quand il avait 6 ans, alors qu'il faisait un puzzle, il s'était senti stupide de ne pas réussir à imbriquer les pièces les unes dans les autres. Il s'en était plaint à sa mère, qui avait alors flanqué le puzzle à la poubelle en affirmant qu'il devait avoir un défaut ou qu'il manquait une pièce.

Quand Bernard est entré au collège, sa mère s'est mise à souffrir régulièrement de violentes douleurs abdominales. En dépit de nombreux examens médicaux, l'origine de la douleur demeura inexplicable. Ces « crises » l'obligeaient à garder le lit, une bouillotte sur le ventre. Souvent, en cachette de son mari, et même contre sa volonté, la mère de Bernard appelait son école pour dire que son fils était malade. Ainsi, il pouvait rester avec elle à la maison à regarder la télé, inventer des histoires et jouer. Sa mère l'appelait son « petit docteur » parce que, quand il était auprès d'elle, la douleur semblait diminuer. Pourtant, de temps à autre, elle le mettait à la porte de sa chambre en lui hurlant de la laisser tranquille, ou bien elle l'envoyait à l'école alors même qu'il était vraiment malade. Bernard interprète ces incidents comme un indicateur de la douleur que sa mère éprouvait.

Quand elle n'était pas malade, elle faisait en sorte que son fils reçoive toute la reconnaissance et les félicitations possibles. Quand il n'obtenait pas une bonne note à un devoir ou un exposé, elle insistait pour rencontrer le directeur du collège et se plaindre qu'il y avait une erreur dans la notation, ou que le professeur s'était montré injuste. Sa mère expliquait que le travail de Bernard était plus « sophistiqué » que celui des autres élèves ou qu'il avait traité le sujet d'une façon trop innovante ou créative pour que son professeur « à l'esprit rigide » puisse le comprendre. Pareille attitude n'aurait pas manqué de plonger nombre d'enfants dans l'embarras, mais Bernard, au contraire, était fier de sa mère et se sentait protégé. De la même façon, elle défendait Bernard quand un professeur se plaignait qu'il prenne la parole en classe sans y être invité, qu'il se montre impoli envers ses camarades ou affirme que les devoirs qu'on lui donnait étaient « puérils et inutiles ».

« Puéril et inutile » étaient les mots qu'utilisait sa mère chaque fois que son mari suggérait de fixer une heure régulière de coucher pour Bernard, de limiter son argent de poche ou de fixer de quelconques règles. Bernard pense que sa mère « avait conscience de [sa] capacité à prendre de bonnes décisions », alors que son père était plus « de l'ancienne école ». La mère de Bernard l'emportait toujours, et Bernard affirme qu'il doit « son bon sens naturel » à l'attitude de sa mère. Non seulement elle lui a permis d'établir ses propres limites, mais quand il a grandi, elle a commencé à lui demander son avis sur tout, qu'il s'agisse de sujets cruciaux ou anecdotiques. Elle lui demandait par exemple ce qu'il pensait de la nouvelle voiture qu'elle souhaitait acheter, ou quelle était son opinion sur un problème médical, et ce avec la même désinvolture qu'elle l'interrogeait sur sa coiffure, son maquillage ou ses vêtements ; dans le même temps, elle ignorait ou rejetait les avis exprimés par son mari.

La mère de Bernard ne tenait pas non plus compte des inquiétudes financières de son mari, et elle avait refusé de diminuer ses dépenses. Bernard la considère comme une « visionnaire » ; elle savait repérer les dernières tendances de la mode, comprenait la nécessité de rester à la pointe du progrès et de faire bonne impression en société. Ainsi, Bernard avait toujours un vélo dernier cri et leur écran de télévision était le plus grand du quartier. Bernard adorait faire du shopping avec sa mère. Ils s'entendaient « super bien », et il continue à la considérer comme sa meilleure amie.

Vers les 13 ans de Bernard, son père obtint enfin de l'avancement et un salaire beaucoup plus élevé. À cette époque, la relation que Bernard entretenait avec sa mère perdit de son intensité. Il attribue ceci au fait qu'elle avait cessé d'être malade, ce qui lui avait permis de sortir le soir avec son mari et de partir en week-end avec lui ; en revanche, elle passait moins de temps avec Bernard. Néanmoins, celui-ci se rappelle s'être réjoui qu'elle ait recouvré la santé et qu'elle soit désormais capable d'avoir une vie plus remplie.

À la même époque, les résultats scolaires de Bernard se dégradèrent : d'« excellents », ils passèrent à « très satisfaisants ». Ceci s'explique en partie par le fait qu'il passait plus de temps avec ses petites amies perturbées qu'à étudier puis, un peu plus tard, par la liaison qu'il entretint avec la mère d'un ami. Un jour, Bernard était passé voir cet ami et il était tombé sur la mère de celui-ci, seule chez elle et vêtue d'une simple serviette de bain. Elle lui expliqua qu'elle sortait de la douche et, « sans savoir comment », ils s'étaient retrouvés au lit. Ce fut la première expérience sexuelle de Bernard. Il n'en dit jamais rien à ses parents, et ne jugea jamais le comportement de cette femme déplacé ou pervers. Il reste persuadé qu'une véritable amitié s'était nouée entre eux, amitié qui se poursuivit jusqu'à ce que cette femme et sa famille déménagent l'année d'après.

Bernard obtint son baccalauréat avec une mention « assez bien ». Il était populaire et avait de nombreuses petites amies. En revanche, à sa grande déception, ainsi qu'à celle de sa mère, ses résultats médiocres ne lui permirent pas de réussir le concours de la faculté de médecine. Il passa alors un BTS de diététicien, trouva un emploi dans une boutique bio et décida de se replonger dans ses cours pour se présenter une nouvelle fois au concours de médecine. Cependant, son travail l'amena à suivre des formations dans le domaine des compléments alimentaires et de la santé en général, des sujets qu'il trouvait beaucoup plus intéressants que la chimie organique. Bientôt, grâce à sa capacité d'écoute et de communication avec les clients, le magasin dans lequel Bernard travaillait devint l'un des plus fréquentés de la région. Après quelques années passées à « faire fructifier les affaires des autres », Bernard demanda à son père s'il pouvait lui prêter de l'argent. Celui-ci accepta, et grâce à ce capital de départ, à l'âge de 29 ans, Bernard put ouvrir son propre magasin de compléments alimentaires. Un an plus tard, les affaires étaient florissantes, et Bernard avait regagné le respect de sa mère. C'est alors qu'il rencontra Patricia.

Comprendre Bernard

Sous bien des aspects, l'enfance de Bernard lui a fourni une image de lui-même distordue, exagérée et irréaliste. L'adoration que lui vouait sa mère l'a convaincu qu'il était au-dessus de tout reproche. Pourtant, la disparité entre le Moi idéal de Bernard et son Moi réel le prédisposait à la honte. Il avait sans cesse besoin de chasser de sa conscience ces sentiments de culpabilité et d'insuffisance, et pour y échapper, il a développé un comportement de sauveur humilié. Le fait de choisir uniquement des partenaires à problèmes lui permettait d'« enfourcher son cheval blanc », de devenir leur héros et de se sentir puissant. Mais son refus d'entrer en empathie, sa tendance à déformer la réalité, son besoin de perfection et son désir profond d'être admiré ont fini par soulever de véritables conflits avec sa femme Patricia.

Le petit chéri de maman

Vus de l'extérieur, le petit Bernard et sa maman semblaient entretenir une relation des plus heureuses et enviables. De fait, Bernard continue de vouer respect et admiration à sa mère ; il apprécie le soutien qu'elle lui offre, son attitude protectrice, et il la considère comme sa meilleure amie. Bien que nous encouragions les parents à se comporter de façon protectrice et aimante, nous devons ici reconnaître que les idéaux égocentriques de la mère de Bernard ont énormément pesé sur lui : il devait trouver le remède contre le cancer, tenir à distance ses douleurs abdominales, et réussir sa carrière professionnelle là où son père avait échoué. Elle recherchait son opinion sur des sujets qui étaient bien au-delà de sa portée et se fiait à ses avis, même si elle devait pour cela écarter ceux formulés par son mari. De bien des manières, sa mère le traitait plus en compagnon de vie qu'en fils. Elle lui demandait si elle était bien coiffée, bien maquillée et, en cachette de son père, lui faisait manquer l'école pour qu'il reste avec elle.

Nous soupçonnons qu'en surévaluant son fils et en dévalorisant son mari, la mère de Bernard l'a empêché de s'identifier sainement à son père en faisant surgir chez lui la crainte que celui-ci soit un homme faible. Pourtant, comme il a besoin de protéger l'image intérieure qu'il a de son père, Bernard souligne à quel point c'est un « homme bon » ; par ailleurs, il transforme l'incapacité de son père à dominer la situation en affirmant que, si la carrière de celui-ci avait mis si longtemps à démarrer, c'était la faute des autres.

Les incessantes interventions de sa mère auprès du directeur de son école ont empêché Bernard d'obtenir une appréciation réaliste de son travail et de son comportement ; en outre, elles lui ont inculqué l'idée que seule la perfection était acceptable. L'absence de règles et l'autorisation qui lui était clairement donnée de faire ce qu'il voulait n'ont fait qu'aggraver la situation. Mais Bernard avait également reçu quelques signaux indiquant que son rôle de fils parfait restait fragile. Les plus spectaculaires de ces signaux se produisaient quand sa mère le jetait hors de sa chambre ou l'envoyait à l'école quand il était malade. Ainsi, entre attachement presque fusionnel et rejet complet, la relation de Bernard avec sa mère avait quelque chose d'extrême.

Il est intéressant de constater que la relation sexuelle de Bernard avec la mère de son ami s'est produite peu après que la maladie de sa mère a disparu et qu'elle a commencé à apprécier de passer du temps avec son mari. Cet éloignement, après des années de proximité, a éveillé chez Bernard un sentiment de vulnérabilité qui en a fait une proie facile pour la mère de son amie. Mais Bernard, trop prédisposé à la honte pour accepter que quoi que ce soit dans sa vie ne soit pas parfait, ou pour admettre une quelconque faiblesse, a encensé cette relation en dépit de son caractère déplacé ; de cette façon, il a pu se sentir spécial et important.

Refus d'empathie

Le refus de Bernard à entrer en empathie avec les autres l'a obligé à se conduire d'une façon qui a mis son couple en péril. S'extasier sur la silhouette d'une autre femme alors qu'il sait Patricia tracassée par ses problèmes de poids, et refuser systématiquement d'admettre ses erreurs sont des comportements exempts de toute empathie. S'il avait reconnu que son attitude était blessante pour Patricia, il serait devenu faillible à ses propres yeux, ce qui est inacceptable pour Bernard : seul le sentiment d'être parfait lui permet de tenir en respect la honte et la culpabilité. Bernard est également incapable de voir que Patricia et lui sont deux individus distincts dotés de besoins et d'aspirations différents. Son refus de cette individualité renvoie à une peur très primaire de la séparation et constitue une tentative pour combler son sentiment de vide.

Besoin d'idéaliser et d'être idéalisé

Patricia et Bernard nous ont tous deux fourni de nombreux exemples du besoin qu'a Bernard d'être considéré comme quelqu'un de parfait : la vision positive qu'il donne d'une enfance pourtant difficile, son refus d'admettre que sa femme est malheureuse, son besoin compulsif de n'acheter que le meilleur et sa tendance à se poser en héros en déformant la réalité. Reconnaître que ses parents étaient décevants était trop effrayant pour lui, et il les a donc idéalisés, en particulier sa mère. Pareille idéalisation est difficile à conserver, ce qui le force à continuellement déformer ou nier la réalité afin de chasser de sa conscience le décalage entre ses parents idéaux et ses parents réels.

Bernard idéalise également ses partenaires. Bien que toutes ses précédentes compagnes aient été des femmes perturbées, il les décrit comme étant dotées d'une « incroyable force de caractère ». Il met l'accent sur leurs qualités et minimise leurs problèmes parce qu'il a besoin qu'autour de lui, tout soit parfait, les choses comme les personnes. C'est particulièrement flagrant avec Patricia. Comme Bernard n'opère pas de différenciation entre sa femme et lui, si Patricia est parfaite, alors Bernard l'est aussi. La chose est également vraie pour le chien, puisque rien de ce qu'il fait ne peut apparemment lui être reproché.

Probablement incapable d'affronter un autre échec dans ses études, Bernard a choisi de ne pas s'inscrire aux cours de rattrapage qui lui auraient permis de retenter le concours de médecine. Renoncer à ses études médicales était un coup important porté à la vision idéaliste que ses parents avaient de leur fils, et Bernard s'était vu obligé de déformer sa perception de soi et de nier le fait qu'il ait pu les décevoir. Pour cela, il a eu recours à des aptitudes développées au chevet de sa mère – anticiper les besoins des gens et les aider à faire face à leurs problèmes physiques – afin de monter une boutique avec le succès que l'on connaît, et devenir un « meilleur guérisseur » que les médecins eux-mêmes. De cette façon, il s'est remis de la déception infligée à ses parents et il a pu se sentir fier de la personne qu'il était devenu, du moins vu de l'extérieur.

Malgré le succès de sa boutique, le besoin qu'avait Bernard d'être admiré était insatiable. Patricia et ses précédentes compagnes souffraient toutes de problèmes qui lui avaient permis de se sentir fort, puissant et, au moins temporairement, idolâtré. Son besoin d'être idéalisé l'amena naturellement à se lier avec une autre femme, en l'occurrence son ostéopathe, et à s'engager avec elle dans une relation où, pensait-il, sa valeur serait reconnue. Qu'il ait ou non eu des relations sexuelles avec elle à l'époque de cette première session thérapeutique, Bernard idéalisait déjà l'ostéopathe dont il encensait la beauté et l'intelligence, et de par l'intérêt qu'elle lui portait, il accroissait ainsi sa propre valeur.

Les effets sur Patricia

Bien que nous ne connaissions que peu de chose sur l'effet qu'a eu Bernard sur ses précédentes partenaires, nous savons en revanche que Patricia était très malheureuse et ne savait plus quoi penser de son couple. Sous certains aspects, Bernard l'avait beaucoup aidée.

Elle reconnaît qu'il l'a amenée à surmonter sa boulimie et à trouver de nouveaux clients, ce qui, dans les deux cas, lui a permis d'améliorer son estime de soi. Pourtant, par d'autres côtés, le comportement secourable de Bernard l'a blessée. Quand il minimisait son inquiétude, qu'il refusait d'assumer la responsabilité de ses actes, qu'il accaparait le premier rôle là où Patricia l'avait en réalité tenu, ou qu'il prenait des décisions sans elle, il la dévalorisait. Chaque fois que l'estime de soi de Patricia baissait, le sentiment de sécurité qu'éprouvait Bernard au sein de leur couple augmentait, dans la mesure où sa femme comptait alors sur lui pour réparer son estime de soi, qu'il avait lui-même endommagée.

L'histoire de Karine et de Benjamin

Karine

Karine est une historienne de l'art âgée de 38 ans. C'est une femme sophistiquée, d'une tenue irréprochable, et elle est assistante dans une galerie d'art. Karine est arrivée en thérapie après s'être vu refuser une promotion sous prétexte qu'elle n'avait pas « l'esprit d'équipe ». Ce n'était pas la première fois que Karine s'entendait reprocher pareille chose, et elle reconnaît être « un peu tendue » au travail. Elle impute cette tension à Benjamin, son troisième mari, un homme de 45 ans, et à son manque de reconnaissance pour tous les efforts qu'elle fait dans le couple.

Il y a sept ans, Karine a rencontré Benjamin, professeur de physique, lors d'un vernissage à la galerie où elle travaille. À l'époque, elle s'était dit que Benjamin était un « diamant brut » ; en effet, tout ce qui était mode, gastronomie ou même culture paraissait lui être étranger. En revanche, il était extraordinairement gentil et généreux. Bien que clairement mal à l'aise en société, c'était un universitaire de renom, et ses cours étaient très prisés en raison de son talent à présenter des notions complexes de façon accessible et passionnante.

Karine avait grandi en plein Paris, dans un milieu aisé où la culture tenait une place importante. Benjamin, lui, était originaire d'une petite ville rurale, dans une famille qui peinait toujours à joindre les deux bouts. Alors que Karine avait collectionné les conquêtes, Benjamin n'avait fréquenté presque aucune femme après la mort de son épouse, cinq ans plus tôt. Malgré, ou plutôt grâce à ces différences, Benjamin fut tellement impressionné par Karine qu'il renversa son verre et se mit à bégayer tandis qu'elle essayait d'engager la conversation. Karine trouva cette maladresse charmante, très différente de l'attitude « policée et arrogante » des hommes avec qui elle sortait habituellement. Elle suggéra donc qu'ils se revoient le soir suivant. Désarçonné et flatté par l'offre de Karine, Benjamin fut incapable de trouver de quoi noter son numéro de téléphone, et Karine finit par écrire le sien sur son bras.

Le lendemain, Karine et Benjamin se rejoignirent dans un bar. Karine avait adoré l'attention maladroite que lui portait Benjamin, et elle avait eu un peu pitié de lui quand il avait tenté de discuter art avec elle – il n'y connaissait vraiment rien. Quand la soirée s'acheva, Karine s'était à ce point prise d'« affection » pour Benjamin qu'elle l'invita à prendre un dernier verre dans son appartement. Par la suite, ils se virent régulièrement, et six mois plus tard, ils étaient mariés.

Fasciné par sa beauté et stupéfait qu'elle veuille bien de lui, Benjamin avait mis Karine sur un piédestal. Quant à Karine, elle avait entrepris d'initier Benjamin aux petits raffinements de la vie. Celui-ci se révéla être un élève doué et, bientôt, il avait remisé ses vêtements confortables, mais passés de mode, au profit de costumes de marque, il avait consciencieusement lu les romans que Karine considérait comme incontournables, et il consacrait maintenant une partie de son budget aux bons vins et à l'art. Pour finir, il avait quitté son club d'échecs pour pouvoir assister à des opéras, à des ballets ou aux vernissages de la galerie où travaillait Karine.

Dans la chambre conjugale, Karine s'appliquait aussi à donner à Benjamin des instructions très précises qu'il suivait avec plaisir. Cependant, depuis deux ans, il semblait préoccupé et moins intéressé par Karine. Il avait suggéré de ne pas se rendre systématiquement aux soirées professionnelles de Karine et proposé, à la place, qu'elle l'accompagne de temps à autre aux repas qu'ils organisaient parfois entre collègues de la faculté de sciences. Benjamin avait semblé lui tenir rigueur de son refus. Quelques semaines plus tard, Benjamin avait annoncé qu'il n'accompagnerait pas Karine lors d'une importante soirée entre collectionneurs d'art, mais qu'à la place, il se rendrait à un dîner chez le doyen de la faculté, et qu'il espérait qu'elle viendrait avec lui. Éberluée par la décision de Benjamin, Karine avait demandé à un ancien petit ami de l'accompagner à sa soirée.

Ce changement dans les priorités de Benjamin avait « irrité » Karine, au point qu'un jour, il l'accusa de toujours vouloir tout contrôler. Bien que blessée par cette remarque, elle lui expliqua patiemment qu'étant donné son bagage, c'était à elle de faire certains choix afin de leur éviter de devenir « des petits bourgeois pantouflards ». Elle se défendit également en rappelant à Benjamin qu'elle s'était essayée aux activités favorites de son mari, comme les échecs, mais qu'elle ne comprenait rien à ce jeu et qu'elle le trouvait « mortel ».

Un jour, Benjamin accompagna Karine à sa séance de thérapie. Précisant au thérapeute qu'il continuait de trouver Karine « superbe et intelligente », il se demandait s'il devait rester avec elle. Il reconnut qu'après la mort de sa première femme, il avait sombré dans la dépression et avait mené une existence « monacale ». Karine l'avait sorti de sa coquille et avait enrichi sa vie, mais à présent, il ne supportait plus ses critiques incessantes. En certaines occasions, elle le félicitait dans le choix d'un vin ou le jugement qu'il émettait au sujet d'une œuvre d'art, mais ces rares compliments pesaient peu face au dénigrement dont elle faisait généralement preuve à son égard. Aujourd'hui, il se sentait « prisonnier et stupide ».

Karine gérait les finances du foyer, les meubles, les vêtements et les loisirs. Tous les choix de Benjamin étaient automatiquement rejetés : elle les jugeait inacceptables parce que manquant de sophistication, qu'il s'agisse d'un hôtel, d'un film ou même, une fois, de la façon de servir un artichaut. Ce qui dérangeait sans doute le plus Benjamin, c'était qu'il ne croyait plus en lui-même ; il en était en effet arrivé à remettre en question son propre discernement sur des sujets banals ou mondains. À présent, réserver un restaurant, acheter un accessoire pour sa voiture ou même aller chez le coiffeur l'entraînait dans des affres de doutes concernant le bien-fondé de ses choix.

En outre, Karine voulait toujours être sous les feux de la rampe. Benjamin décrivit un dîner où les convives, tous des amis ou relations professionnelles de Karine, avaient évoqué un concept physique qui avait éveillé leur curiosité. Dans son élément, Benjamin leur avait fourni une explication qui les avait fascinés et amusés. Pourtant, à peine rentrés chez eux, Karine s'était plainte : « Tu étais vraiment obligé de monopoliser l'attention ? Personne n'a fait attention à moi ! »

Mais la goutte d'eau qui faisait déborder le vase, c'étaient les fréquents coups de téléphone que Karine passait à l'ex-petit ami qui l'avait accompagnée un soir, et aux relations ambiguës qu'elle entretenait avec lui. Depuis cette soirée, tous deux se retrouvaient en effet souvent pour « parler d'art ».

À ce moment, Karine interrompt la litanie de Benjamin pour expliquer que son ex la stimule intellectuellement, ce que Benjamin est incapable de faire, et qu'il possède une « approche fascinante » de l'interaction entre l'art et la société. Elle conclut en affirmant que Benjamin se conduit comme un « idiot timoré ». Benjamin trouve ces propos insultants et réclame des excuses. Karine réfléchit un instant avant de dire, d'un air réticent : « Je suis désolée que tes sentiments aient été blessés. »

« Il ne s'agit pas de mes sentiments, répond calmement Benjamin, mais de ton comportement. »

« Quoi ? s'étonne-t-elle. Tu préférerais croupir dans un vieil appartement en mangeant des plats surgelés et en jouant aux échecs avec une flopée de vieux types dégoûtants ? »

Benjamin fixe le sol, puis son regard passe de la thérapeute à Karine et il quitte le bureau. Karine se tourne alors vers la thérapeute et dit : « Vous comprenez ce que je veux dire, maintenant ? Comment je pourrais me sentir bien au boulot avec ce genre d'attitude à la maison ? »

Les précédents partenaires de Karine

Quand elle était lycéenne, Karine n'est sortie avec aucun garçon et plus tard, pendant ses études, elle a eu très peu de relations amoureuses. Une fois diplômée, elle a rencontré son premier mari, un artiste « fantastiquement doué », lors d'un voyage à New York. Avec le talent qu'il avait et la connaissance des milieux artistiques de Karine, elle était persuadée que tous deux connaîtraient un immense succès – jusqu'à ce que l'addiction à la cocaïne dont il souffrait les ruine tous les deux.

Son deuxième mari était un critique de théâtre « nationalement reconnu », dont la culture et les manières raffinées rappelaient son beau-père à Karine. Après trois ans d'un mariage qu'elle qualife pourtant d'heureux, il l'avait quittée pour un comédien. En revenant sur ces deux mariages et les relations qui s'étaient ensuivies, Karine voyait émerger deux schémas : d'abord, tous ses précédents compagnons lui avaient paru exceptionnels, que ce soit par leur intelligence ou leur créativité ; ensuite, avec chacun de ces hommes, elle se sentait idolâtrée. Comme Benjamin au début, ils l'avaient mise sur un piédestal et, au moins pendant un temps, lui avaient fait oublier les doutes de son enfance.

Le passé de Karine

Karine a été élevée à Paris par sa mère et son beau-père. Une fois son diplôme des Beaux-Arts en poche, sa mère avait quitté la ville de province où elle avait grandi pour monter à Paris, persuadée qu'elle pourrait s'y faire une place comme critique d'art. Au lieu de cela, elle travaillait le jour comme assistante d'un conservateur de musée, puis profitait des folles nuits parisiennes en faisant la fête et en se droguant. Très vite, à la suite d'une de ces soirées débridées, elle se retrouva enceinte de Karine.

Elle continua de travailler durant sa grossesse puis, après son congé maternité, amena Karine au travail avec elle. Deux ans plus tard, elle avait trouvé un nouvel emploi dans une galerie d'art dont le propriétaire allait bientôt devenir le beau-père de Karine. À l'époque, il était marié et avait un fils de 5 ans. Mais un an après que la mère de Karine avait commencé à travailler pour lui, il avait demandé le divorce pour pouvoir l'épouser.

Le demi-frère de Karine s'était fait le porte-parole de la colère de sa mère et l'avait dirigée sur la cible la plus facile, à savoir Karine. Heureusement, il n'était là qu'un week-end sur deux, ce qui limitait le temps pendant lequel Karine était soumise à ses tortures : il l'insultait, volait ou cassait ses jouets, cachait son doudou, la frappait, et mentait pour la faire punir.

Difficulté supplémentaire, Karine devait également subir les fréquentes absences de sa mère. Quand Karine lui demandait de rester à la maison ou lui demandait où elle allait, sa mère évoquait de vagues réunions professionnelles. Étant donné l'heure tardive de ces sorties, ces réponses ne tenaient pas debout, et Karine avait l'impression que sa mère ne l'appréciait pas ou qu'elle n'avait pas envie d'être avec elle. Ces absences l'amenèrent à passer beaucoup de temps avec son beau-père qui, à l'en croire, semblait tout aussi perplexe et peiné qu'elle par le manque d'intérêt que sa femme portait à sa famille. D'ailleurs, Karine se rappelle avoir craint que son beau-père, à force de se sentir seul et mal aimé par sa mère, demande le divorce. Dans l'esprit de Karine, un divorce revenait à la priver de vrais parents, ou à la laisser entre les mains d'une mère immature ; elle fit donc de son mieux pour compenser l'absence de sa mère auprès de son beau-père.

Heureusement, tous deux s'entendaient bien. Il lui enseignait tout ce qu'il savait sur l'art et insistait sur le fait qu'il était indispensable d'être exceptionnel. Mais son beau-père avait une idée très particulière de ce qu'il considérait comme « exceptionnel ». Il suffisait en effet que Karine utilise les mauvais couverts, que la couleur de son foulard soit trop vive ou qu'elle ne se tienne pas droite pour que son beau-père l'accable de remarques acerbes. Néanmoins, Karine aimait la vie qu'elle menait. Ils habitaient un appartement décoré avec goût, et elle adorait aller à ses cours de danse classique ou de dessin. Elle travaillait bien à l'école, même si ses professeurs pensaient qu'elle avait tellement peur de faire des erreurs qu'elle passait beaucoup trop de temps sur des détails.

Un peu après le neuvième anniversaire de Karine survinrent deux incidents qui changèrent la vie de la fillette. Le premier arriva un jour que son beau-père la ramenait de son cours de danse ; il avait décidé d'en profiter pour aller livrer une statuette à un client qui habitait sur le trajet, sans toutefois prévenir celui-ci. Au moment où la voiture arrivait à l'adresse du client, ils le virent devant la porte en train d'embrasser une femme – la mère de Karine. La fillette se mit à crier, et son beau-père jeta la statuette au visage de sa femme en lui hurlant des insultes avant de redémarrer en trombe.

Après cela, l'ambiance changea considérablement à la maison. La mère de Karine s'absentait de plus en plus et, quand elle était là, elle était généralement soûle. Son mari et elle faisaient maintenant chambre à part. Karine se forçait à rester éveillée jusque tard dans la nuit et, au retour de sa mère, elle se glissait sans bruit dans la chambre de celle-ci et la suppliait de rester à la maison et d'être gentille avec son beau-père. La plupart du temps, sa mère répondait en affirmant que son mari était « un vieux coincé incapable de s'amuser » et qui se croyait « tellement exceptionnel ». Elle répétait qu'en l'épousant, elle avait offert à Karine « une vie de rêve » et qu'ainsi, elle avait rempli ses responsabilités de mère. Par ailleurs, Karine aurait dû lui être « sacrément reconnaissante de [son] sacrifice ». Karine se rappelle avoir été particulièrement peinée quand, un soir, sa mère la mit à la porte de sa chambre en lui hurlant : « Arrête de jouer les mouchardes pour cet imbécile ! »

Son beau-père n'était pas tendre non plus avec sa femme. Il la qualifiait de « putain provinciale » et ne manquait jamais une occasion de lui lancer des remarques humiliantes, même devant tout le monde. Au cours de quelques soirées en société, après avoir beaucoup bu, il présenta Karine comme « le souvenir que [sa] femme a gardé de ses nuits orgiaques ». Pendant les sorties de sa femme, il semblait se focaliser sur tous les défauts de Karine, qu'il attribuait souvent aux « gènes du pochard inconnu ». Pourtant, la fillette faisait de son mieux pour lui plaire et obtenir son approbation. Sur le plan vestimentaire, elle avait adopté le style qu'il affectionnait ; elle s'exprimait comme il le lui avait appris, avait une tenue irréprochable à table, et elle avait emmagasiné tout ce qu'elle pouvait sur l'art afin de pouvoir répondre correctement à ses questions et tenir une conversation avec lui.

Le second incident qui bouleversa l'enfance de Karine survint alors qu'elle était en classe de seconde. Après avoir été renvoyé de son lycée, son demi-frère avait été transféré dans celui de Karine pour y achever son année de terminale. Le jeune garçon était un adolescent extrêmement perturbé qui dealait de la drogue et adorait faire des réflexions à caractère sexuel devant Karine et sa mère chaque fois qu'il venait passer le week-end chez son père. Karine apprit de la bouche de ses camarades de classe que son demi-frère avait répété ces remarques au lycée, et qu'il avait même affirmé avoir vu sa belle-mère en train d'embrasser un inconnu dans un bar.

Karine avait essayé de parler à sa mère du comportement et des accusations de son demi-frère, mais celle-ci lui avait simplement recommandé de ne pas faire attention à lui, parce qu'elle n'avait pas envie d'une nouvelle crise à la maison. Au grand déplaisir de Karine, sa mère ne nia jamais le fait qu'elle ait de nouveau une liaison.

Après son baccalauréat, le demi-frère de Karine quitta Paris pour intégrer une école d'ingénieurs à Nantes. À présent qu'elle était débarrassée de lui, Karine espérait pouvoir achever ses années de lycée de façon plus sereine. Malheureusement, ce ne fut pas le cas. Les rumeurs qu'il avait lancées continuaient à se propager, et Karine ne cessait d'être la cible de ragots ou de cruelles plaisanteries. Elle explique que, pour contrer ces humiliations, elle s'efforçait d'être toujours impeccablement habillée, de surveiller sa posture et son langage et de critiquer systématiquement les élèves qu'elle jugeait « ringards ». Cette attitude élitiste lui valut d'être rejetée par la plupart des lycéens, et elle ne trouva que de rares personnes dignes d'être ses amis.

À la maison, ce n'était guère mieux. Ses parents ne s'adressaient plus la parole et sa mère partait parfois plusieurs jours d'affilée sans fournir la moindre explication. Karine continuait de l'implorer de rester à la maison, mais en vain. Pour finir, elle renonça et fit de son mieux pour ignorer sa mère de la même façon que celle-ci l'ignorait.

Aussi désastreuse que paraisse sa vie, Karine se rappelle qu'elle avait des aspects positifs. Son beau-père avait besoin de quelqu'un qui l'accompagne dans ses obligations sociales, et même si sa femme avait été présente et disponible, il n'aurait pas pu lui faire confiance pour se conduire correctement. À l'inverse, Karine ne souhaitait rien tant que plaire à son beau-père et oublier les ragots qui couraient sur elle au lycée en montrant le meilleur d'elle-même : elle était capable de parler d'art, de littérature et d'actualité avec une prestance et une maturité étonnantes pour son âge. Par conséquent, quand elle eut 15 ans, Karine devint la cavalière attitrée de son beau-père lors des mondanités auxquelles il devait se soumettre, préférant sa compagnie à celle, potentiellement embarrassante, de sa femme.

Karine passa alors certains des meilleurs moments de sa vie. Bien souvent, elle était la plus jeune des personnes présentes, et elle adorait l'attention qu'on lui portait et les compliments qu'on lui faisait.

En rencontrant des gens connus et en portant les belles robes que son beau-père choisissait pour elle, elle avait l'impression d'être quelqu'un de spécial. Quand ils rentraient à la maison, son beau-père passait en revue la « performance » de Karine, généralement de manière positive. Ces critiques constructives avaient cependant leur côté humiliant, par exemple quand il se félicitait d'être parvenu à lui faire surmonter son « héritage génétique douteux ».

Après avoir obtenu son baccalauréat, Karine entra à l'École supérieure des beaux-arts de Paris où elle étudia l'histoire de l'art dans l'optique de travailler dans la galerie de son beau-père. Mais peu après son entrée aux Beaux-Arts, son beau-père commença à avoir des ennuis de santé, et il vendit la galerie. Une fois son diplôme en poche, Karine partit s'installer à New York, trouva du travail chez un marchand d'art et se maria. Quelques années plus tard, après l'échec de son premier mariage, elle rentra à Paris.

Comprendre Karine

Le confort matériel dont disposait Karine dans son enfance ne l'a pas beaucoup aidée à affronter son sentiment d'insuffisance et sa crainte qu'on s'aperçoive de ses défauts. Elle parvenait à obtenir un sentiment de sécurité fallacieux en choisissant des partenaires qui lui vouaient de l'adoration, tout en étant dotés d'un trait de caractère qui lui permettait d'exercer une certaine domination sur eux, comme la maladresse de Benjamin en société. Elle espérait inconsciemment que sa relation guérirait ou masquerait les sentiments d'insécurité ou d'insuffisance développés dans son enfance, et qu'elle restaurerait son estime de soi.

Pourtant, comme on le constate malheureusement chez la plupart des sauveurs humiliés, le sentiment de vide, ce trou émotionnel qu'elle espérait combler en trouvant un compagnon, restait douloureusement présent. Par conséquent, bien que Karine ait commencé par idéaliser Benjamin, elle s'est mise peu à peu à le rabaisser pour, finalement, se dégager de toute responsabilité quant à l'échec de leur mariage.

Les sources de la honte

Avant et après la naissance de sa fille, le comportement de la mère de Karine avait tendance à embarrasser son entourage, et dès sa prime enfance, Karine a endossé la honte de sa mère. Celle-ci était tombée enceinte sans le vouloir, était alcoolique, avait émotionnellement abandonné Karine, et se montrait déloyale envers son mari, ou peut-être même sexuellement infidèle. Tout jeune, le demi-frère de Karine, peut-être aux prises avec sa propre colère d'avoir été abandonné par son père, avait fait de Karine son souffre-douleur. Au lycée, il avait lancé et propagé de fausses rumeurs sur elle et sa mère. Karine s'était attachée à son beau-père, mais son amour-propre était mis à mal, car elle prenait à cœur chacune de ses critiques.

La chérie de beau-papa

Sa mère étant souvent absente ou, quand elle était là, ne constituant pas un modèle à suivre, Karine s'est tournée vers son beau-père, la seule personne qui lui semblait pouvoir tenir le rôle de parent, et il a endossé ce rôle avec enthousiasme. Comme il la considérait comme une extension de lui-même, il avait besoin de faire d'elle une jeune femme parfaite, autant du point de vue de l'allure physique que des bonnes manières et de la culture. En contrepartie, toute erreur de la part de Karine, comme se tromper de couverts ou se vêtir de couleurs trop vives, l'amenait à rappeler que, génétiquement, elle était imparfaite : elle était née d'un père inconnu qu'il supposait pétri de tares, et sa mère était à tout le moins une personne incongrue.

Même si, de l'extérieur, Karine donnait l'impression d'être dotée d'une grande culture, dans son for intérieur elle s'identifiait à sa mère et se sentait pleine de défauts. Tous ses efforts pour convaincre sa mère de se comporter en parent responsable avaient échoué. Son beau-père était tout ce qu'elle avait, et elle craignait de le perdre comme elle avait sentimentalement perdu sa mère. Quand celle-ci lui avait reproché de « jouer les mouchardes » pour son beau-père, la remarque comportait une part de vérité : Karine l'avait en effet idéalisé par nécessité, et c'est à lui, et non à sa mère, qu'allait sa loyauté.

Karine faisait donc de son mieux pour pouvoir rester dans sa vie, persuadée que, si cet homme cultivé qu'elle admirait tant l'aimait, alors elle pourrait être quelqu'un d'autre que la fille de sa mère déficiente. En idéalisant ainsi son beau-père, elle était devenue encore plus vulnérable à ses critiques.

Les efforts de Karine se sont révélés payants et ont été récompensés par la décision de son beau-père de faire d'elle son accompagnatrice attitrée. Malgré cela, elle ne se remettait toujours pas d'avoir été émotionnellement abandonnée par sa mère et continuait de souffrir à l'idée d'être aussi déficiente qu'elle. Malgré le rôle prestigieux que lui offrait son beau-père, le fait qu'il se pose en critique permanent de son apparence et de sa conduite lors des manifestations auxquelles ils se rendaient ainsi que ses fréquentes allusions à son patrimoine génétique « douteux » n'ont fait qu'ajouter à son sentiment d'insuffisance.

Gérer son sentiment d'insuffisance

Quand elle était enfant, Karine traduisait son besoin de masquer ses sentiments d'insuffisance en passant plus de temps que nécessaire sur ses devoirs afin qu'ils soient parfaits, et ce souvent à ses dépens. Adolescente, elle faisait face à la honte que déclenchaient ses origines, les critiques de son beau-père, le comportement de sa mère et les rumeurs répandues par son demi-frère en adoptant une attitude ouvertement méprisante vis-à-vis des vêtements, des manières et du degré de sophistication de ses camarades de lycée.

Bien que ce type de comportement fasse partie des relations entre adolescents, le mépris excessif et le niveau d'exigence dont faisait preuve Karine la rendaient difficilement fréquentable. Elle avait donc peu d'amis. Son attitude s'expliquait en partie par son identification à son beau-père. Tout comme il la critiquait elle, Karine critiquait les autres. Il s'agissait également d'une tentative de se débarrasser de sa honte à l'idée de sa propre nullité. En d'autres termes, en se focalisant sur les défauts des autres, Karine pouvait se cacher à elle-même, mais aussi cacher aux autres, la honte qu'elle ressentait.

Devenue adulte, Karine s'est protégée de son sentiment d'insuffisance en idéalisant et en dévalorisant ses partenaires. Benjamin et ses deux premiers maris étaient « exceptionnels », un peu comme son beau-père aurait aimé qu'elle soit. Son premier mari était « incroyablement doué », son deuxième époux était « nationalement reconnu », et Benjamin était un « universitaire de renom ». Et surtout, avec eux, elle s'était sentie idolâtrée, et en les idéalisant, elle avait accru sa propre valeur. Pourtant, quand elle avait commencé à se sentir rejetée, elle avait dévalorisé Benjamin afin d'amenuiser son pouvoir sur elle et ses propres sentiments de perte.

Karine avait avec Benjamin une attitude extrêmement dominatrice. Cette domination lui venait des leçons de culture qu'elle avait reçues de son beau-père, sauf que cette fois, c'était elle le professeur, et Benjamin était le mauvais élève. Son comportement contrôlant lui permettait en outre de masquer sa propre insuffisance, et en agissant ainsi, elle se sentait plus forte. Le fait de décider des menus, de l'ameublement et de leurs activités la tenait à l'écart de situations nouvelles où sa faiblesse aurait pu être révélée au grand jour, comme cela aurait été le cas au dîner où Benjamin souhaitait qu'elle se rende avec lui.

Même au sein de son propre cercle d'amis, Karine ne pouvait pas toujours contrôler la situation ou monopoliser l'attention. Quand, adolescente, elle avait joué les accompagnatrices pour son beau-père, son amour-propre en avait été renforcé, et elle avait pu écarter provisoirement ses craintes d'insuffisance et masquer sa jalousie des autres. Devenue adulte, elle continuait d'avoir besoin d'expériences qui étayaient sa perception d'elle-même. Ainsi, lors du dîner où l'attention de tous les convives s'est focalisée sur Benjamin, Karine n'a pas supporté de n'être plus le centre des regards, et elle s'est mise à faire la tête.

Les effets sur Benjamin

Incapable de reconnaître ses propres défauts, que ce soit au travail ou dans sa vie privée, Karine n'est pas une partenaire facile. La fragilité de son estime d'elle-même lui interdit d'assumer la responsabilité de ses erreurs ou de présenter ses excuses de crainte de voir sa faiblesse exposée ou d'éprouver un sentiment de honte. Quand on lui a refusé sa promotion, elle a même accusé Benjamin d'y être pour quelque chose, minimisant les paroles de son responsable quand il affirmait qu'elle n'avait pas « l'esprit d'équipe ». Dernièrement, les relations ambiguës qu'elle entretient avec son ex-petit ami sont une autre manière d'exercer son contrôle sur Benjamin. En attisant sa jalousie et son inquiétude, elle peut ainsi nier ses propres sentiments d'insécurité et de vulnérabilité, et rétablir la dynamique du pouvoir à l'intérieur de leur couple.

Dans pareille atmosphère, Benjamin ne peut que douter de lui-même. Ayant endossé le sentiment d'insécurité et la crainte d'insuffisance de Karine, il en vient à remettre en question son propre jugement et craint de commettre des bévues pour des détails insignifiants. La dépression dont il a souffert après la mort de sa première femme l'avait rendu maladroit en société, et Karine lui avait été d'une grande aide pour sortir de sa solitude – au début, du moins. Il admet bien volontiers qu'avec les encouragements et l'assurance de Karine, sa vie sociale est devenue beaucoup plus active. Mais avec le temps, son refus d'entrer en empathie avec lui ou de reconnaître le tort qu'elle a pu lui causer est devenu insupportable. Pour des raisons de survie ou presque, Benjamin a déjà mis un pied hors de son mariage.

Portrait des sauveurs humiliés

Bernard et Karine ont tous deux besoin d'opérer certains compromis pour combler les disparités entre leur Moi réel et leur Moi idéal, et masquer leurs faiblesses aux yeux de tous, y compris les leurs. Par conséquent, ils ont trouvé des partenaires qui, en raison d'un trait de caractère ou de la situation dans laquelle ils vivaient, avaient besoin d'aide. Bernard et Karine espéraient profondément qu'en secourant leur partenaire, ils recevraient l'approbation dont ils avaient manqué dans leur enfance.

Le prix de la singularité

La mère de Bernard et le beau-père de Karine leur ont donné l'impression qu'on attendait d'eux un tel niveau de perfection que leurs efforts étaient de toute façon voués à l'échec. Les attentes irréalistes et les idéaux inatteignables de leurs parents ont éveillé chez Bernard comme chez Karine le sentiment qu'ils étaient déficients, inadéquats et décevants. Par conséquent, chacun d'eux a mis en place des procédures très lourdes émotionnellement pour qu'on ne puisse pas voir leurs insuffisances, réelles ou imaginaires.

Bernard devait vivre au quotidien avec la conviction de sa mère qu'il était spécial et au-dessus de tout reproche. Quand sa présence ne suffisait pas à soulager les douleurs de sa mère, ou qu'elle était simplement de mauvaise humeur, et l'envoyait malade à l'école, elle lui montrait l'instabilité de son attachement envers lui. Plus tard, quand il a échoué au concours de médecine, Benjamin a eu besoin de trouver des moyens de gérer sa déception et celle de ses parents. Karine, elle, devait gérer les attentes de son beau-père, qui tenait à ce qu'elle soit exceptionnelle, tout en s'entendant dire qu'au fond, elle était déficiente. En tant qu'adultes, Karine et Bernard ont affronté l'inévitable déception de leurs parents en trouvant des partenaires qui avaient besoin d'être secourus, puis en faisant endosser à ces partenaires la honte qu'ils avaient eux-mêmes ressentie enfants.

Choix du partenaire

Bernard et Karine ont réussi à sauver leurs partenaires respectifs du danger qui les menaçait au moment de leur rencontre : grâce au soutien de Bernard, Patricia a surmonté ses problèmes de boulimie, et les encouragements de Karine ont permis à Benjamin de retrouver une certaine aisance en société. Pourtant, sous couvert de les aider, les critiques dont ils ont, ouvertement ou non, accablé leurs partenaires ont fini par porter atteinte à l'estime de soi de ces derniers.

En outre, en suscitant la jalousie de leur partenaire – Bernard, à travers sa relation ambiguë avec son ostéopathe, et Karine avec celle qu'elle entretient avec son ex-petit ami –, ils ont conservé le pouvoir dans leur couple en éveillant chez leur partenaire un sentiment d'insécurité. Il en résulte que Bernard et Karine ont tous les deux maintenu leur position de sauveurs, qui allaient à présent pouvoir aider leurs partenaires à surmonter l'insécurité même qu'ils avaient déclenchée chez eux.

Pris au piège de la honte

En échouant dans l'atteinte des impossibles idéaux qu'ils s'étaient fixés, Bernard et Karine ont ressenti de la honte. À cause de cette honte, ils se sont retrouvés pris au piège de divers comportements d'autoprotection malsains qui ont fini par gâcher toutes leurs relations de couple. L'une des manières de gérer ce sentiment d'échec consiste à adopter une attitude hautaine et pompeuse et à se considérer comme des modèles de réussite et de talent – ce qui, sous certains aspects, est vrai.

Cependant, cette arrogance les empêchant de s'auto-évaluer de façon réaliste, ils se sont retrouvés en position inconfortable dans leur travail et dans leur couple. Par exemple, quand il a échoué dans ses études de médecine, Bernard a fait face à sa déception et à celle de ses parents en se persuadant qu'il était un « meilleur guérisseur » que les médecins. Quant à Karine, les attentes de son beau-père – faire d'elle un modèle de culture et d'élégance – étant vouées à l'échec, elle a affronté celui-ci en jouant le rôle de pourvoyeuse de culture auprès de Benjamin. Dans leur tentative pour masquer leurs défauts intérieurs, ils ont tout fait pour s'entourer de perfection à l'extérieur, qu'il s'agisse de leur maison, de leurs possessions matérielles, de leur partenaire, et ce de façon à chasser de leur conscience leurs propres échecs.

Pour résumer

Le sauveur humilié cherche des partenaires en demande d'aide afin de masquer son propre sentiment d'insuffisance. Son comportement de sauveur peut s'avérer partiellement utile, mais il peut également se révéler émotionnellement destructeur pour ses partenaires. Effrayé par sa propre imperfection, il déforme les événements, ses propres qualités ou celles des autres afin de conserver une image de lui infaillible. Il refuse d'endosser la responsabilité de ses actes, se montre critique envers ses partenaires, et refuse d'entrer en empathie avec ceux/celles-ci, déclenchant chez eux/elles des sentiments d'infériorité qu'il ressent en lui-même. Ces manœuvres autoprotectrices aboutissent souvent à un sentiment d'humiliation chez ces partenaires, qui souhaitent alors mettre un terme à la relation.

Dans le chapitre 7, vous découvrirez comment le besoin de masquer son sentiment d'insuffisance influence également le comportement secourable du sauveur terroriste/terrorisé, mais de manière beaucoup plus effrayante.

Faites le point

- Êtes-vous capable d'admettre vos erreurs sans essayer de rééquilibrer la situation en faisant des commentaires négatifs sur le comportement de votre partenaire ?
- Comment vous sentez-vous en société quand quelqu'un d'autre est le centre de l'attention ?
- Êtes-vous capable de vous lancer dans une nouvelle activité qui réclame de vous un effort, mais que votre partenaire apprécie ?
- Votre partenaire s'est-il/elle déjà plaint(e) de n'avoir pas son mot à dire dans les décisions importantes dans votre couple, comme les gros achats, les vacances, l'ameublement, etc. ?
- Les attentes de vos parents vous concernant étaient-elles réalistes ?

Chapitre 7

Histoires de sauveurs : le terroriste/terrorisé

Le sauveur terroriste/terrorisé lutte pour masquer sa vulnérabilité. Ses réactions face à la honte et à la faiblesse sont plus intenses que celles du sauveur humilié. Étant donné son monde intérieur très chaotique, il est persuadé de devoir prendre des mesures radicales pour préserver son sentiment de sécurité émotionnelle, rester proche de ses partenaires et éviter l'abandon. Ces mesures impliquent souvent une domination physique et émotionnelle sur ces partenaires.

Dans la mesure où il éprouve ce besoin de cacher aux autres sa peur et sa honte, le terroriste/terrorisé rechigne à prendre le risque de se voir démasqué en suivant une psychothérapie. Si toutefois il le fait, c'est généralement à la demande d'une personne extérieure : un(e) partenaire qui menace de le quitter, ou une instance médicale ou légale qui exige qu'il suive une thérapie.

Béatrice, la première terroriste/terrorisée présentée dans ce chapitre, a trouvé la motivation nécessaire pour consulter un psychothérapeute quand son compagnon l'a menacée de la quitter si elle n'allait pas se faire soigner. Quant à Victor, notre deuxième exemple de terroriste/terrorisé, c'est à la demande du juge pour enfants qui suivait son fils Théo qu'il s'est présenté en consultation ; suite à un délit commis par Théo, le magistrat a en effet exigé que les parents du jeune garçon suivent une thérapie de couple. En dépit d'un passé très différent, ces deux sauveurs se mettaient systématiquement en couple avec des partenaires qui avaient besoin d'être secourus mais, malheureusement, leurs propres terreurs intérieures les amenaient à aider ces partenaires de façon terrifiante.

L'histoire de Béatrice et d'Antoine

Béatrice

Habillée un peu trop jeune pour ses 46 ans, Béatrice arrive à la séance accompagnée d'Antoine, son compagnon âgé de 29 ans. Béatrice est propriétaire d'une agence immobilière dans laquelle elle a embauché Antoine comme chargé de clientèle. Antoine la menace de mettre un terme à leur relation de cinq ans si elle ne fait pas un effort sincère et efficace pour contenir son tempérament explosif et lui permettre d'avoir « une vie ». Lors de sa dernière explosion de colère, Béatrice a jeté le téléphone portable d'Antoine par la fenêtre de leur voiture en marche. En rebondissant sur le trottoir, l'appareil a heurté une voiture qui arrivait derrière eux, fracassant son pare-brise.

Heureusement, il n'y a pas eu de blessés, mais le propriétaire du véhicule endommagé a appelé la police. Béatrice a affirmé à l'officier de police qu'il s'agissait d'un accident et qu'elle paierait pour les dégâts. Sachant qu'elle avait fait l'objet de plusieurs avertissements, et craignant qu'elle ne soit arrêtée, Antoine a soutenu sa version des faits. Béatrice a l'impression qu'Antoine lui fait du chantage pour qu'elle entame une thérapie, et affirme que si elle « gaspille de l'argent à consulter », c'est que depuis l'incident, Antoine fait chambre à part et refuse d'avoir des relations sexuelles avec elle.

Béatrice a rencontré Antoine pendant une course hippique. Ce jour-là, Antoine jouait de malchance et il avait perdu beaucoup d'argent. Béatrice, qui adorait parier sur les chevaux et se rendait à l'hippodrome plusieurs fois dans l'année, avait rapidement vu les erreurs dans la stratégie d'Antoine. Grâce à ses conseils avisés, il s'était rapidement renfloué et avait même gagné de l'argent. Pour remercier Béatrice, il lui avait offert un verre dans un bar voisin.

Béatrice avait alors appris que, quand Antoine avait 18 ans, il avait été arrêté pour trafic de drogue, tout en affirmant que les preuves étaient « bidon ». Après avoir passé deux ans en prison, il avait enfin été innocenté mais, depuis, il continuait de vivre « en marge de la société ». Cela faisait quatre ans qu'il passait d'un petit boulot à l'autre, incapable de trouver un travail qui lui convienne. Il était venu aux courses en espérant gagner assez d'argent pour pouvoir éponger ses dettes.

À l'époque où Béatrice avait rencontré Antoine, elle venait de mettre fin à une liaison avec un homme marié et avait « besoin de compagnie, virile si possible ». Elle se souvient avoir pensé qu'Antoine était vraiment un très bel homme ; il était sexy et calme. En outre, il était jeune, et donc malléable. Elle l'invita alors chez elle et à la fin du week-end, que tous deux décrivent comme un « marathon sexuel », elle lui proposa de s'installer chez elle. Antoine hésita ; il trouvait que les choses allaient un peu vite. Mais Béatrice insista, expliquant qu'elle savait reconnaître « un bon cheval », comme il avait pu le constater. Trois semaines plus tard, Antoine emménagea dans l'appartement de Béatrice.

Fatiguée de l'incompétence de son précédent chargé de clientèle, Béatrice le licencia et forma Antoine pour qu'il reprenne son poste. Les compétences de gestionnaire de Béatrice, alliées à la prestance et à l'élégance d'Antoine, leur permirent de faire de véritables affaires. Béatrice était tellement optimiste qu'elle établit un plan financier qui devait leur permettre de prendre leur retraite sept ans plus tard.

Le couple semblait bien s'entendre – ils travaillaient dur toute la journée et, le soir, ils prenaient de la drogue, faisaient la fête et l'amour. Le week-end, Béatrice emmenait Antoine dans le centre pour chevaux retraités où elle travaillait bénévolement. Leur première grande dispute arriva un an après leur rencontre. Béatrice avait rendez-vous avec Antoine dans un bar après le travail. Elle arriva en avance et aperçut Antoine qui « roucoulait et se pavanait avec une gamine de 22 ans ». Antoine ne s'étant pas aperçu de sa présence, Béatrice alla s'asseoir discrètement au fond de la salle et commanda deux martinis. Elle but le premier, puis apporta le second à la table d'Antoine et le lui renversa sur les genoux. Elle s'empara alors du verre de la jeune fille et lui en jeta le contenu au visage en la traitant de « pute », avant de sortir en trombe du café.

Plus tard ce soir-là, quand Antoine rentra à la maison, il lui expliqua que la jeune femme était une vieille copine et que Béatrice s'était complètement méprise. Il était également perturbé par ce qu'un homme, témoin de la scène dans le bar, lui avait raconté après le départ de Béatrice. Celui-ci s'était présenté comme un proche du précédent partenaire de Béatrice, l'homme marié qu'elle avait quitté avant de rencontrer Antoine. Chaque fois que celui-ci l'interrogeait au sujet de cette précédente relation, Béatrice s'était toujours montrée évasive. L'homme du bar apprit à Antoine que Béatrice avait lancé des œufs sur la voiture de son amant, qu'elle lui avait envoyé des lettres de menace, avait appelé son patron pour accuser son amant de détournement de fonds, et avait harcelé sa femme de coups de téléphone anonymes en plein milieu de la nuit.

Qu'Antoine puisse croire à « ces mensonges » mit Béatrice dans une rage folle ; elle commença à balancer toute la vaisselle par terre. Le bruit alerta les voisins qui appelèrent la police. Quand les agents arrivèrent, Antoine les assura que Béatrice avait simplement trébuché en portant un plateau chargé de vaisselle. Pendant les jours suivants, elle ne lui adressa plus la parole, puis elle lui fit jurer sur la tête de sa mère qu'il ne croyait pas ce que l'homme lui avait dit dans le bar.

Plusieurs mois s'écoulèrent sans incident, mais Antoine avait envie de changement. Il décida de reprendre ses études et demanda à Béatrice de lui prêter de l'argent afin qu'il puisse s'inscrire dans une petite école de commerce privée. Béatrice commença par refuser, affirmant qu'elle avait besoin de cet argent pour leur « plan de retraite » et qu'il pouvait se passer d'un diplôme. Antoine affirma que ce diplôme lui permettrait d'être autonome et de ne pas dépendre de Béatrice jusqu'à la fin de ses jours. Par ailleurs, il était persuadé que les milliers d'euros que Béatrice dépensait chaque année pour aider les anciens chevaux de course pouvaient être réaffectés à ses études sans que leur train de vie en soit modifié.

Son argument mit Béatrice en colère. Elle pensait qu'Antoine tournait en dérision sa passion pour les chevaux et qu'il ne comprenait pas l'importance que cette œuvre de charité avait pour elle. Mais surtout, elle craignait qu'il ne la quitte une fois son diplôme obtenu. Antoine fit de son mieux pour la convaincre qu'il n'en serait rien, mais Béatrice refusa de céder. Antoine s'éloigna alors d'elle, émotionnellement et sexuellement. Pour finir, « juste pour lui faire plaisir », elle accepta qu'il assiste à des cours du soir à temps partiel. Bien que ces cours ne correspondent pas à la formation qu'il avait envisagée, Antoine fut reconnaissant à Béatrice d'avoir cédé du terrain, et il consentit à avoir de nouveau des rapports sexuels avec elle.

La formation d'Antoine se passa assez mal : Béatrice n'aimait pas qu'il s'absente pour ses cours deux soirs par semaine, qu'il passe du temps avec les autres « élèves » ou qu'il s'absorbe dans ses études alors qu'elle avait envie de « faire la fête ». Elle craignait qu'il ne « s'entiche d'une gamine » et demandait qu'il lui raconte dans les moindres détails ses activités pour essayer de le piéger sur son emploi du temps. De temps à autre, elle apparaissait de façon impromptue à la sortie de ses cours, soi-disant pour le reconduire à la maison. Elle posa une règle selon laquelle il n'avait pas le droit de voir les jeunes hommes de sa classe en dehors des cours, parce que tout ce qu'ils voulaient, c'était draguer les filles. Elle lui avait également interdit de voir l'étudiante avec qui il devait préparer un exposé commun, sauf s'ils venaient travailler dans l'appartement de Béatrice.

Lors d'une de ces séances de travail, Béatrice était arrivée dans le salon vêtue d'une simple nuisette, leur avait tourné autour avant de caresser Antoine de façon explicite, puis d'offrir à la jeune femme de la cocaïne en évoquant un possible plan à trois. Gênée, l'étudiante était partie sans demander son reste. Antoine, outré et humilié par la conduite de Béatrice, l'avait accusée de lui gâcher la vie. Furieuse qu'il puisse la critiquer et prendre la défense de sa camarade de classe, Béatrice avait frappé Antoine, lui mettant l'œil au beurre noir. En se rendant compte de ce qu'elle lui avait fait, elle fut terrorisée à l'idée qu'Antoine puisse la quitter. Pour se faire pardonner, elle leva toutes ses restrictions et affirma qu'Antoine pouvait retrouver les autres à la bibliothèque. Malheureusement, la jeune fille avec qui il avait travaillé ce soir-là, ainsi que toutes les autres femmes de la classe, refusait désormais d'adresser la parole à Antoine.

Plus tard dans l'année, il avait dû faire un nouvel exposé commun ; cette fois, Antoine choisit de travailler avec un homme et, comme convenu avec Béatrice, ils se retrouvèrent à la bibliothèque. Mais en rentrant de leur troisième séance de travail, Antoine surprit Béatrice en train de danser dans leur salon avec un homme rencontré dans un bar. Curieusement, Béatrice et Antoine se souviennent de la nuit qui s'ensuivit comme de la plus passionnée qu'ils aient jamais connue depuis leur rencontre.

En dépit de ces incidents, Antoine finit par obtenir son diplôme d'expert-comptable. Béatrice espérait que, maintenant qu'il s'était « accordé cette lubie », leur vie pourrait reprendre le cours qu'elle avait planifié. Mais l'un des professeurs d'Antoine l'avait recommandé pour un poste de consultant dans un cabinet d'audit financier.

Antoine était enthousiaste à l'idée de pouvoir gagner sa vie par lui-même. S'attendant à ce que Béatrice le prenne mal, il ne lui avait rien dit de cette opportunité avant que le cabinet ne lui confirme qu'il y avait de fortes chances pour qu'il obtienne le poste.

À la grande surprise d'Antoine, au lieu de se mettre en colère, Béatrice s'était contentée de sourire et de dire : « Félicitations, mon chéri. Je suis très fière de toi. » Deux jours plus tard, Antoine avait reçu un e-mail où le responsable du cabinet l'informait que sa candidature n'avait finalement pas été retenue. Très contrarié par cette nouvelle inattendue, Antoine avait contacté son ancien professeur en lui demandant de se renseigner sur la cause de ce refus. Une semaine après, alors qu'ils étaient en voiture avec Béatrice, Antoine avait reçu un message de son professeur sur son téléphone ; il y expliquait qu'Antoine avait été écarté du recrutement parce qu'ils avaient découvert que son casier judiciaire n'était pas vierge. Furieux, Antoine avait accusé Béatrice d'avoir appelé le cabinet pour leur révéler ce détail. Béatrice avait tout nié en bloc et, mise en rage par cette accusation, elle lui avait arraché son téléphone des mains avant de le jeter par la fenêtre de la voiture.

Pendant les séances de thérapie, Béatrice se décrit comme une personne « passionnée » qui « ressent les choses intensément ». Elle affirme être désolée de l'avoir blessé, mais aussi qu'elle aimerait bien qu'il fasse un effort pour mieux la comprendre. Elle ajoute que c'est son côté passionné qui l'a poussée à réagir aussi vivement quand Antoine s'est éloigné d'elle émotionnellement et sexuellement, ou qu'il ne s'en est pas tenu aux plans qu'elle avait mis en place pour eux. Elle continue également de nier avoir contacté son employeur potentiel ou d'avoir commis le moindre geste malintentionné envers son ancien amant.

Les précédents partenaires de Béatrice

Avant de rencontrer Antoine, Béatrice a eu une vie amoureuse et sexuelle très active. Elle affirme qu'elle « adore le sexe » et que les aventures d'un soir ne lui font pas peur. Elle tient à dominer la situation et admet sans difficulté sortir plus volontiers avec des hommes sur lesquels elle peut exercer son contrôle. Après deux mariages ratés, elle s'est promis qu'elle ne se marierait plus jamais. Son premier époux était un investisseur immobilier de vingt ans son aîné qu'elle avait rencontré alors qu'il était encore marié. Lui et sa femme n'avaient plus de relations sexuelles parce qu'il souffrait d'impuissance. Après être sorti en secret avec Béatrice, ce problème avait disparu ; il avait donc divorcé et épousé Béatrice. Quelques années et bien des assiettes cassées plus tard, son impuissance était réapparue. Il avait avoué qu'il trouvait Béatrice « terrifiante » et qu'il ne pouvait plus vivre avec elle.

Le second mari de Béatrice travaillait lui aussi dans l'immobilier, et il avait quatorze ans de plus qu'elle. Bien qu'il n'ait pas de problème sur le plan sexuel, il avait un tempérament aussi explosif que celui de Béatrice : au lieu de la laisser crier, il se défendait et répliquait. Béatrice affirme que cela la terrifiait, comme quand elle était enfant.

Après son second divorce, Béatrice ne sortit plus qu'avec des hommes qui avaient au moins dix ans de moins qu'elle. Ce n'était pas une coïncidence. Pensant qu'un homme plus jeune serait plus facile à manipuler selon ses vœux, elle en avait fait ses proies de choix. Avant de rencontrer Antoine, elle avait eu une liaison avec un homme marié de douze ans son cadet. Béatrice l'avait aidé à payer certaines de ses dettes, l'avait emmené en vacances à l'autre bout du monde et lui avait donné de l'argent pour qu'il puisse se payer un avocat pour le divorce. Au bout de deux ans sans que rien ne se passe dans ce sens, elle avait appris que la femme de son amant était enceinte, et avait mis un terme à leur relation. En dépit de ce dénouement peu satisfaisant, Béatrice persistait à penser que les hommes plus jeunes étaient mieux à même d'apprécier ses qualités et ce qu'elle faisait pour eux. En outre, avec eux, elle se sentait sexy, désirable et éprouvait un sentiment de sécurité.

Le passé de Béatrice

La mère de Béatrice avait 18 ans quand elle a rencontré celui qui allait devenir son mari. Elle travaillait comme réceptionniste dans la société d'assurances où le futur père de Béatrice, alors âgé de 33 ans, était employé comme agent. Peu après leur rencontre, la mère de Béatrice tomba enceinte d'un premier enfant, et ils se marièrent. Béatrice naquit quinze mois après son frère, et sa mère ne retravailla jamais. Son père quitta la société d'assurances, qu'il avait toujours considérée comme « une impasse », afin de monter sa propre entreprise. Béatrice a toujours eu une idée très vague de la façon dont son père gagnait sa vie. Cependant, elle semble se rappeler qu'il s'occupait de saisies immobilières, opérait comme intermédiaire et qu'il était souvent mêlé à des « affaires louches ».

Sur le ton de la plaisanterie, Béatrice décrit sa vie comme « un mélange de paradis et d'enfer ». Elle adorait faire du sport avec son grand frère, et elle s'avéra une excellente footballeuse. Elle et son père adoraient les chevaux et assistaient souvent à des courses hippiques. Bien qu'elle soit trop jeune pour parier elle-même, son père lui avait appris à élaborer des stratégies à partir des informations trouvées dans les journaux spécialisés, à gérer son argent et – ce que Béatrice avait adoré par-dessus tout – à juger et observer les chevaux. Souvent, avant une course, son père allait discuter avec les entraîneurs sous le prétexte de montrer à Béatrice les chevaux de plus près. Plus tard, elle avait compris que son père leur soutirait des informations.

Mais elle avait également vécu son lot de situations infernales. Ses parents se disputaient fréquemment, en général au sujet d'argent et de femmes. Il était fréquent que Béatrice soit réveillée au milieu de la nuit par les cris de sa mère qui accusait son père, tout juste rentré, de gaspiller leur argent avec ses « putes ». En grandissant, Béatrice et son frère avaient tenté de jouer les médiateurs pour maintenir le calme au sein du foyer.

Le souvenir le plus terrifiant de Béatrice remonte à une nuit où sa mère, ivre, brandissait un couteau de cuisine. Tandis que ses parents se battaient pour prendre possession du couteau, le frère de Béatrice, alors âgé de 13 ans, descendit les escaliers en trombe et se jeta sur ses parents pour les séparer. Son père le repoussa et le jeune garçon alla heurter une bibliothèque qui se renversa sur lui, l'assommant et lui brisant le bras. Horrifiés à la vue de leur fils inconscient, les parents cessèrent de se battre et tentèrent de le ranimer. Quand les secours arrivèrent, sa mère expliqua aux pompiers que l'adolescent s'était accidentellement cogné contre la bibliothèque pendant leur scène de ménage.

L'incident de la bibliothèque sembla marquer les parents de Béatrice, et pendant un certain temps, ils cessèrent de se disputer. Pour autant, l'ambiance restait pesante à la maison. Le frère de Béatrice y passait aussi peu de temps que possible ; il en voulait à son père et se sentait trahi par sa mère qui avait menti au sujet de la bibliothèque. Peu après l'accident, il commença à délaisser les amis avec qui il faisait du sport pour se mêler à une autre bande d'adolescents, des « voyous », selon son père. Bien que celui-ci rentre désormais chez lui à une heure raisonnable, il restait d'humeur instable et ne s'intéressait qu'à son travail.

La vie de Béatrice se compliqua encore plus, car sa mère restait persuadée que son père n'avait pas cessé de voir d'autres femmes, mais qu'il était simplement devenu plus habile dans la dissimulation de ses liaisons. Béatrice devint donc à contrecœur la complice de sa mère dans sa quête de la « vérité », quête qui consistait par exemple à aider sa mère à forcer la serrure des tiroirs du bureau de son père, à ouvrir son courrier à la vapeur, à passer des appels anonymes pour vérifier ses allées et venues, et à vérifier les dépenses qui lui paraissaient suspicieuses.

Sa mère avait insisté pour que Béatrice se charge de ces recherches ; en effet, elle était persuadée que, s'il découvrait que sa femme l'espionnait, il la tuerait. Béatrice était « la petite princesse » de son père, et sa mère pensait donc qu'elle était à l'abri de sa colère. Mais Béatrice gardait en mémoire les crises de colère de son père, et elle ne partageait pas cette conviction. Cependant, elle était persuadée de l'innocence de son père et espérait qu'en l'absence de preuves établissant son infidélité, sa mère serait rassurée. Aux alentours de ses 13 ans, après une « mission de surveillance » qui n'avait rien donné de plus que d'habitude, elle annonça à sa mère qu'elle refusait désormais de continuer à traquer son père de cette façon. Furieuse, sa mère l'avait giflée.

À la suite de cet incident, mère et fille s'adressèrent rarement la parole. Un jour, en rentrant du collège, Béatrice trouva sa mère tranquillement assise dans la cuisine. Elle regarda Béatrice et lui annonça d'une voix calme : « Ton salaud de père nous a abandonnés pour épouser sa putain. Tu es contente, maintenant ? » Béatrice n'eut pas de nouvelles de son père pendant plusieurs années. Plus tard, il reprit contact avec elle pour lui présenter sa nouvelle épouse.

Avec le recul, Béatrice se demande si le brusque départ de son père n'est pas pour quelque chose dans le comportement qu'elle a adopté par la suite. Jusqu'alors, elle était très timide, mais quand son père les a quittés, elle est devenue « sournoise » et très douée pour le mensonge. Elle trouvait toujours des raisons convaincantes pour expliquer à ses professeurs pourquoi elle était en retard ou n'avait pas fait ses devoirs ; elle avoue avoir payé ou menacé ses camarades de classe pour qu'ils la laissent copier pendant les évaluations et les examens. À un moment donné, elle s'est inscrite au club de basket féminin du collège, mais elle en a très vite été exclue pour avoir triché ou insulté ses équipières, l'arbitre ou les autres équipes.

Une fois le baccalauréat en poche, plus rien ne retenait Béatrice dans sa ville natale. Entre-temps, ses relations avec sa mère étaient plus tendues que jamais, son frère s'était engagé dans l'armée et, à cause de son sale caractère et de son comportement manipulateur, elle avait peu d'amis. À force d'écouter son père en parler, elle avait une assez bonne connaissance du milieu immobilier, et elle trouva vite un emploi d'assistante dans une agence immobilière à trois heures de chez elle. Cinq ans plus tard, grâce à sa ténacité et au placement judicieux de la somme versée par son premier mari après le divorce, elle était propriétaire de sa propre agence.

Comprendre Béatrice

Pendant son enfance, la vie émotionnelle de Béatrice a été marquée par la terreur, la honte et la colère. La peur affreuse générée par les scènes de ménage dont elle était témoin lui a laissé des séquelles émotionnelles qui, plus tard, ont eu leur rôle à jouer dans ses relations de couple. Elle a essayé de se créer un environnement sécurisé et d'échapper à ses émotions en contrôlant ses partenaires au travers de ses humeurs changeantes et en recourant à l'humiliation. De tels comportements sont typiques des sauveurs terroristes/terrorisés.

Une famille terroriste/terrorisée

À l'exception de l'unique fois où sa mère l'a giflée, Béatrice n'a jamais été physiquement maltraitée. Néanmoins, les disputes de ses parents, aussi fréquentes que violentes, constituaient pour elle un environnement terrifiant : avec des parents qui perdaient si souvent le contrôle d'eux-mêmes, elle ne se sentait jamais en sécurité. En effet, si ses parents pouvaient se traiter mutuellement avec autant de méchanceté, cela signifiait qu'ils pouvaient tout aussi bien diriger cette méchanceté vers elle. Elle avait été un pion dans la relation de ses parents et avait endossé leurs problèmes d'adultes, comme lorsqu'elle avait dû jouer les détectives pour le compte de sa mère, que son père s'était servi d'elle pour obtenir des informations sur les champs de courses, ou que sa mère lui avait fait porter la responsabilité du départ de son père.

Les identifications de Béatrice

Aucun des parents de Béatrice ne constituait un bon modèle à suivre, mais ils étaient les seuls dans son entourage à pouvoir lui servir d'exemple. Sous certains aspects, elle considérait son père comme le plus solide des deux parents, et elle a donc adopté certains de ses traits de caractère – elle est douée avec l'argent et elle a mis à profit ses conseils de parieur invétéré pour gérer ses finances de façon judicieuse. Par ailleurs, il travaillait dans l'immobilier ; certes, il s'agissait d'affaires « douteuses », mais Béatrice avait suffisamment appris de ce secteur d'activité pour y faire carrière. Le trait le plus positif auquel elle se soit identifiée reste sans doute la passion qu'avait son père pour les courses hippiques, passion grâce à laquelle elle a conservé des souvenirs heureux, et qui est sans doute à l'origine de son amour pour les chevaux. De fait, seule la compagnie d'anciens chevaux de course lui permet de se sentir assez en sécurité émotionnellement pour faire preuve de compassion et d'empathie.

Béatrice s'est également identifiée aux aspects négatifs de ses parents. Son père mentait à sa femme, ainsi, probablement, qu'à ses clients, et il trichait lors de ses paris hippiques. Comme lui, Béatrice a recours à la tromperie ou à la fraude, elle fait preuve d'hostilité et de comportements déviants ; elle a également adopté la nature soupçonneuse de sa mère, sa peur de l'abandon et son manque de contrôle. Après le départ de son père, elle s'est montrée manipulatrice, menteuse et tricheuse. Plus tard, en tant qu'adulte, elle a fait tout ce qu'elle estimait nécessaire pour satisfaire ses propres besoins, même si elle devait pour cela agir de façon immorale ou illégale.

Quand son père a quitté sa mère pour une autre femme, Béatrice a été abandonnée elle aussi. Sa mère avait essayé d'affronter sa propre peur de l'abandon en enquêtant sur la fidélité de son mari, pensant que le fait de détenir des informations sur son compte lui donnerait le sentiment de mieux maîtriser la situation. Tout comme sa mère avait espionné et harcelé son père, Béatrice ne cessait de questionner Antoine et d'aller le chercher sans prévenir à la sortie de ses cours. Le jour où elle l'a vu dans un bar en compagnie d'une jeune femme, les sentiments qu'elle avait enfouis ont été réveillés. Elle s'est aussitôt vue abandonnée, comme sa mère avant elle, et elle a perdu son sang-froid.

Choix du partenaire

Au final, il s'avère que les principales relations amoureuses de Béatrice ressemblent de près à celle qui existait entre ses parents. Les deux premiers maris de Béatrice, tous deux investisseurs immobiliers, pourraient avoir été des variantes plus prospères de son père. Après l'échec de ses deux premiers mariages, Béatrice a pris la décision de ne plus se lier qu'à des hommes plus jeunes qu'elle, et donc plus dépendants, qu'elle pourrait modeler afin d'en faire ses partenaires idéaux. Cependant, ce choix a sans doute été le fruit d'un glissement inconscient dans ses processus d'identifications : plutôt que d'être comme sa mère dans le couple – c'est-à-dire plus jeune, dépendante, vulnérable et, pour finir, abandonnée –, Béatrice a choisi de ressembler à son père : plus âgée, plus avisée, indépendante et ostensiblement en charge de la relation. Bien que sa liaison avec un homme marié plus jeune qu'elle ait échoué comme les précédentes, Antoine lui a par la suite semblé absolument parfait. Il n'avait aucun lien familial, et était sans revenus. Quand il a commencé à reprendre ses études, elle a senti qu'il échappait à son contrôle.

Colère et contrôle

Son enfance terrifiante lui ayant servi de modèle de vie, Béatrice a cru à tort qu'elle pouvait contrôler son sentiment de sécurité en contrôlant son partenaire. Au lieu d'essayer d'être la meilleure, la plus aimante et la plus secourable des partenaires, elle a fait tout ce qui était en son pouvoir pour exercer un contrôle sur Antoine et entretenir sa dépendance vis-à-vis d'elle. Elle a édicté des règles, posé des exigences déraisonnables, et elle l'a humilié. Il n'est guère étonnant qu'Antoine la pense responsable du coup de téléphone qui a anéanti ses chances d'obtenir l'emploi qu'il convoitait. Pour finir, le comportement dominateur de Béatrice l'a mise dans une position inconfortable, où elle ignorait pourquoi Antoine restait avec elle : était-ce par amour, par besoin, ou simplement parce qu'il ne pouvait échapper à son contrôle ?

Malgré tout le contrôle exercé sur son entourage pour le garder proche d'elle, Béatrice ne parvient pas à contrôler sa propre colère. Sa rage peut se déclencher pour deux raisons. La première est sa peur d'être blessée ou abandonnée. Quand cette peur surgit, Béatrice se sent submergée ; elle panique, ses premières identifications ressurgissent – celles à ses parents perturbés – et, par réflexe, elle réagit avec la même violence qu'eux.

La honte est le deuxième élément propre à déclencher sa colère : Béatrice a honte de la manière inacceptable dont ses parents se sont comportés. Elle a honte que son père ait abandonné sa mère, et honte d'avoir fait confiance à son père, lequel avait trahi cette confiance. Au moment où ses actes destructeurs et humiliants sont sur le point d'être révélés au grand jour, craignant qu'on la juge indigne et déplacée, elle se met en rage. Dans ces circonstances, sa rage est de nature manipulatrice : elle a pour but d'empêcher son partenaire d'exposer au grand jour les échecs et les faiblesses de Béatrice. Ainsi, quand elle a frappé Antoine, qu'elle l'a humilié sexuellement, ou qu'elle a passé des appels anonymes malintentionnés, elle réagissait à sa peur d'être abandonnée.

Béatrice parle de sa sexualité en fanfaronne. Elle est très fière d'avoir eu de nombreux amants et d'avoir souvent été celle qui a déclenché l'aspect sexuel de la relation. Se sentir « sexuelle » lui donne une impression de pouvoir et un autre moyen de contrôle sur ses partenaires. Sa sexualité débridée symbolise également son besoin intense d'établir un lien afin de se sentir en sécurité. Pourtant, en focalisant ses relations amoureuses sur la sexualité, elle a sans le vouloir octroyé du pouvoir à Antoine : il savait qu'en se refusant sexuellement à Béatrice, elle ferait n'importe quoi pour rétablir ce lien intense.

L'histoire de Victor et de Sylvie

Victor

Victor, 40 ans, est directeur d'une grande entreprise d'import-export. Marié depuis quatorze ans à Sylvie, 36 ans, il a entamé une thérapie avec elle après que leur fils aîné a été arrêté pour cambriolage. Eu égard au contexte familial, le juge pour enfants a exigé que les parents suivent une thérapie de couple et, dans la mesure où Victor et Sylvie ont un lourd passé d'instabilité et de violence physique, ils en avaient particulièrement besoin.

Bien que Victor et Sylvie aient tous les deux admis que leurs disputes devaient cesser, lors de la première séance, chacun a accusé l'autre. Sylvie affirmait qu'elle se mettait en colère parce que Victor la « torturait » en essayant de la contrôler et en lui demandant des choses impossibles. Quant à Victor, il a justifié son attitude en expliquant que Sylvie était incapable d'être honnête, qu'elle lui manquait de respect et qu'elle refusait qu'il prenne quoi que ce soit en main.

Victor a rencontré Sylvie dans un restaurant chic où elle travaillait comme serveuse. À l'époque, Victor était fiancé à une jeune avocate dont la famille, comme celle de Victor, avait un statut social élevé. Sous la pression de sa famille, Victor était sorti avec cette avocate et avait fini, un peu à contrecœur, par la demander en mariage. Il se souvient avoir pensé que Sylvie, au contraire de sa fiancée, était sexy et intéressante, et qu'elle accordait de l'importance à ses conseils et à l'aide qu'il lui apportait.

Il adorait la façon dont Sylvie recherchait ses conseils. Il l'avait aidée à choisir sa nouvelle voiture, et quand elle était arrivée à la concession, il lui avait prêté l'argent pour la payer. Un jour, Sylvie lui avait montré sur son bras les traces d'un coup reçu lors d'une dispute avec son compagnon qui la battait. Victor eut une « réaction viscérale » et lui demanda le numéro de téléphone de son petit ami pour qu'il puisse l'appeler et « lui dire deux mots ». Sylvie refusa de le lui communiquer, craignant que l'intervention de Victor ne fasse qu'envenimer la situation. Victor lui donna donc deux mille euros pour qu'elle se mette en sécurité et lui demanda de lui téléphoner si elle avait besoin d'aide.

Cinq jours plus tard, Sylvie l'appela d'une cabine, en larmes. Son compagnon avait découvert l'argent que Victor lui avait donné, le lui avait volé et avait traité Sylvie de prostituée. Puis il avait tenté de la violer ; heureusement, elle avait réussi à lui échapper. Victor vint aussitôt la chercher et l'amena dans un hôtel. Là, ils passèrent ensemble une nuit « merveilleuse » pendant laquelle Sylvie lui parla de son enfance, de la maltraitance qu'elle avait subie et de ses relations difficiles avec les hommes. Ils étaient allongés dans le même lit, mais Sylvie était trop secouée pour faire l'amour ; grâce au réconfort prodigué par Victor, elle parvint malgré tout à s'endormir dans ses bras. Le lendemain matin, Victor rompit ses fiançailles avec l'avocate et, deux mois plus tard, sans en avertir sa famille, il épousa Sylvie à la mairie.

Six ans et trois beaux enfants plus tard, leur relation souffrait de l'absence totale de confiance que Victor accordait à Sylvie. Il avait découvert que les dépenses de leur foyer avaient augmenté et, quand il s'aperçut que Sylvie était incapable d'expliquer pourquoi, il se mit en colère. Il traquait la moindre de ses allées et venues. Convaincu que Sylvie était une menteuse pathologique, et afin de rétablir son contrôle sur ses « dépenses inconsidérées », Victor lui avait imposé un budget strict. Sylvie lui en avait voulu pour cela et avait trouvé un moyen de contourner ces restrictions.

Sylvie admet qu'il lui arrive parfois de commettre des erreurs, mais elle affirme être une personne honnête et une « mère super ». Elle a l'impression de « ne même pas pouvoir acheter une culotte sans avoir à remplir un formulaire en trois exemplaires » ; les réactions de Victor et les restrictions qu'il lui impose l'effrayent et lui donnent le sentiment d'être une « vilaine fille », un sentiment qu'elle surmonte en « essayant d'être une personne autonome ». Ce qu'elle entend généralement par là, c'est de pouvoir acheter tout ce qu'elle veut, mais très vite, elle souligne que le niveau de ses dépenses n'a jamais été à la hauteur de celui des autres femmes de sa classe sociale.

Leur premier affrontement physique eut lieu le jour où Victor découvrit en rentrant chez eux, sur la pelouse donnant sur la rue, une cabane construite avec des draps tendus entre les chaises du salon. Il avait donné à Sylvie des instructions précises à ce sujet : les enfants devaient absolument jouer derrière la maison, sur une pelouse aménagée réservée à cet effet. De temps à autre, Victor ramenait en effet des collègues ou des clients à la maison, et il pensait que des jouets étalés un peu partout lui donnaient l'image d'un homme qui ne sait pas tenir sa famille.

Il entra chez lui en trombe et, là, il tomba sur ses trois garçons « qui se poursuivaient dans toute la maison en compagnie d'une espèce de baby-sitter », pendant que Sylvie se relaxait dans un bain où elle avait versé des produits « tellement chers que c'en était obscène ». La colère de Victor explosa. Il la tira hors de la baignoire, la jeta sur le lit et la semonça, lui reprochant d'être une « mauvaise mère et une épouse irrespectueuse ». Furieuse, Sylvie lui balança un vase à la tête et l'accusa d'être comme tous les « salauds » qu'elle avait connus, en plus riche. Victor répliqua en lui jetant une bouteille de parfum. Ils ne cessèrent de se battre que lorsque la baby-sitter, suivie des enfants, fit irruption dans la chambre et les menaça d'appeler la police.

La situation revint à la normale pendant les mois suivants, jusqu'au jour où Victor découvrit dans l'armoire de Sylvie quatre robes de grande marque, dont certaines portaient encore l'étiquette de prix. Cette « trahison » le mit hors de lui, et il jeta les vêtements dans la piscine. Quand Sylvie vit ses robes dans l'eau, elle versa une bouteille d'eau de Javel sur le toit de la décapotable de Victor. Les enfants mirent fin à leur altercation en les suppliant d'arrêter de se battre.

De façon étonnante, il arrivait parfois que Sylvie et Victor apprécient réellement la compagnie de l'autre. Ils se rappellent tous deux ces vacances en Italie, sans les enfants, comme d'une occasion où « ils étaient retombés amoureux ». Durant ses études, Victor avait fait des séjours dans plusieurs pays d'Europe, et il parlait couramment l'italien et l'anglais. Sylvie, qui ne parlait que le français et n'avait jamais quitté la France avant son mariage, adorait partir en voyage avec son époux. Victor prenait plaisir à jouer auprès d'elle les chevaliers servants et à partager avec elle des expériences plus passionnantes les une que les autres, du Vatican à la tour de Pise en passant par le meilleur restaurant de Rome. Bien entendu, Sylvie aimait par-dessus tout faire du shopping, ce qui, dans ce contexte, ne déplaisait pas à Victor. Au cours de leur voyage, Sylvie avait proposé qu'ils fassent un détour à Nice pour qu'elle puisse parler un peu français, mais Victor n'avait pas donné suite à sa suggestion. Quoi qu'il en soit, les bonnes relations qui s'étaient installées pendant ces vacances prirent fin sitôt le couple rentré chez lui, pour laisser place à des conflits mêlant agressivité verbale et physique, et dont Théo, leur fils aîné, était souvent témoin.

Il est fort probable que cette atmosphère de violence entre les parents de Théo est à l'origine de son comportement brutal et perturbateur à l'école. Sa conduite lui valait d'ailleurs de nombreuses plaintes, et ses parents furent convoqués plus d'une fois par le directeur. Victor accusait Sylvie d'être une mère absente, et elle accusait son mari d'être aussi « rigide » que son père. Victor prenait très mal la moindre remarque négative sur son père ; il affirmait que c'était un homme qui avait d'« excellents principes moraux ». Victor soulignait qu'au contraire de son père, qui était partisan des châtiments corporels, lui-même n'avait jamais frappé ses enfants. Il expliquait que son père avait eu recours au châtiment physique parce qu'il était d'une « autre génération » et que lui et ses sœurs lui avaient donné « du fil à retordre ». Néanmoins, par égard pour leurs enfants, Victor et Sylvie mirent un terme à leurs accès de violence physique, mais ils n'en continuèrent pas moins de se lancer des remarques perfides à tout bout de champ.

Vers la même époque, Sylvie décida de ne plus avoir de relations sexuelles avec son mari. Celui-ci se vengea en clôturant le compte bancaire de Sylvie et en lui donnant à la place de l'argent de poche en espèces. Sylvie répliqua en ouvrant un nouveau compte puis, s'apercevant qu'elle n'avait pas de quoi l'approvisionner, elle utilisa le carnet de chèques de Victor.

Une semaine avant leur première séance de thérapie, tous deux s'étaient de nouveau agressés physiquement. Furieuse que Victor ait ainsi la mainmise sur toutes ses dépenses, Sylvie avait vendu certains objets de la maison sans le lui dire. Parmi ces objets se trouvait une petite toile accrochée dans une pièce où personne n'allait jamais, et que Sylvie avait subtilisée et vendue afin de s'acheter un collier très coûteux. Un soir, alors que Victor conduisait toute la famille au restaurant, il remarqua le collier que portait Sylvie et lui demanda d'où il provenait. Décidée à lui montrer qu'il ne pouvait pas la contrôler, elle admit avoir vendu la toile pour s'offrir le bijou.

Victor arrêta brusquement la voiture et, sourd aux supplications de ses fils, il poussa Sylvie hors du véhicule. Théo, leur fils aîné, sortit alors pour venir en aide à sa mère pendant que Victor repartait. Le soir même, une fois qu'un taxi les eut ramenés chez eux, lui et sa mère, il fit le mur et entra par effraction chez un voisin. Arrêté puis déféré, il obtint une peine avec sursis à condition que lui et ses parents suivent une thérapie.

Les précédentes partenaires de Victor

La tendance de Victor à se montrer précis et méthodique transparaît dans sa façon d'évoquer ses précédentes relations amoureuses. Il classe en effet sans vergogne ses nombreuses partenaires en deux grandes catégories : les « acceptables » et les « inacceptables ». Pour qu'une femme soit acceptable selon ses critères, il imagine la façon dont ses parents réagiraient en la voyant. Étant donné l'importance que ses parents accordent à leur niveau social, les « acceptables » sont forcément des jeunes filles de la haute société dotées de revenus élevés.

Les « inacceptables », en revanche, souffrent souvent de problèmes financiers et professionnels, et elles proviennent de la classe moyenne ou défavorisée. Il explique sa préférence pour les « inacceptables » en demandant directement au thérapeute : « Si une femme est épanouie dans sa vie professionnelle et sentimentale, et qu'elle n'a pas de problèmes d'argent, pourquoi aurait-elle besoin de moi ? »

De façon logique, parmi ses relations passées « inacceptables », on trouve une droguée dont il a payé la cure de désintoxication, une femme harcelée par ses créanciers, et dont il a épongé toutes les dettes, et une autre dont il a payé les frais judiciaires après qu'elle a agressé un agent de police. Dans la catégorie des « acceptables » se trouve l'avocate avec qui il était fiancé au moment de sa rencontre avec Sylvie. En dépit de son métier relativement prestigieux, la jeune femme souffrait de crises d'angoisse qui l'empêchaient souvent de sortir de chez elle, menaçant ainsi sa carrière professionnelle et entravant ses échanges sociaux.

Le passé de Victor

Les parents de Victor se sont rencontrés lors d'un dîner de charité. Sa mère était issue d'une famille ancienne où l'argent, prudemment géré, a prospéré de génération en génération. La famille de son père, en revanche, bien que de noble lignée, a vu sa fortune s'amenuiser, puis disparaître complètement entre les mains du grand-père paternel de Victor, un mauvais gestionnaire. Quand les parents de Victor se sont mariés, l'argent apporté par sa mère leur a permis, au début, de conserver un train de vie élevé. Par la suite, son père a créé sa propre entreprise d'import-export. À force de volonté, de discipline, mais aussi grâce au nom de sa famille et au capital avancé par sa femme, la petite entreprise est devenue, après quelques années, une société florissante.

Victor était le cadet de cinq enfants, mais aussi le seul garçon. Titulaire d'une maîtrise de littérature comparée, sa mère avait pour ambition d'écrire un ouvrage de référence sur les auteurs anglais du XIXe siècle. Bien qu'elle ait toujours paru plus à l'aise à feuilleter les œuvres d'obscurs romanciers que dans son rôle de mère, elle continua de mettre des enfants au monde jusqu'à donner à son époux le garçon qu'il attendait. Ce n'était pas que sa mère soit froide, explique Victor, c'est juste qu'elle n'était pas très « présente ». Même quand elle était assise à côté de son fils, il savait que son esprit se trouvait quelque part dans l'Angleterre du XIXe siècle. Les gouvernantes et ses quatre sœurs compensaient en partie l'absence de sa mère, mais cet entourage même avait soulevé son lot de problèmes.

Le père de Victor était un homme à la masculinité affirmée, qui aimait la chasse, la pêche, le poker, le whisky et le football. Aussi lunatique qu'exigeant envers sa famille, il voyait d'un mauvais œil que Victor passe du temps avec ses sœurs. Craignant que celui-ci ne devienne une « femmelette », il lui ordonna de se trouver d'autres occupations.

Quand son père le surprenait en train de jouer à la poupée ou à la dînette avec ses sœurs, il entrait dans une colère noire, arrachait Victor à ses jeux et le fouettait à coups de ceinturon, parfois si violemment que Victor craignait pour sa vie. Si ses sœurs essayaient d'arrêter leur père, elles subissaient le même traitement. Même les gouvernantes avaient tenté d'intervenir, mais il les avait injuriées et menacées. Lors d'une de ces scènes, à la grande horreur de Victor, sa mère avait quitté son bureau pour savoir d'où provenait le vacarme. Paniquée, elle avait tiré son mari en arrière pour l'éloigner des enfants ; il l'avait alors bousculée et fait tomber.

Le père de Victor se considérait comme un « gentleman » et, de toute évidence, l'incident le perturba. Victor se souvient clairement que son père avait rassemblé toute la famille dans le salon afin de leur expliquer qu'il était nécessaire qu'une seule et unique personne dirige la famille, et que cette personne devait être un homme. Quand ces règles n'étaient pas respectées, on en arrivait à des situations malheureuses comme la « chute » de son épouse. Persuadé que celle-ci était incapable d'avoir sur leur fils l'influence « virile » qu'il jugeait indispensable, le père de Victor avait décrété qu'il se chargerait de son éducation. La première règle qu'il édicta fut que désormais Victor n'aurait plus le droit de participer avec ses sœurs qu'à des activités sportives ou à des jeux de société. Il avait affirmé que si quiconque transgressait cette règle, tout le monde serait puni.

Après ce discours, les quatre filles avaient évité Victor, et son univers s'était réduit à ses études, au sport et au scoutisme, le tout sous la férule de différents professeurs particuliers ou d'entraîneurs personnels. Son père voulait qu'il soit un « fils extraordinaire », mais en dépit de tous ses efforts, Victor échouait souvent à satisfaire son père. Chaque fois que Victor n'obtenait pas la meilleure note ou qu'il manquait une passe au football, son père se mettait en colère.

Quand Victor entra au lycée, les châtiments corporels cessèrent, mais son père se montra plus strict que jamais. Si Victor se plaignait, s'il dépensait son argent de poche en bonbons ou autres frivolités, ou si son père le jugeait malpoli, celui-ci continuait de lui imposer de sévères restrictions en guise de punition.

Le père de Victor était également très rigide en ce qui concerne l'argent, et il n'allouait à sa femme et à ses enfants que de petites sommes. La mère de Victor n'était pas dépensière et, pour elle, les questionnements financiers de son mari ne la regardaient pas. En revanche, pour les sœurs de Victor, l'argent était une source perpétuelle de conflits qui donnait souvent lieu à des hurlements et même parfois à de véritables bagarres. Quand Victor eut 11 ans, toutes ses sœurs s'étaient débrouillées pour quitter la maison, soit en choisissant d'aller en pension, soit en partant faire leurs études à l'étranger.

Victor, lui, était resté. Après le collège, il était entré dans un lycée privé très coté situé tout près de la maison, afin que son père puisse garder un œil sur lui et suivre ses études de près. Par ailleurs, ce lycée recevait de généreuses subventions de la part de la famille de sa mère depuis deux générations. Le père de Victor espérait que cette générosité vaudrait à son fils une attention toute particulière de la part du directeur. Laissant à celui-ci le soin de surveiller le comportement de son fils, le père en profita pour augmenter la fréquence de ses voyages d'affaires.

Il était justement en déplacement quand Victor déclencha la première de ses nombreuses bagarres au lycée. Un camarade de classe ayant fait une remarque ambiguë à son sujet, Victor la prit aussitôt pour une insulte et il provoqua son camarade. Une bagarre s'ensuivit, interrompue par un professeur. Le directeur annonça à Victor qu'il en parlerait à son père dès son retour de voyage. En réalité, il appela sa mère qui, dès lors, établit avec lui un « arrangement secret » pour qu'il l'appelle elle plutôt que son époux à la moindre incartade de Victor.

Elle expliqua à celui-ci qu'il devait faire de son mieux pour éviter ce type de comportement à l'avenir, mais surtout, qu'il ne devait jamais révéler à son père qu'elle intervenait auprès du directeur, sinon ce serait « l'enfer » pour tous les deux. Victor en avait été soulagé, mais les efforts actifs et efficaces de sa mère pour contourner les règles établies par son père l'avaient également choqué. Il se sentait aussi « étrangement coupable » que lui et sa mère se soient mis à conspirer contre son père.

Le directeur s'en était tenu à ces accords, mais il convoquait souvent Victor dans son bureau quand il estimait que sa conduite était excessivement agressive, provocatrice ou intransigeante. Avec le recul, Victor pense que le directeur ne comprenait pas ses « hautes valeurs morales » et son « sens de la responsabilité sociale ». Si Victor était témoin d'une injustice entre élèves, il se mêlait physiquement à la situation. Ce que le directeur considérait comme « provocateur », c'est-à-dire la tendance qu'avait Victor à souligner poliment les erreurs de ses camarades, Victor le voyait comme une façon de se « rendre utile ». Quant à son attitude « intransigeante », elle n'était pour Victor qu'un moyen de « faire prendre leurs responsabilités aux gens et leur en laisser assumer les conséquences ».

Au fur et à mesure qu'il grandissait, son père se mit à le traiter plus en copain qu'en fils. Il l'emmenait chasser, pêcher et jouer au football, et il partageait avec lui sa philosophie de la vie en même temps que ses inquiétudes concernant la personnalité « étrange » de son épouse. Victor aimait cette relation « amicale » et envisageait de s'inscrire dans une université toute proche, afin de ne pas s'éloigner de lui. Mais quelques semaines après avoir obtenu son baccalauréat, son père l'invita à partager un verre de whisky avec lui dans son bureau, et il lui avoua qu'il avait depuis longtemps une liaison avec sa secrétaire. Il justifia sa conduite en soulignant le déficit émotionnel de sa femme, alors que sa secrétaire était chaleureuse et vive. L'ennui était qu'à présent, elle le faisait chanter : s'il ne lui donnait pas une somme d'argent considérable, elle menaçait aujourd'hui de tout révéler à la mère de Victor.

Victor se souvient de cette conversation comme l'une des plus importantes de sa vie. À l'époque, il était tellement blessé et en colère qu'il s'était contenté de secouer la tête avant de quitter la pièce ; aujourd'hui, il regrette de n'avoir pas plus soutenu son père. Le lendemain, Victor évoqua la possibilité d'entrer dans une université italienne et, trois semaines plus tard, il prenait l'avion pour Rome. Une fois son diplôme en poche, il revint en France et commença à travailler dans l'entreprise familiale où il endossa de plus en plus de responsabilités. Bien que ses activités exigent qu'il soit souvent en contact avec son père, jamais ils n'évoquèrent la liaison de celui-ci.

Le prestige social de Victor, sa culture et ses bonnes manières faisaient de lui le gendre idéal, et il s'affichait souvent en société au bras de jolies jeunes femmes, considérées elles aussi comme d'excellents partis. Pourtant, de façon plus discrète, il préférait la compagnie de femmes dont les origines étaient très différentes des siennes. Ses parents le poussaient à se marier, avec la vague menace de le déshériter s'il ne le faisait pas, et ils avaient arrangé une rencontre avec la fille d'un de leurs amis. Pour apaiser ses parents, Victor avait accepté de voir la jeune femme, une avocate en vue qui souffrait de graves problèmes d'anxiété. À sa grande surprise, Victor s'était senti à l'aise avec elle, et il avait compati à ses problèmes. Pour préserver à la fois son héritage et la paix familiale, il avait demandé l'avocate en mariage. Les choses suivaient leur cours jusqu'à ce que Sylvie entre dans sa vie.

Comprendre Victor

L'éducation, les professeurs et entraîneurs particuliers, le confort matériel et tous les avantages que peut procurer la fortune n'ont pas suffi à compenser les sentiments de peur, d'insuffisance et de honte qu'éprouvait Victor. Devenu adulte, ces sentiments ont influencé ses choix en matière de partenaires, l'obligeant à trouver des femmes ayant besoin d'être secourues. Ce secours, il le leur fournissait de manière dominatrice et violente, comme son père avant lui, adoptant un comportement typique des sauveurs terroristes/terrorisés.

Tel père, tel fils

La vie de Victor était tout en contrastes : son père, dont il recherchait l'amour et la protection, était un objet de crainte auprès duquel, chaque fois qu'il n'était pas à la hauteur de ses attentes, Victor se sentait en danger, impuissant et terrifié. Il nous semble probable que le père de Victor masquait ses propres sentiments d'infériorité et de honte derrière des exigences inflexibles concernant le comportement de son fils, qu'il considérait comme une extension de lui-même : quand

Victor réussissait, c'était comme si son père réussissait ; de la même manière, celui-ci s'attribuait chaque échec de son fils. Ainsi, chaque fois que Victor échouait à atteindre les idéaux de son père, celui-ci lui faisait porter sa propre honte à titre de punition.

Pendant son enfance, Victor s'était identifié à son père et à ses comportements. Craignant de voir ses faiblesses révélées, il s'était concentré sur celles de ses camarades de classe. À présent, il traitait Sylvie comme son père l'avait traité : d'une façon rigide qui éveillait chez elle insécurité et peur, faisant d'elle « une vilaine fille ».

Afin de préserver une image positive de son père, et de lui demeurer loyal, Victor rationalisait le comportement violent de celui-ci en affirmant que lui et ses sœurs lui donnaient « du fil à retordre ». Victor soutient que les gestes de son père se fondaient sur des principes sains, et il interprète le besoin de contrôle et de coercition de son père comme des gestes d'amour.

Quand son père l'a mis au courant de sa liaison, Victor s'est senti désorienté, blessé et trahi. Plus tard dans sa vie, il est parvenu à lui « pardonner » en se mariant avec Sylvie, l'équivalent psychologique de la maîtresse de son père, une simple secrétaire. En épousant Sylvie plutôt qu'une femme « acceptable », il a réhabilité le comportement de son père.

Le pacte de Victor et de sa mère

Les adultes maltraités pendant leur enfance nous parlent souvent de la colère et de la déception que leur inspire, en ne les protégeant pas, celui des deux parents qui n'a pas été violent avec eux. La mère de Victor, à cause de son isolement et de la peur que lui inspirait son mari, était incapable de le défendre. Pourtant, quand elle était intervenue auprès du directeur du lycée, Victor s'était senti soulagé, mais aussi perturbé. Les bagarres qu'il avait déclenchées par la suite, et dont seule sa mère avait entendu parler, pourraient avoir été un moyen de lui dire qu'elle avait tort et que son père avait raison : Victor avait besoin d'être dominé et puni. Ce pacte instituait également une relation secrète et particulière avec sa mère, relation qui, sans nul doute, déclenchait sa culpabilité, comme s'il trahissait son père.

Choix du partenaire

Victor a grandi dans une famille où vivaient cinq femmes dévalorisées par leur père. Les préoccupations de sa mère, alliées à la crainte exprimée par son père que la compagnie de ses sœurs risquait de nuire à Victor, ont donné à celui-ci le sentiment que les femmes étaient des êtres faibles et insuffisants. Mais la crainte énoncée par son père véhiculait un autre message : les femmes étaient dotées d'un pouvoir dangereux. Le fait que sa mère, qui semblait si passive et inefficace, soit parvenue à passer outre à l'accord entre son mari et le directeur prouve qu'elle détenait plus de pouvoir que Victor ou son père l'imaginaient. Ainsi, les femmes devaient être à la fois rejetées et craintes.

Bien qu'il ait encouragé son fils à ne fréquenter que des femmes « acceptables », le père de Victor menait une double vie avec cette secrétaire « inacceptable ». Les choix opérés par Victor en termes de partenaires révélaient sa confusion : en société, il apparaissait avec une jeune fille de bonne famille à son bras, mais c'est pour des femmes démunies et « inacceptables » que son cœur battait, et c'est avec elles qu'il couchait. Victor a d'emblée affirmé ne chercher que des femmes qui ont besoin de lui. Il ne veut pas de partenaire qui soit déjà installée dans une carrière à responsabilités, craignant sans doute que leur indépendance limite son engagement envers lui, ou qu'elle ne soit comme sa mère : toujours occupée et émotionnellement indisponible.

Les problèmes d'anxiété dont souffrait l'avocate avec qui il s'était fiancé en faisaient une personne plus vulnérable et en demande qu'elle n'en avait l'air, ce qui a probablement poussé Victor à la demander en mariage. Mais l'avocate n'avait pas autant besoin de lui que Sylvie, ce qui faisait de cette dernière une partenaire beaucoup plus désirable.

Quand Victor a vu l'hématome de Sylvie et qu'il a découvert que son compagnon la maltraitait, sa « réaction viscérale » a probablement été déclenchée par ses souvenirs de l'époque où il était lui-même maltraité par son père. Ainsi, en choisissant de sauver Sylvie, Victor s'est senti fort, il a senti qu'il contrôlait la situation ; mais, plus important encore, il pouvait enfin être le sauveur dont il avait eu tant besoin dans son enfance.

Colère et contrôle

Tout comme son père, qui a passé beaucoup de temps et d'énergie à essayer de dominer les autres, Victor tâche de contrôler son entourage. Cette quête de contrôle correspond à son identification avec son père, ainsi qu'à son propre besoin de pardonner à celui-ci. En d'autres termes, en adoptant le comportement et la moralité de son père, Victor a préservé sa croyance selon laquelle son père était un parent aimant et juste, même quand celui-ci se comportait de manière violente et effrayante.

Il est intéressant de noter que Sylvie a évolué, qu'elle s'est mise à répliquer à Victor et à le défier dans ses comportements inadmissibles, ce que lui-même n'avait jamais osé faire lors de ses interactions avec son père. Ainsi, d'une certaine façon, Sylvie exprimait la colère, la peur et la honte refoulées et ressenties par Victor enfant, mais auxquelles, trop terrifié, il n'avait jamais réagi.

Victor comme Sylvie citent leurs vacances en Italie comme l'une des rares occasions où ils ont pleinement profité l'un de l'autre. Lors de ce voyage, Victor contrôlait entièrement la situation et Sylvie était une compagne inexpérimentée et désemparée, mais admirative. Victor parlait l'italien, connaissait les plus grands restaurants, les coutumes du pays et les meilleurs moyens de se déplacer. Leur rôle à tous deux était clairement délimité, et dans ces circonstances où Victor avait la situation bien en main et où Sylvie se sentait chouchoutée, elle se soumettait bien volontiers à lui, et ils s'entendaient parfaitement.

Portrait des sauveurs terroristes/terrorisés

Béatrice et Victor sont deux personnes très perturbées et très effrayées qui, de façon systématique, choisissent des partenaires ayant besoin d'être secourus. Bien qu'ils viennent de deux mondes très différents, ils ont de nombreux points communs et tous deux se conforment aux schémas des sauveurs terroristes/terrorisés.

Faire face à une famille de terroristes/terrorisés

Béatrice et Victor vivaient dans la crainte que leurs parents perdent leur sang-froid. Vu de l'extérieur, ceux-ci semblaient forts, mais cette perte de contrôle de leurs émotions et de leurs gestes était un signe de grande faiblesse. Ainsi, Victor comme Béatrice ont été forcés à faire face à la crainte et à la honte que suscitaient les fureurs de leurs parents.

Béatrice et Victor s'identifiaient également à leurs parents, ce qui préservait leur loyauté envers eux. Pour Béatrice, cette identification l'amène à être dans le contrôle et la manipulation, à mentir, à tricher et à agresser physiquement Antoine. Pour Victor, elle l'amène à se montrer dominateur, rigide, moralisateur, et physiquement violent avec Sylvie. Et, pour tous les deux, cette identification est inscrite dans une relation vouée à l'échec.

Choix du partenaire

Béatrice a choisi Antoine pour partenaire en espérant avoir le contrôle sur leur relation et, de ce fait, se sentir plus en sécurité. Il vivait au jour le jour, sans objectif, et n'avait pas un sou vaillant ; elle espérait qu'en le sortant de sa médiocrité, il serait à elle pour toujours. Elle pouvait être proche de lui parce que cette proximité ne constituait pas une menace. Mais tout ceci changea lorsque Antoine décida d'adopter un mode de vie plus indépendant, ce qui déclencha les peurs de Béatrice.

De la même façon, la vie chaotique de Sylvie a poussé Victor à la secourir. De fait, c'est Sylvie qui a appelé Victor au secours afin qu'il l'arrache des griffes de son ancien compagnon, et qu'il l'aide dans son manque d'organisation et ses problèmes financiers. Victor a naturellement supposé que les besoins exprimés par Sylvie lui assureraient la domination dont il avait lui-même besoin pour fonder un foyer ordonné et sérieux, lui permettant ainsi de préserver son identification à son père et de chasser ses sentiments de sa propre conscience.

Les comportements de sauveur et leurs effets

Les méthodes utilisées par Béatrice et Victor pour sauver leurs partenaires sont très semblables et ont abouti à des résultats très similaires. Victor a sauvé Sylvie en l'extirpant d'une relation violente, lui offrant ainsi la sécurité et un train de vie qu'elle n'aurait jamais pu atteindre sans lui. Persuadé de détenir la vérité, il a tenté de tout contrôler, y compris sa femme. Une fois que Sylvie lui a montré qu'elle refusait de rester sous sa domination, toutes ses vieilles peurs se sont réveillées et il a adopté le comportement violent de son père. Pour finir, Victor a mis en place la situation même qu'il redoutait : une femme indigne de confiance qui le rejetait, et un fils affligé de graves problèmes.

De la même façon, Béatrice a volé au secours d'Antoine. Elle lui a offert un toit, un emploi stable et lui a appris à bien gérer son argent. En dépit de leurs violentes altercations, on aurait pu considérer le désir d'Antoine de reprendre des études comme le résultat sain de la stabilité que Béatrice lui avait fournie. Pourtant, dès qu'Antoine a commencé à chercher son indépendance, la peur d'abandon de Béatrice s'est réveillée, et elle n'est plus parvenue à maintenir sa propre stabilité. Comme Victor, Béatrice s'est retrouvée dans la situation même qu'elle redoutait : un partenaire malheureux et sur le point de rompre.

Le piège de la terreur

En considérant le comportement violent de Victor et Béatrice, on peut se dire qu'ils méritent de ressentir ce mal-être dans leur couple, mais il est important de se souvenir que tous deux sont piégés dans leurs peurs et leurs déficits émotionnels. Leur monde intérieur est empli du souvenir d'expériences terrifiantes vécues enfants, et on ne leur a pas permis de résoudre ces problèmes de façon saine.

Bien que leur enfance difficile n'excuse pas leur comportement violent en tant qu'adultes, nous voyons de quelle façon leur passé a pu amener ces deux personnes à développer une sensibilité excessive à toute situation susceptible de déclencher ces souvenirs terrifiants. Chaque fois qu'ils se sentaient menacés, Victor et Béatrice se protégeaient en adoptant des comportements malsains dont ils avaient eux-mêmes fait les frais ou été témoins lorsqu'ils étaient enfants.

Pour résumer

Le sauveur terroriste/terrorisé, comme tous les sauveurs, cherche quelqu'un à secourir. Cependant, son comportement en ce sens est extrêmement dominateur et destiné à lui donner un sentiment de pouvoir et de sécurité. En général, ce type de sauveur est issu d'un milieu où la violence et le chaos avaient souvent cours. Il est hypersensible à tout ce qui peut déclencher sa peur et son sentiment d'insuffisance. Quand ces sentiments sont réveillés, il est susceptible de réagir en se comportant de façon excessivement dominatrice, ce qui se traduit souvent par de la violence émotionnelle ou physique.

Vous avez maintenant approché les trois types de sauveurs de façon détaillée. Dans le chapitre suivant, nous tenterons de comprendre qui sont les partenaires de ces sauveurs.

Faites le point

- Comment vos parents géraient-ils leurs désaccords ?
- Comment gérez-vous vos désaccords avec votre partenaire ?
- Avez-vous déjà frappé votre partenaire, jeté ou cassé des objets dans un accès de colère ?
- Dans votre relation, est-il important pour vous d'être celui qui se charge de tout ?
- Quelle a été l'expérience la plus terrifiante de votre enfance ?
- Aimez-vous l'enfant que vous avez été ? Si non, pourquoi ?

Chapitre 8

Les sauvés

Les partenaires « sauvés » sont aussi variés que les sauveurs qui les secourent et il est également possible de les regrouper en fonction de leurs traits et caractéristiques communs. Nous avons défini deux grands types de sauvés, et des sous-catégories correspondantes. Sous de nombreux aspects, ces sous-catégories se rapportent aux schémas typiques de comportements et d'expériences intimes que l'on trouve dans les troubles psychologiques classiques tels qu'ils sont décrits par l'Association américaine de psychiatrie[1]. Dans ce chapitre, nous passerons en revue les traits de caractère des personnes secourues par nos sauveurs.

1. *Diagnostic and Statistical Manual of Mental Disorders*, *op. cit.*

Les deux catégories de sauvés

Les partenaires des sauveurs ont tous en commun le besoin ou le désir d'être secourus : ils veulent qu'on les guérisse, qu'on les guide ou qu'on leur donne du pouvoir. Une fois établis ces traits communs, les sauvés peuvent être répartis en deux principales catégories basées sur leur personnalité globale. La première, les *désemparés*, rassemble ces partenaires qui semblent passifs, faibles et en demande. La seconde, les *rapaces*, réunit des prédateurs en sommeil et qui se comportent souvent de façon agressive. Tout en parcourant ce chapitre, gardez à l'esprit que les individus sont complexes et qu'on peut rarement les ranger purement et simplement dans une catégorie donnée.

Les désemparés

S'étant adaptés aux conditions difficiles de leur enfance en développant une attitude de victime, ces sauvés ont besoin d'une personne qui les soutienne, les conseille et prenne soin d'eux. Ils sont même susceptibles de tolérer d'être exploités ou violentés sexuellement afin de garder le lien avec leur partenaire. La perte et l'abandon sont des menaces particulièrement fortes pour ces sauvés qui craignent de se sentir seuls, impuissants, et qui ont besoin des autres pour les aider à prendre des décisions. Ces sauvés désemparés sont souvent déprimés, dépendants, autodestructeurs ou angoissés.

Les déprimés

Les psychologues contemporains ont découvert que la plupart des individus déprimés peuvent être scindés en deux principales catégories[1]. La catégorie des *socio-dépendants* rassemble des individus dotés d'une forte dépendance émotionnelle vis-à-vis des autres, et dont la principale préoccupation est de nouer des relations interpersonnelles et de les garder intègres. Leur crainte de la perte ou de l'abandon rend ces personnes dépendantes, et elles éprouvent des sentiments d'infériorité, de vide et de honte[2]. Elles attribuent l'origine de leurs sentiments à la relation qu'elles entretiennent avec l'autre, et non à une cause interne. Un partenaire déprimé socio-dépendant va forcément s'accrocher à un sauveur et chercher auprès de lui soutien et réconfort.

À l'inverse, la seconde catégorie d'individus déprimés est *autocritique* et attribue ses symptômes dépressifs à une cause interne[3]. En général, ce type de sauvé s'accuse lui-même d'être rejeté, abandonné ou d'avoir des problèmes dans sa relation de couple, ce qui affecte en retour son estime de soi. Il a souvent des tendances perfectionnistes et éprouve des sentiments autocritiques, comme la culpabilité, le doute quant à sa valeur, la crainte de l'échec ou l'anticipation du rejet.

Les déprimés autocritiques ont tendance à idéaliser les autres[4]. Par conséquent, ils idéalisent facilement les sauveurs et accordent une importance extraordinaire au regard qu'ils portent sur eux. Par

1. S.J. Blatt et C. Maroudas, « Convergences among psychoanalytic and cognitive behavioral theories of depression », *Psychoanalytic psychology*, 9, pp. 157-190 (« Convergences entre les théories psychoanalytiques et cognitives de la dépression », non traduit).
2. Collectif, *Psychodynamic Diagnosis Manual* (PDM), Silver Spring, Maryland, Alliance of Psychoanalytic Organizations, pp. 691-764, 2006 (Manuel diagnostique psychodynamique, non traduit)
3. *Ibid* ; et S.J. Blatt et C. Maroudas, *op. cit.*
4. Psychodynamic Diagnosis Manual, *op. cit.*

exemple, Raphaël, le surempathique évoqué dans le chapitre 5, a épousé Margot, une déprimée autocritique qui ne vivait que par les encouragements et les approbations de son mari.

Voici quelques éléments qui vous permettront de déterminer si, en tant que sauveur, vous avez choisi un partenaire désemparé-déprimé :

- votre partenaire est incapable de reconnaître qu'il/elle peut influer sur sa propre humeur ou situation ;
- votre partenaire pense que ses conditions de vie l'empêchent d'atteindre le même niveau de satisfaction qu'il/elle constate chez les autres ;
- votre partenaire est extrêmement complexé et a besoin de votre approbation ;
- la perception que votre partenaire a du monde est teintée de pessimisme et de sentiments négatifs ;
- les souffrances de votre partenaire vous semblent impossibles à apaiser. Cependant, les brèves étincelles d'optimisme et de gaieté qui apparaissent chez lui/elle vous emplissent d'espoir ;
- vous vivez les problèmes de votre partenaire comme un poids dans votre poitrine.

Les dépendants

Les personnes souffrant d'une dépendance malsaine recherchent constamment conseils et réconfort, sont angoissées par leurs performances et craignent la critique et l'abandon[1]. L'objectif des

1. R.F. Bornstein, *The Dependant Personality*, New York, The Guilford Press, 1993.

dépendants étant de se sentir soutenus et choyés au sein de leur relation, on les considère, souvent à tort, comme des personnes passives ou soumises. Pourtant, beaucoup de dépendants sont très réactifs aux échanges interpersonnels, recherchant de l'aide et pouvant se révéler très volontaires dans leur quête de la personne qui prendra soin d'eux[1].

Les relations dépendantes sont souvent liées à *l'amour passion :* un attachement caractérisé par la difficulté à être séparé de son/sa partenaire, par la dépression, par une attitude « collante », par la rage ou par la violence[2]. Le dépendant qui se retrouve séparé de son/sa partenaire va être immédiatement poussé à rechercher une autre personne susceptible de le secourir. C'est comme si, dans sa perception de soi, le dépendant pensait qu'il appartient à l'autre, et que son estime de soi émanait de l'identité de son/sa partenaire. Par exemple, un dépendant peut être attiré par le pouvoir réel ou imaginaire d'un sauveur, parce qu'il convoite ce même pouvoir pour lui-même.

On comprend aisément qu'un sauveur puisse confondre chez ses partenaires l'angoisse de la séparation avec une manifestation d'amour et de désir, et prendre leur besoin de conseils ou de soutien comme un compliment quant à leur excellent jugement. Un

1. R.F. Bornstein, « The Dependant Personality : Developmental, Social, and Clinical Perpectives », *Psychological Bulletin*, 112, pp. 3-23, 1992 (« La personnalité dépendante : perspectives en psychologie du développement, sociale et clinique », non traduit).
2. M.B. Sperling et W.H. Berman, « An attachment classification of desperate love », *Journal of Personality Asessment*, 56, pp. 45-55, 1991 (« Une classification de l'attachement dans l'amour désespéré », non traduit).

sauveur surempathique qui souhaite rompre peut se sentir coupable d'avance de la réaction désespérée qu'aura son/sa partenaire dépendant(e), et revenir l'aider une fois de plus – cette fois pour le/la secourir de son propre souhait de le/la quitter. Un sauveur humilié ou terroriste/terrorisé peut se sentir plus en sécurité en compagnie de partenaires dépendant(e)s parce que leur vulnérabilité l'assure de leur dévotion et lui confère un contrôle plus important. Par exemple Béatrice, la sauveuse terroriste/terrorisée du chapitre 7, a choisi pour partenaire Antoine, un homme plus jeune qu'elle, qui a toléré son comportement violent et déplacé parce qu'il était dépendant d'elle.

Voici quelques éléments qui vous permettront de déterminer si, en tant que sauveur, vous avez choisi un partenaire désemparé-dépendant :

- votre partenaire se comporte de façon soumise ou passive ;
- c'est vous qui vous occupez de l'autre et détenez tout le pouvoir ;
- votre partenaire a du mal à prendre une décision sans vous ;
- votre partenaire semble souvent avoir besoin de votre aide pour réussir ;
- il vous arrive de trouver les besoins de votre partenaire agaçants ;
- il vous semble que votre partenaire veut toujours vous accompagner où que vous alliez.

Les autodestructeurs

Les sauvés autodestructeurs se présentent eux-mêmes comme des victimes permanentes de la vie. Ils affirment souvent se sentir dépassés, impuissants ou apeurés. Ils éprouvent des sentiments de culpabilité ou de honte vis-à-vis d'eux-mêmes et, craignant que les autres ne découvrent ces faiblesses, ils se cachent derrière leur propre inaction. En tant que sauveur, vous vous sentez obligé(e) de les rassurer constamment sur leurs qualités et le fait que tout n'est pas de leur faute. Vous pouvez également être amené(e) à leur proposer des solutions en pensant que vous pouvez arranger leurs problèmes. Parfois, ils vous agacent à cause de leur façon indirecte de s'exprimer quand ils sont en colère contre vous, par exemple en boudant ou en oubliant volontairement certaines choses.

Une personne autodestructrice peut souffrir terriblement de son propre comportement, tout en ayant besoin que son/sa partenaire comprenne et valide toutes les injustices qui lui ont été faites. Si vous essayez de lui indiquer qu'elle ne fait qu'aggraver ses propres difficultés, elle se sentira systématiquement rejetée, maltraitée ou incomprise. Ensuite, elle risque de paniquer à l'idée que vous allez la quitter, ce qui peut réveiller votre propre sentiment de culpabilité.

Une personne autodestructrice est impossible à secourir. Au début, votre soutien et vos conseils peuvent sembler efficaces, ce qui vous conforte dans l'espoir que vous lui avez fourni l'aide dont elle avait besoin. Mais quand ce/cette partenaire, qui réussissait parfois à rester sobre, retombe soudain dans l'alcool, ou perd de nouveau son travail parce qu'il/elle arrive constamment en retard, ou a perdu une occasion en or à force d'atermoiements, ce sera sans doute votre tour de vous sentir incapable et en position d'échec.

Souvenez-vous de Betty, la surempathique évoquée dans le chapitre 5. Avec Philippe, son compagnon, elle a fini par baisser les bras. Philippe avait perdu son travail, rejetant la faute sur les autres ; il était incapable de gérer sa propre carrière ; par ailleurs, c'était un consommateur régulier de cannabis. Au quotidien, il était toujours prêt à aider Betty, semant la confusion de telle sorte qu'il apparaisse que c'était elle qui avait besoin de soutien. Betty excusait les échecs de Philippe en partant du principe qu'il avait simplement besoin d'aide pour commercialiser son jeu vidéo. Pour finir, se sentant coupable de vouloir le quitter, et prenant conscience qu'elle était incapable de changer Philippe, elle est allée chercher un soutien psychothérapeutique.

Voici quelques éléments qui vous permettront de déterminer si, en tant que sauveur, vous avez choisi un partenaire désemparé-autodestructeur :

- votre partenaire est prompt à vous apporter son aide dans vos responsabilités, mais ignore systématiquement celles qui lui sont propres ;
- il/elle se plaint en permanence de douleurs physiques, de problèmes relationnels ou du stress incessant qu'il/elle subit ;
- au début de votre relation, vous éprouviez de la compassion pour les problèmes de votre partenaire, mais peu à peu, la colère et l'impuissance ont pris le dessus ;
- votre partenaire s'isole volontairement, mais se montre perturbé(e) si on le/la laisse de côté ;
- votre partenaire a toujours une excuse pour expliquer ses déceptions, son absence d'initiative ou ses échecs ;
- vous vous sentez coupable à l'idée de quitter votre partenaire ou de le/la blesser en désavouant clairement son comportement ;

- votre partenaire est incapable d'exprimer sa colère de façon directe et appropriée. Au lieu de cela, il/elle la montre de manière passive en boudant, en oubliant volontairement certaines choses ou en commettant des erreurs « innocentes » qui vous affectent de façon négative.

Les angoissés

Les angoissés se tourmentent à tout propos, vous obligeant ainsi à les rassurer et les réconforter en permanence. Professionnellement, ils sont souvent très efficaces, même s'ils se plaignent souvent de leur travail et doutent fréquemment de parvenir à aller jusqu'au bout de leurs tâches. Avant une apparition en public, ils s'angoissent à l'idée de l'image qu'ils vont renvoyer aux autres. S'ils doivent organiser un dîner, ils s'en font une montagne. Ajoutée à leur anxiété permanente, leur incapacité à bien dormir la nuit les rend fatigués et irritables. Leur sauveur est serviable, compréhensif, charmé par leur vulnérabilité, et persuadé qu'il peut tout arranger pour eux.

Confrontée à des sentiments d'anxiété ou d'angoisse, une personne saine va se demander ce qu'elle peut faire pour arranger les choses, ou accepter de reconnaître qu'elle est dépassée par certains événements. En revanche, le sauvé angoissé est convaincu que quelque chose de terrible va lui arriver, et il ne peut pas s'empêcher de penser à ses supposés problèmes, et se tourmente à leur propos. Quand ces tourments empiètent sur le quotidien, il peut être réconfortant de s'appuyer sur quelqu'un. Le sauveur voit alors une opportunité de secours dans le simple fait de se trouver proche du sauvé ou de le réconforter.

La dépendance née de l'angoisse d'un des partenaires peut cimenter un couple, même si cette dépendance en elle-même est malsaine. Prenons l'exemple d'une angoissée qui, après avoir appris que sa sœur était atteinte de la sclérose en plaques, a passé les vingt années suivantes à se tourmenter à l'idée d'être elle-même atteinte de cette maladie. Avant le diagnostic de sa sœur, elle songeait à divorcer, mais sa crainte permanente de se retrouver handicapée l'a convaincue de rester avec son mari parce qu'elle savait que le sauveur qu'il était prendrait soin d'elle.

Voici quelques éléments qui vous permettront de déterminer si, en tant que sauveur, vous avez choisi un partenaire désemparé-angoissé :

- votre partenaire se réveille souvent au milieu de la nuit en vous demandant de le/la réconforter ;
- les inquiétudes et tracas de votre partenaire sont largement exagérés ;
- si quelque chose ne se passe pas comme votre partenaire l'avait prévu – un entretien d'embauche, par exemple – il/elle se laisse décourager au lieu d'envisager les alternatives possibles ;
- quand un obstacle surgit, votre partenaire baisse les bras ;
- votre partenaire passe sans discontinuer d'une inquiétude à l'autre ;
- votre partenaire s'angoisse souvent à l'idée de souffrir de problèmes physiques.

Les rapaces

Au début d'une relation, le rapace cachant bien son jeu, vous aurez l'impression d'avoir trouvé le paradis entre ses bras ; pourtant, tôt ou tard, vous aurez le sentiment d'être devenu(e) une victime. Assoiffé d'attention et de sécurité, le rapace manipule son sauveur pour en obtenir ce qu'il veut, parfois en se montrant irrésistiblement séduisant. À long terme, ses besoins vous épuisent et vous laissent déprimé(e) ou désemparé(e), parce que, quoi que vous fassiez pour lui, ce n'est jamais suffisant. Parmi les différents types de sauvés rapaces, on trouve le désespéré, l'instable, l'égocentrique et le perfectionniste.

Le désespéré

De nombreux sauveurs ne prennent conscience du comportement manipulateur et dominateur de leur partenaire qu'une fois leur relation bien installée. Ce comportement n'est pas intentionnellement malveillant, il s'agit plutôt d'une forme d'adaptation destinée à apaiser la peur d'abandon du sauvé désespéré. Si vous êtes un sauveur, au début de la relation, cette peur exacerbe vos sentiments de pouvoir et de sécurité. Le désespéré essaie de vous contrôler et veut tout savoir de vos faits et gestes, mais vous interprétez cette attitude comme l'insécurité qui accompagne naturellement l'amour. Vous compatissez facilement face aux comportements autodestructeurs du désespéré – toxicomanie, alcoolisme, scarification et pensées ou gestes suicidaires – et lui pardonnez ses actes en recourant au même raisonnement que lui : il a été traumatisé, victime de parents qui ne l'aimaient pas ou ne satisfaisaient pas à ses besoins, ou bien il a été maltraité par son précédent partenaire.

Le désespéré est souvent la proie d'émotions intenses qu'il manifeste sous forme d'accès de colère, de désespoir ou de panique. Si vous êtes un sauveur surempathique, vous aurez du mal à comprendre pourquoi votre partenaire vous crie dessus, détruit des objets vous appartenant, vous frappe, vous dénigre de façon malveillante ou fait preuve de tout autre comportement hostile ou destructeur. Pourtant, vous lui trouverez des excuses, tout comme vous le faites pour vous-même. Si vous êtes un humilié ou un terroriste/terrorisé, si le sauvé désespéré déclenche votre honte et votre peur de la faiblesse, vous risquez, par vengeance, de réagir de façon agressive. Il est probable que vous vous sentiez coupable, étouffé(e) ou contrôlé(e). Prenons l'exemple de ce sauveur dont la partenaire faisait preuve d'un tempérament explosif et qui, par ailleurs, ne cessait de critiquer leurs amis ; à cause d'elle, ils n'avaient plus de vie sociale. Quand il sortait avec des amis, elle le harcelait au téléphone pour qu'il rentre à la maison. S'il ne s'exécutait pas aussitôt, à son retour, elle l'insultait et lui lançait des objets au visage. Elle affirmait être incapable de se contrôler parce qu'elle avait été physiquement maltraitée durant son enfance, mais aussi parce que son partenaire ne s'occupait pas d'elle. Celui-ci était conscient qu'elle lui « pompait » son énergie vitale, mais il avait trop peur pour elle pour pouvoir la quitter.

Voici quelques éléments qui vous permettront de déterminer si, en tant que sauveur, vous avez choisi un partenaire rapace-désespéré :

- à un moment donné, votre partenaire se met à dévaloriser une personne qui a compté dans sa vie, alors qu'il/elle l'idéalisait auparavant ; peu après, il/elle revient à ses sentiments premiers vis-à-vis de cette personne ;
- quand un conflit éclate avec une personne extérieure à votre couple, votre partenaire menace de rompre les ponts avec cette personne ;

- votre partenaire réagit avec colère ou anxiété quand il/elle est séparé(e) de vous ;
- si votre partenaire se sent abandonné(e), même s'il/elle est incapable d'exprimer ce sentiment, il/elle peut réagir par une menace ou une tentative de suicide ;
- votre partenaire est impulsif(ve) et semble excessif(ve) en tout, y compris dans ses dépenses, sa façon de manger, sa sexualité et sa consommation de substances toxiques. Il/elle ne tient pas compte des possibles effets néfastes de ces comportements à risque ;
- votre partenaire voit tout en noir et blanc ;
- votre partenaire cherche à éveiller votre compassion en partageant avec vous ses expériences d'enfant négligé ou maltraité ;
- la relation avec votre partenaire suscite en vous une sensation d'accablement ou d'étouffement.

L'instable

L'instable est un rapace séduisant, excitant, sensuel, créatif et démonstratif. Mais sous ses dehors fascinants, il cache un caractère instable et une personnalité manipulatrice et avide d'attentions. L'instable manifeste son besoin extérieur d'être désiré en cherchant à vous séduire sexuellement, ce qui, à votre tour, vous donne le sentiment d'être très désirable. Mais toute cette attention sexuelle masque un sentiment profond d'impuissance et de haine de soi. En vous idéalisant, il vous amène à avoir de lui une opinion encore plus positive. Cependant, la moindre remarque négative que vous, ou un autre, lui ferez révélera sa peur d'être insuffisant, et il réagira avec colère en vous dénigrant ou en vous humiliant.

Au début, les grands sentiments déployés par l'instable peuvent vous sembler excitants et amusants, et vous entraîner dans une spirale émotionnelle. Dans le même temps, il/elle va admirer votre côté rationnel et être rassuré(e) par lui, ce qui peut vous amener à croire à tort qu'il/elle apprécie votre faculté de raisonnement et votre capacité à le/la ramener sur terre. Mais à terme, il/elle peut vous reprocher d'être « ennuyeux(se) » ou de « vouloir tout contrôler ».

Prenons l'exemple de ce sauveur qui sortait avec une instable ; elle était très jolie et passionnée. Chaque fois qu'ils se retrouvaient tous deux en société, elle parlait trop fort et se comportait souvent de façon déplacée, et il se sentait mal à l'aise et désemparé. Un soir qu'elle dansait de façon provocante avec un autre homme, notre sauveur a quitté la soirée où ils se trouvaient, offusqué. Elle est alors rentrée avec le danseur en question, a passé la nuit chez lui, puis s'est dédouanée en affirmant que c'était la faute du sauveur : elle avait trop bu parce qu'il l'avait abandonnée.

Voici quelques éléments qui vous permettront de déterminer si, en tant que sauveur, vous avez choisi un partenaire rapace-instable :

- votre partenaire est extrêmement sensible et démonstratif(ve), et en recherche permanente d'attention. Une fois qu'il/elle a accaparé toute votre attention, il/elle a tendance à rechercher l'attention de tous, sauf la vôtre ;
- avec le temps, le comportement émotionnel de votre partenaire vous agace ; il vous semble puéril, sexualisé à outrance ou tout simplement excessif ;
- vous surprenez votre partenaire à mentir, ce dont il/elle se défend avec véhémence ;

- quand vous aidez votre partenaire, il/elle considère que c'est lui/elle qui vous fait une faveur ;
- si votre partenaire n'est pas au centre de l'attention, il/elle se met en colère ;
- l'image que votre partenaire donne aux autres est primordiale pour lui/elle ;
- votre partenaire a tendance à déformer les événements qu'il/elle relate afin de les rendre plus impressionnants.

L'égocentrique

Pour un sauveur qui cherche à être la personne qui rassure, le partenaire idéal est celui qui a besoin en permanence qu'on lui confirme sa valeur. Pourtant, à terme, l'égocentrique peut se comporter comme si votre attention et votre admiration étaient un dû. Vous avez beau lui offrir votre réconfort et le couvrir d'attentions et de cadeaux, vous finissez par découvrir qu'il convoite le bien des autres, ou encore qu'il recherche l'approbation d'une autre personne que vous, approbation que cette personne ne veut ou ne peut lui fournir. En définitive, vous risquez de vous sentir coupable de ne pas être capable de donner à votre partenaire égocentrique ce qu'il semble vouloir. Dans ce genre de situation, vous aurez l'impression que la personne en faute, c'est vous, et non ce partenaire que vous essayez de sauver.

À cause de sa peur de n'être pas remarqué et de son besoin de reconnaissance, vous en arrivez à vous sentir moins important(e) pour votre partenaire que des personnes qui ne devraient pas compter pour lui. Imaginons par exemple qu'un sauveur organise une fête d'anniversaire pour son partenaire égocentrique : au lieu de manifester sa reconnaissance pour les efforts du sauveur, son partenaire va se focaliser sur l'absence de deux personnes « importantes », qu'il juge « insultante ».

Pour le partenaire égocentrique, il est essentiel d'être le/la meilleur(e). Par moments, il/elle se rend compte que ce n'est pas le cas, et cette prise de conscience, liée à la jalousie qu'il/elle éprouve vis-à-vis des personnes qu'il/elle idéalise, réduit à néant toutes vos tentatives pour le/la réconforter. Néanmoins, en tant que sauveur, votre rôle consiste en partie à renforcer son ego ; dans ce but, vous allez mettre votre énergie, votre talent et vos capacités à son service en espérant qu'il/elle vous sera reconnaissant(e) de votre contribution à son succès.

Il est possible que vous restiez en couple avec un égocentrique en raison de « bons moments » particulièrement gratifiants pour votre estime de vous-même. De temps à autre, en effet, il/elle vous idolâtrera et vous adorera d'une façon merveilleusement irréelle. Cette expression occasionnelle de l'amour parfait peut avoir un effet « addictif » qui vous amènera à en réclamer encore plus.

En tant que sauveur, vous ne devez pas vous attendre à obtenir de réciprocité de la part des partenaires égocentriques.Vous ne soignerez pas non plus votre propre vulnérabilité en leur venant en aide. En fait, en endossant involontairement la honte, la vulnérabilité ou les sentiments négatifs de votre partenaire, vous allez vous sentir encore plus malheureux(se) et vulnérable que vous ne l'étiez avant de voler à son secours.

Voici quelques éléments qui vous permettront de déterminer si, en tant que sauveur, vous avez choisi un partenaire rapace-égocentrique :

- votre partenaire se plaint de quelqu'un qui l'a vexé(e), inquiété(e), ou rabaissé(e), s'attendant à ce que vous vous offusquiez (en son nom) de ce qu'il/elle a subi, sans tenir aucun compte de vous ou de votre place dans sa vie ;
- votre partenaire est choqué(e) et perturbé(e) par les déceptions, ce qui le/la rend déprimé(e) et colérique ;
- vos amis considèrent votre partenaire comme une personne divertissante, mais très arrogante ;
- quand vous parlez à votre partenaire d'une de vos réussites, il/elle vous parle des siennes ;
- votre partenaire peut vous blesser sans s'en apercevoir ;
- votre partenaire a un besoin insatiable d'admiration, mais se met en colère si vous attirez son attention sur ce fait ;
- votre partenaire n'a pas son pareil pour arranger les faits, déformer la réalité et refaire l'histoire ;
- votre partenaire peut entrer en empathie avec vous ou refréner cette empathie à volonté.

Le perfectionniste

Le perfectionnisme, la rigueur, la maîtrise et le souci du détail peuvent à première vue sembler des qualités admirables. Pourtant, portées à l'extrême, ces qualités peuvent perturber la vie d'une personne de façon significative. Vous pouvez tout à fait admirer la rigueur avec laquelle votre partenaire perfectionniste ordonnance les placards de votre appartement, mais quand il/elle explose de colère en voyant que vous n'avez pas rangé vos chaussures à la place qu'il/elle leur avait assignée, sa rigidité peut commencer à vous inquiéter. Vous comprenez le raisonnement moral qui sous-tend chacun de ses gestes, et vous êtes peut-être d'accord avec lui/elle par principe, mais aussi pour éviter les conflits. Bientôt, vous comprendrez que sauver un perfectionniste revient à se soumettre à son programme.

Parfois, les perfectionnistes ont du mal à prendre des décisions ; en effet, ils craignent de faire le « mauvais choix ». Dans pareille situation, il se peut que vous vous sentiez poussé(e) à prendre cette décision à sa place, mais votre partenaire est tellement paralysé(e) par son incapacité à opérer un choix que si vous intervenez dans un sens, il/elle risque de se prononcer pour l'option opposée.

Les perfectionnistes croient en un idéal qu'eux et leurs partenaires sont susceptibles d'atteindre. Prenons l'exemple de ce sauveur humilié qui avait trouvé sa partenaire assise dans la cuisine au beau milieu de la nuit, en train de faire et de refaire les cartons d'invitation de leur fête de fiançailles. Les cartes toutes prêtes qu'on trouve dans les magasins ne lui ayant pas plu, elle cherchait maintenant à atteindre une impossible perfection en les réalisant elle-même, quitte à y passer ses nuits. Quand son sauveur lui avait suggéré de laisser tomber ces détails et de retourner au lit, elle était entrée dans une colère noire et lui avait jeté une agrafeuse au visage.

Voici quelques éléments qui vous permettront de déterminer si, en tant que sauveur, vous avez choisi un partenaire rapace-perfectionniste :

- votre partenaire s'inquiète si vos objectifs diffèrent des siens ;

- votre partenaire a des difficultés à avancer dans ses tâches parce que tout doit être parfait ;
- l'opinion que les autres ont de lui/d'elle compte beaucoup pour votre partenaire ;
- vous considérez souvent les objectifs de votre partenaire comme déraisonnables ou inaccessibles ;
- votre partenaire est ambitieux(se) et attend de vous que vous reconnaissiez ses mérites ;
- votre comportement de sauveur vis-à-vis de votre partenaire se traduit par des tentatives pour rendre sa vie plus gaie, plus riche d'expériences et, en général, plus heureuse.

Sauveur et sauvé : qui est qui ?

Dans certaines de vos relations, il est possible que vous vous identifiiez au sauveur alors que, dans d'autres, vous avez endossé le rôle du sauvé. Comme n'importe qui d'autre, un sauveur peut parfois se retrouver dans des situations où il a besoin d'être secouru. De la même façon, une personne qui se trouve habituellement à la place du partenaire sauvé peut temporairement devenir le sauveur. Ainsi, vous vous demandez sans doute si vous êtes un sauveur ou un sauvé.

Peut-être avez-vous vécu une relation dans laquelle vous considériez votre partenaire comme un sauveur, parce que son pouvoir vous paraissait supérieur au vôtre et que vous aviez l'impression d'avoir besoin de lui/elle, jusqu'à comprendre que vous vous étiez glissé(e) dans le rôle du sauveur. Quand vous avez rencontré ce/cette partenaire, vous étiez peut-être aux prises avec un traumatisme ou avec une dépendance quelconque ; ou bien, tout simplement, vous vous sentiez faible et en demande de soutien – soutien qu'il/elle vous a alors fourni. Mais après quelque temps, vous avez pris conscience que l'estime de soi de votre partenaire était fragile et qu'il avait besoin de votre attention et de vos soins.

Vous aurez peut-être noté que les comportements de certains sauvés présentaient des similitudes avec ceux de certains sauveurs. Mais en gardant à l'esprit les origines du syndrome du sauveur, vous parviendrez à établir la différence entre sauveur et sauvé : *de façon répétée, et souvent sans en être conscient, le sauveur cherche des partenaires vulnérables ou en demande de soutien. La compulsion à secourir l'autre est ce qui caractérise le sauveur à la base.*

Variations autour des sauvés

Bien qu'il y ait des différences importantes d'une catégorie de sauvé à l'autre, les sauvés dans leur ensemble ont souvent vécu des expériences similaires susceptibles d'expliquer leur condition. Parmi celles-ci, on trouve la maltraitance et le besoin temporaire d'être secouru.

Les sauvés maltraitants et maltraités

Il existe dans toute relation un potentiel de violence ; cependant, nous avons constaté que ce potentiel augmentait dans une relation entre un sauveur terroriste/terrorisé et un sauvé, ou entre n'importe quel type de sauveur et un sauvé rapace. Selon notre expérience, un homme ou une femme vivant avec un partenaire violent a tendance à manquer d'une estime de soi saine. Dans la mesure où ils ne possèdent pas de perception de lui-même rassurante, rien ne les empêche d'endosser la honte, la vulnérabilité et la méchanceté qui appartiennent de fait à leur partenaire maltraitant. Malheureusement, de nombreuses personnes restent dans ce type de relation et subissent la maltraitance de leur partenaire simplement pour pouvoir se sentir en lien avec quelqu'un.

Les sauvés qu'on maltraite, et les sauveurs qui sont maltraités par les partenaires qu'ils ont secourus, se sentent « coincés » dans leur couple, et ce pour de nombreuses raisons. Tout comme les enfants maltraités, dont nous avons évoqué le cas dans le chapitre 2, un(e) partenaire maltraité(e) est incapable de concevoir qu'une personne qui prétend l'aimer peut l'accabler de violence, de rage et de haine. Pour rendre ces faits acceptables et rester avec son/sa partenaire, la personne maltraitée va modifier sa perception de soi et de la réalité : elle va se dire qu'elle mérite cette violence, minimiser celle-ci, ou encore trouver des excuses à son/sa partenaire. Quoi qu'il en soit, en ne mettant pas fin à cette relation, elle endosse la honte et la méchanceté de son tortionnaire.

L'espoir que le partenaire changera ne fait que fournir la rationalisation nécessaire à la poursuite d'une relation malsaine. Souvent, c'est la peur de se retrouver seule ainsi que la crainte de n'être pas à la hauteur d'un partenaire « sain » qui motivent une personne maltraitée à laisser perdurer sa relation avec son/sa partenaire maltraitant(e). Elle peut également le faire par culpabilité, mais aussi à cause d'un sentiment temporaire de pouvoir si son/sa partenaire exprime du remords ou fait preuve de vulnérabilité. Une profusion d'excuses et de promesses de changement de la part de celui-ci/

celle-ci donne au/à la partenaire maltraité(e) un sentiment d'importance, de contrôle et d'espoir aussi passager qu'erroné. L'aspect illusoire de l'espoir dans les relations sauveur/sauvé sera évoqué dans le chapitre 10.

Les relations impliquant une part de violence présentent une dynamique complexe qui dépasse le champ d'étude de cet ouvrage. Pour autant, nous affirmons que la violence est absolument intolérable dans un couple. Si vous vous trouvez en situation de maltraitance, nous vous incitons à réagir ou à vous faire aider afin de mettre fin à ce type de relation.

Les sauvés temporaires

Dans certaines situations affectant sa stabilité émotionnelle, une personne peut sembler vouloir être ou avoir besoin d'être secourue. Parmi ces situations, citons essentiellement la maladie, une perte importante, un traumatisme ou des problèmes professionnels.

Tout le monde ne réagit pas de la même façon face à des difficultés imprévues susceptibles de modifier le cours d'une vie. Certaines personnes se focalisent sur les difficultés en question et, dans ce contexte, ont besoin d'un soutien accru de la part de leur partenaire. D'autres font tout leur possible pour éviter d'affronter ces difficultés et rejetteront l'aide que peut leur offrir un partenaire, soit par honte, soit parce qu'elles s'efforceront de nier leurs propres sentiments de vulnérabilité[1].

1. *PDM, op. cit.*

Le sauvé temporaire n'a pas besoin d'être secouru en permanence. Sa personnalité n'est pas structurée autour de son besoin d'aide, même si, dans certaines circonstances de sa vie, il peut attirer un sauveur.

Pour résumer

Les sauvés se présentent généralement soit comme des personnes désemparées, soit comme des prédateurs en sommeil. Un sauvé peut paraître angoissé, déprimé, phobique, dépendant ou autodestructeur, mais il peut aussi s'avérer manipulateur et séducteur.

Après avoir échoué à plusieurs reprises dans ses tentatives de soutien, un sauveur peut être tenté de déterminer l'étendue des troubles émotionnels et du caractère manipulateur de son partenaire. Jusque-là, le sauveur aura tendance à idéaliser, mais aussi à rabaisser, son partenaire afin de se sentir puissant et valeureux.

Dans le chapitre suivant, nous examinerons le cas de deux sauveurs sains.

Faites le point

- Quels traits de caractère avez-vous en commun avec les partenaires que vous choisissez ?
- Quels aspects vulnérables de vous-même cachez-vous dans votre relation avec un sauvé ?
- Avez-vous déjà été attiré(e) par une personne parce qu'elle avait un statut, un pouvoir et un talent que vous auriez vous-même aimé avoir ? Dans ce cas, qu'est-ce qui vous a empêché de rechercher ou d'acquérir ces qualités pour

vous-même ? Auriez-vous été aussi attiré(e) par cette personne si elle n'avait pas été dotée de ces qualités ?

- Penchez-vous sur vos relations de couple actuelles et passées : à quel moment vous êtes-vous senti(e) agacé(e) par un trait de caractère qui vous avait d'abord séduit(e) chez votre partenaire ?

Chapitre 9

Le sauveur sain

Contrairement au surempathique, à l'humilié ou au terroriste/terrorisé, le sauveur sain a une perception de soi équilibrée. Cela ne signifie pas que ce type de sauveurs n'éprouve jamais de difficultés, de problèmes émotionnels ou de sentiments ponctuels d'insuffisance. Mais grâce à une estime de soi saine, il peut réagir de façon proactive et se sauver lui-même, ou venir en aide efficacement à son entourage. Les sauveurs sains aident les autres de manière altruiste et dans une atmosphère de réciprocité et de respect mutuel.

Denise et André, les deux personnes dont vous allez faire la connaissance dans ce chapitre, sont tous les deux des sauveurs sains. Ils sont venus en thérapie pour accéder à une meilleure compréhension d'eux-mêmes et obtenir de l'aide afin de soulager une détresse émotionnelle.

L'histoire de Denise et de Rémi

Denise

Denise, 41 ans, dirige le service commercial d'une entreprise de confection pour femmes ; elle est mère de deux jumelles de 9 ans. On l'a orientée vers une psychothérapie suite à deux passages au service des urgences six semaines et trois semaines plus tôt. Lors de ces deux occasions, elle a cru qu'elle était victime d'un infarctus. Des examens approfondis ayant révélé qu'elle ne souffrait d'aucun problème cardiaque, le cardiologue lui a demandé si elle subissait un stress particulier récemment, et lui a suggéré de se faire aider pour soulager ses angoisses. Bien que Denise soit surprise d'apprendre que ses symptômes sont liés au stress, elle a admis être inquiète au sujet de Rémi, son mari depuis onze ans, et de la façon dont il occupe son temps depuis qu'il a vendu son commerce, six mois plus tôt.

Denise a rencontré Rémi lors du mariage d'un ami commun, où ils étaient assis l'un à côté de l'autre. Denise se souvient avoir pensé que Rémi était séduisant et gentil ; elle a été enchantée quand il lui a demandé son numéro de téléphone.

Lors de leur premier rendez-vous, ils ont découvert qu'au cours des deux années précédentes, ils avaient tous deux perdu une personne chère. Le frère de Rémi était mort dans un accident de rafting, et le père de Denise avait succombé à un cancer. La mère de Denise était morte à l'âge de 42 ans, alors que Denise en avait 16, ce qui rendait le décès de son père encore plus difficile pour elle. Néanmoins, Denise ne s'était pas laissée aller : à l'époque, elle avait rejoint une association de bénévoles qui organisait le transport de personnes en chimiothérapie.

Rémi était devenu un féru de cyclisme juste après la mort de son frère ; ce sport lui avait permis de faire face au chagrin provoqué par cette perte. Au moment de sa rencontre avec Denise, il ne faisait plus de vélo que par plaisir, et il proposa à Denise de l'accompagner lors d'une sortie le week-end suivant. Denise n'avait jamais vraiment pratiqué le cyclisme auparavant, mais elle était toujours partante pour de nouvelles activités, et elle découvrit qu'elle adorait le vélo. Elle avait aussi l'esprit de compétition, et quand Rémi lui offrit de l'entraîner pour la prochaine course féminine du club local, elle n'hésita pas un instant. Elle ne remporta pas la course, mais elle se plaça dans le peloton de tête, obtenant un diplôme d'encouragement que Rémi fit encadrer pour elle.

Dès le début de leur relation, et pendant toutes leurs années de mariage, tous deux s'aidaient et se soutenaient mutuellement. Passionné d'œnologie, Rémi avait ouvert une petite cave, mais il avait besoin de développer sa clientèle pour asseoir son entreprise. Denise suggéra alors quelques améliorations dans sa façon de communiquer, mais comme il ne sembla pas intéressé par ses propositions, elle n'insista pas. Pourtant, après quelque temps, il admit avoir réagi de façon défensive, et il effectua les modifications en question, ce qui lui permit d'attirer plus de clients.

Parfois, ils se soutenaient lors de problèmes plus délicats. Un an après leur mariage, les parents de Rémi décédèrent à cinq mois d'intervalle sans laisser de testament, ce qui provoqua des disputes entre Rémi et ses frères et sœurs. Pendant cette période, Denise sut se rendre disponible à tout moment pour discuter de ces problèmes avec son mari, tout en respectant son besoin de silence. Elle l'aida à trouver un avocat, et elle était présente aux côtés de Rémi quand il se rendit dans la maison de ses parents en compagnie de son frère. Pour l'essentiel, elle se rappelle avoir simplement essayé d'être à l'écoute de son mari et de ses sentiments et, s'il arrivait à celui-ci de lui parler sèchement ou d'avoir des mouvements d'humeur, de ne pas répliquer.

À 33 ans, Denise accoucha de jumelles en bonne santé. Les bébés lui donnaient beaucoup de travail, et très vite, elle se sentit « au bout du rouleau ». Elle avait toujours cru qu'avec de la volonté, elle pourrait surmonter n'importe quel obstacle, mais s'occuper de deux nouveau-nés semblait au-dessus de ses forces. Partout autour d'elle, les autres jeunes mères semblaient s'en tirer sans difficulté, ce qui la décourageait d'autant plus. Percevant sa frustration, Rémi mit en place un emploi du temps qui, grâce à son aide, permit à Denise de dormir un peu plus ; sur Internet, il trouva un forum dédié aux parents de jumeaux, où elle put s'inscrire afin de trouver des réponses à ses questions.

Bien que Denise et Rémi s'occupent conjointement des jumelles, chacun avait un rôle bien défini, ce qui permettait à la petite famille de s'épanouir tranquillement. Denise gérait le suivi médical et les activités culturelles ou sportives des jumelles. Rémi s'occupait du budget du foyer, des deux voitures et, à l'occasion, venait en aide à Denise quand elle se sentait débordée. Quand on lui a demandé si elle et Rémi se sentaient appréciés l'un par l'autre, Denise a d'abord semblé surprise. Puis elle a répondu : « Je suppose que oui. Nous sommes contents l'un de l'autre, mais à vrai dire, ce n'est pas une question que nous nous posons. »

Cela ne signifie pas qu'il n'y avait jamais de dispute au sein du couple. La façon de dépenser l'argent du ménage constituait l'une de leurs sources de désaccord. Tous deux étaient d'origine modeste, mais Rémi était beaucoup plus attentif aux prix que ne l'était Denise, laquelle reconnaissait qu'elle avait une façon « optimiste » de dépenser – autrement dit, elle pensait qu'ils trouveraient toujours l'argent nécessaire à leurs besoins, particulièrement en ce qui concernait les jumelles.

Au moment où Denise est entrée en thérapie, elle et son mari étaient en train de mettre en place un budget qui leur semblait acceptable à tous deux. En l'établissant, Denise avait pris conscience que ses dépenses pour les jumelles étaient devenues excessives, et Rémi s'était aperçu que, de son côté, il lui fallait dépasser le stade des dépenses « de première nécessité ». Denise avait alors suggéré qu'à l'avenir, ils achètent ensemble tous les cadeaux de leurs filles, afin de partager le plaisir de faire des achats pour les jumelles ; Rémi avait accepté.

Dans l'ensemble, Denise pensait que sa vie avec Rémi était agréable. Elle et son mari trouvaient toujours le moyen de régler leurs différends, même s'il leur arrivait de se disputer pour des détails. Leurs désaccords n'étaient jamais graves, et s'ils ne parvenaient pas à trouver de terrain d'entente, ils savaient lâcher prise ou passer à autre chose. Les jumelles avaient grandi ; c'étaient deux fillettes généreuses, prévenantes et curieuses de tout, passionnées en particulier par les forêts tropicales. Avec l'aide de leurs parents, les jumelles avaient appris à identifier et nommer la plupart des animaux des forêts tropicales et, à l'école, elles avaient créé un club de soutien aux espèces menacées.

Six mois avant le déclenchement des crises d'angoisse de Denise, une grande chaîne de magasins avait proposé à Rémi de lui racheter sa cave à un très bon prix, et il avait accepté. Suite à ce rachat, Rémi avait continué de travailler quelque temps dans son commerce pour assurer la transition, mais à présent qu'il avait passé le flambeau, il se retrouvait sans travail. Six semaines avant le début de sa thérapie, Denise était un jour rentrée à la maison assez tôt dans l'après-midi et avait trouvé son mari devant la télévision. Sans réfléchir, elle lui avait reproché de « [se] laisser ramollir le cerveau ». Elle avait aussitôt regretté sa remarque et s'était excusée. Rémi s'était senti blessé, mais la réaction démesurée de Denise le rendait plus perplexe que furieux.

Denise savait que ce n'était pas l'argent qui lui posait problème dans la mesure où ils avaient réalisé un bon bénéfice lors de la vente de la cave. Il n'en demeurait pas moins que quelque chose, dans la situation où elle avait trouvé son mari, l'avait mise suffisamment mal à l'aise pour provoquer sa remarque. Quelques heures plus tard, elle eut sa première crise d'angoisse et se retrouva aux urgences, souffrant de douleurs thoraciques et de problèmes respiratoires. Sa seconde crise d'angoisse eut lieu trois semaines plus tard, quand Rémi suggéra d'organiser une fête pour les 42 ans de sa femme. Le soir même, convaincue d'être victime d'une crise cardiaque, elle demanda à son mari de l'amener une fois de plus aux urgences. Denise n'avait pas fait le lien entre ses propres symptômes et le fait qu'elle approchait de l'âge auquel sa propre mère était morte.

Les précédents partenaires de Denise

Denise n'a jamais eu de petit ami attitré au lycée. En revanche, elle faisait partie d'un groupe très soudé et avait toujours un ami pour l'accompagner lors de ses sorties. Pendant ses études supérieures, elle est sortie avec plusieurs garçons sans qu'il y ait d'engagement amoureux. Arrivée en troisième année, elle a rencontré son premier amour, un jeune étudiant en architecture. Tous deux avaient envisagé de partir avec une association humanitaire spécialisée dans la construction d'hébergements dans les pays en voie de développement. Mais à l'approche de la date de leur départ, on diagnostiqua un cancer au père de Denise, et elle décida de rester. Son petit ami partit sans elle et, bien qu'ils aient tenté de rester en contact par téléphone et par courrier, leur relation amoureuse finit par s'étioler.

Son deuxième véritable petit ami avant Rémi était un courtier « toujours prêt à faire la fête ». Il était également extrêmement désorganisé : il oubliait de payer ses factures, son appartement était sale, et comme il ne notait rien, il lui arrivait de passer à côté d'événements importants. Au bout d'un certain temps, Denise a fini par le juger irresponsable et immature. Même s'il était très amusant, elle s'était aperçue qu'elle « ne voulait pas être sa mère », et elle mit fin à leur relation.

Le passé de Denise

Les parents de Denise se sont rencontrés dans le bus qu'ils prenaient chaque jour pour aller travailler. Leur amitié s'était bientôt muée en amour, et ils avaient décidé de se marier. Deux ans après, Denise naquit, suivie deux ans plus tard par son jeune frère.

Denise partage son enfance en deux phases : avant et après l'apparition, chez sa mère, de migraines récalcitrantes. Durant la première période, Denise se souvient qu'elle partait camper en famille, rendait visite à ses grands-parents qui la gâtaient, et qu'elle jouait ou se battait avec son frère. Sa mère ne travaillait pas, mais elle faisait beaucoup de bénévolat pour les familles en difficulté, en particulier au sein de la paroisse de leur petite ville.

La plus grosse dispute que Denise se souvient avoir eue avec sa mère remonte à l'époque de ses 10 ans. La fillette venait d'achever de coudre un pantin particulièrement réussi pour les œuvres de sa mère ; Denise en était tombée amoureuse et avait refusé de le donner pour l'association. Sa mère lui avait demandé de réfléchir à ce que devaient ressentir les petits enfants qui n'avaient pas de jouets, à ce qu'elle-même éprouverait à la place de l'enfant à qui ce pantin était destiné, avant de lui parler de l'importance de tenir ses engagements. Les paroles de sa mère avaient porté leurs fruits, et Denise renonça au pantin.

Les autres sujets de discorde concernaient les corvées journalières et les limites fixées par les parents sur le temps passé au téléphone ou devant la télévision. Si Denise et son frère n'effectuaient pas les tâches ménagères qui leur étaient assignées ou qu'ils n'obéissaient pas aux règles, leurs parents réagissaient en discutant des conséquences que la conduite inacceptable des enfants faisait peser sur leur entourage. Devenue mère, Denise avait trouvé les principes d'éducation de ses parents raisonnables et, pour l'essentiel, elle les avait adoptés avec les jumelles.

Le père de Denise était cadre dans une banque ; il s'était toujours arrangé pour consacrer du temps à ses enfants. Il leur avait appris à faire du vélo et à jouer aux échecs, et les avait aidés à mémoriser les capitales des pays du monde entier. Il avait fait en sorte de convaincre ses enfants qu'ils étaient capables de réussir dans tout ce qu'ils entreprendraient pour peu qu'ils y mettent de la volonté et du travail.

La deuxième période commença autour du douzième anniversaire de Denise, au moment où sa mère commença à souffrir de violentes migraines. Au début, elles ne survenaient qu'une fois par mois, et s'estompaient au bout d'un jour ou deux. Pendant ces crises, sa mère gardait la chambre, volets clos, un linge mouillé sur le front. Quand les enfants rentraient de l'école, elle faisait de son mieux pour les accueillir et s'intéresser à leur journée, mais souvent, elle souffrait trop pour cela. Denise et son frère avaient manifesté la volonté de l'aider, mais elle leur avait fait comprendre qu'ils ne pouvaient pas faire grand-chose et, par ailleurs, elle ne voulait pas que ses maux de tête perturbent la vie de ses enfants.

Denise pense que sa mère les a inscrits à diverses activités extrascolaires pour leur éviter d'être témoins de sa souffrance. Denise avait d'abord rechigné à y participer parce qu'elle préférait rester auprès de sa mère, mais celle-ci avait insisté. Malheureusement, la fréquence et l'intensité de ses migraines s'étaient accrues. Il avait donc fallu que son mari et les enfants prennent en charge la plupart des tâches ménagères. Pourtant, Denise se rappelle que cette charge de travail supplémentaire la dérangeait moins que le fait d'être privée de la compagnie et des conseils de sa mère. Certes, leur père avait fait de son mieux pour pallier ce manque, mais pour Denise, rien ne remplaçait sa mère.

Après avoir consulté de nombreux spécialistes qui avaient échoué à soulager ces migraines, le père de Denise avait trouvé un médecin capable de l'aider à gérer la douleur. Malheureusement, ce traitement consistait en une combinaison de narcotiques qui abrutissaient sa mère. Parfois, quand elle pouvait diminuer les doses, elle arrivait à être plus présente, à accompagner ses enfants à leurs activités ou à préparer le dîner avec eux. Mais plus le temps passait, plus ces moments de partage devenaient rares.

Le plus souvent, quand Denise rentrait de l'école, elle trouvait sa mère assise devant la télévision en train de regarder d'un œil absent la chaîne de téléachat. De temps à autre, quand elle était plus alerte, sa mère achetait sur cette même chaîne pour Denise et son frère des objets dont ils n'avaient pas besoin. Quand son mari l'interrogeait au sujet de ces achats, la mère de Denise répondait qu'ils lui donnaient l'impression qu'elle s'occupait encore de ses enfants. Denise avait 16 ans quand sa mère, alors âgée de 42 ans, succomba de façon inattendue à une crise cardiaque.

Denise acheva le lycée et obtint son baccalauréat, mais sa mère lui manquait terriblement. Sur l'insistance de son père et de son frère, elle entra comme elle l'avait prévu dans une école de design à plusieurs centaines de kilomètres de la maison, mais elle mit un point d'honneur à rentrer tous les week-ends. Là, elle se spécialisa dans le design textile, se fit de nombreux amis et, en première année, rencontra son premier véritable petit ami. Deux ans plus tard, on diagnostiqua un cancer à son père, et Denise renonça à quitter la France pour pouvoir rester auprès de lui.

Comprendre Denise

Malgré la perte de sa mère alors qu'elle était encore enfant, Denise a fondé un foyer épanoui où chacun se soutient mutuellement. Certes, elle a souffert d'importantes difficultés émotionnelles au moment où elle peinait à s'occuper de ses jumelles et, plus récemment, à affronter ses crises d'angoisse. Mais grâce à une perception de soi saine, elle n'a jamais sérieusement accusé Rémi d'être responsable de son mal-être. En tant que sauveur sain, elle a été capable de s'ouvrir, d'observer les aspects douloureux de sa vie et de trouver de l'aide pour soigner ses symptômes.

Une perception saine de soi

Denise a souffert de l'absence de sa mère pendant ses épisodes migraineux, puis de son décès par la suite ; pourtant, elle s'est construit une perception saine d'elle-même. Ses parents ont en effet su lui faire comprendre, de bien des façons, qu'elle était aimée, solide, et capable de faire face aux épreuves. On lui a inculqué des limites raisonnables selon lesquelles elle a pu établir que ses parents étaient présents, qu'ils lui faisaient confiance pour agir de façon responsable et qu'ils la protégeraient. Quand sa mère les a encouragés, elle et son frère, à s'impliquer dans des actions de bénévolat, elle leur a appris l'importance de l'altruisme et de l'empathie. Elle est demeurée inflexible le jour où Denise a voulu s'approprier le pantin qu'elle avait fabriqué, démontrant par là même l'importance de tenir ses engagements, ainsi que sa conviction que Denise était capable de se remettre de cette déception.

Son époux a toujours mis un point d'honneur à passer du temps avec ses enfants. Il leur a transmis l'idée que la réussite exigeait du travail, révélant du même coup sa foi dans la force et le potentiel de ses enfants sans pour autant encourager leur arrogance ou le sentiment que tout leur était dû. En résumé, ils ont fait comprendre à leurs enfants qu'ils croyaient en eux et en leurs idéaux.

Les identifications de Denise

Denise affirme avoir eu deux enfances différentes, mais elle pourrait tout aussi bien dire qu'elle a eu deux mères différentes : celle d'avant, et celle d'après les migraines. Heureusement, ces mères étaient toutes deux des femmes attentionnées qui aimaient leurs enfants et appréciaient d'être mères. Avant sa maladie, la mère de Denise était énergique et solide ; avec amour et subtilité, elle a su apprendre à ses enfants le sens de la responsabilité et de l'empathie. C'est à cette mère-ci que Denise s'identifie ouvertement et consciemment quand elle se lance dans l'humanitaire, qu'elle réussit sa carrière ou son mariage, et qu'elle élève ses jumelles.

Même lorsqu'elle souffrait de migraines, sa mère a fait de son mieux pour s'occuper de ses enfants. Elle les a inscrits à des activités pour leur éviter d'être témoins de sa souffrance, et leur a acheté des cadeaux sur le programme de téléachat. Mais cette maladie et son traitement l'ont empêchée d'être la mère qu'elle avait été et voulait être, et l'ont mentalement éloignée de sa famille. Denise aimait sa mère et continuait de s'identifier à elle, mais sa maladie l'avait rendue incompétente au cours d'une période clé de la vie de sa fille : la puberté et le début de l'adolescence. La mort de sa mère quelques années plus tard fut une perte terrible qui balaya le dernier espoir de Denise de retrouver la mère de sa « première époque ».

Comme de nombreux parents, Denise s'est sentie débordée quand elle a dû s'occuper de deux nouveau-nés. Nous soupçonnons que le stress de Denise était accentué par son envie peut-être inconsciente d'avoir sa mère à ses côtés à un autre moment clé de sa vie : la maternité. De même, elle n'a pu partager avec ses deux parents la joie d'avoir des jumelles. Parallèlement, elle a pu se rendre compte à quel point un enfant est dépendant de ses parents et, par extension, prendre conscience de sa propre dépendance vis-à-vis de sa mère. Sa façon compulsive de dépenser de l'argent pour les jumelles rappelle les achats inutiles que sa mère effectuait *via* les programmes de téléachat pour se donner l'illusion de s'occuper de ses enfants, et constitue un autre exemple d'identification de Denise à sa mère.

Pendant les deux phases de l'enfance de Denise, son père a toujours constitué une présence solide, stable et équilibrante dans la vie de ses enfants. L'identification positive de Denise à son père est apparente dans sa carrière professionnelle, son ouverture à la nouveauté et son esprit de compétition. Il est intéressant de constater qu'en aidant les jumelles dans leur projet de sauvegarde des forêts tropicales, Denise présente une identification à ses deux parents : elle fait preuve du volontariat de sa mère et de la soif de connaissance de son père, ainsi que de sa volonté de relever les défis. Son père lui a également fourni un excellent modèle en tant que partenaire secourable dans le couple lorsque, par exemple, il cherchait des traitements médicaux pour sa femme ou faisait son possible pour lui rendre la vie plus facile.

Les symptômes actuels de Denise

Les symptômes cardiaques à travers lesquels l'angoisse de Denise s'est manifestée peuvent être appréhendés comme une *réaction anniversaire* à la mort de sa mère. On considère généralement la réaction anniversaire comme une façon de revivre les émotions liées à un événement traumatique passé à un moment qui coïncide, dans la date ou les circonstances, avec le traumatisme d'origine. Ces dernières années, on a prêté plus d'attention à ce phénomène de réactions anniversaires, aux États-Unis en particulier, en constatant que de nombreuses personnes déclaraient se sentir inquiètes ou tendues à l'approche de l'anniversaire de catastrophes, comme l'attaque des tours jumelles à New York ou l'ouragan Katrina. C'est ainsi que, peu avant ses 42 ans – l'âge auquel sa mère avait succombé à une crise cardiaque –, Denise s'est mise à éprouver la tristesse, le chagrin et le sentiment d'abandon qu'elle avait connus à la mort de sa mère. Tout cela lui a également fait prendre conscience que ses parents lui manquaient énormément.

On peut se demander pourquoi la réaction anniversaire de Denise a pris la forme d'une angoisse susceptible de lui faire craindre qu'elle était victime d'une crise cardiaque. Il est probable que plusieurs facteurs aient contribué à évoquer ces symptômes. Pour l'un d'entre eux, il s'agit de l'identification de Denise à sa mère. S'identifier à ses parents est utile, psychologiquement, à plus d'un titre, et nous avons vu plus haut que les identifications de Denise à ses deux parents l'ont servie de façon très positive.

S'identifier à sa mère lui a permis de la garder présente en elle et l'a aidée à affronter la peur et la solitude nées de l'absence de sa mère. Cependant, cette identification positive a également contribué à déclencher les symptômes actuels de Denise. À présent qu'elle approche de ses 42 ans, cette identification amène Denise à craindre qu'elle va subir le même destin que sa mère et mourir d'une crise cardiaque.

Cette réaction anniversaire spécifique peut également avoir été provoquée par un sentiment de culpabilité. Les parents de Denise ont fait leur possible pour que Denise ne se sente pas coupable de la maladie de sa mère. Néanmoins, Denise se souvient qu'elle a toujours voulu aider sa mère sans en être capable, et il est probable qu'elle a conservé en elle un sentiment de culpabilité quant à son impuissance.

Le fait de surprendre Rémi en train de regarder la télévision en pleine journée constitue une autre explication à la réaction anniversaire de Denise. En effet, le comportement de Rémi était semblable à celui de la mère de Denise au moment où elle était abrutie par son traitement médical, ce qui a réveillé les souvenirs de la maladie et de l'absence de sa mère, exacerbant ainsi cette réaction chez Denise.

L'histoire d'André et de Carole

André

André, 58 ans, est arrivé en thérapie avec Carole, son épouse depuis trente-cinq ans. Bien que, pour commencer, il ait plaisanté en affirmant qu'il avait besoin d'une psychothérapie pour pouvoir s'améliorer au golf, il a très vite fini par expliquer que, depuis quelques mois, il avait « un coup de pompe ». Il avait du mal à se concentrer et à s'endormir, et il avait pris quatre kilos. Certes, ces symptômes avaient leurs répercussions sur ses performances au golf, mais ce qui préoccupait véritablement le couple, c'étaient Cyril, leur fils aîné, et sa fiancée.

Carole, la femme d'André, avait d'abord refusé qu'ils suivent cette thérapie, arguant qu'ils pouvaient trouver une solution tout seuls. Mais quand André avait souligné que c'était lui qui ne parvenait plus à faire face à la situation, elle avait finalement accepté. À présent, elle était très heureuse de cette consultation et était reconnaissante à André d'avoir insisté.

André et Carole se sont rencontrés à l'université, en cours d'histoire de l'art ; ils avaient tous deux 22 ans. Leur professeur était un homme désagréable qui avait la réputation d'humilier ses étudiants. Chaque fois qu'il s'en prenait à Carole, celle-ci gardait son sang-froid et lui répondait avec aplomb, suscitant l'admiration des autres étudiants. Un jour, après une intervention particulièrement brillante de Carole, André l'avait invitée à boire un verre. En apprenant à mieux la connaître, il avait été impressionné par sa maturité que, selon elle, elle devait à ses parents, qui l'avaient « livrée à elle-même ».

Tous deux travaillaient pour financer leurs études, ce qui ne leur facilitait pas la tâche lorsqu'il s'agissait de trouver du temps pour réviser leurs cours ou s'adonner à leur passion mutuelle, la randonnée. Après être sortis ensemble pendant trois mois, ils parvinrent à trouver quelques jours pour partir tous les deux en randonnée. Carole impressionna André en insistant pour porter un sac à dos qui pesait littéralement aussi lourd qu'elle. Cependant, l'indépendance manifestée par Carole s'avéra problématique lors de leur deuxième randonnée, quand elle se tordit la cheville et rechigna à laisser André porter son sac. André la convainquit d'accepter en lui disant qu'ils formaient « une équipe » et qu'elle le vexait en refusant de le laisser l'aider. Il lui montra également comment charger et porter son sac de façon à lui éviter de se blesser à l'avenir.

Un an plus tard, ils se marièrent et Carole interrompit ses études pour qu'André puisse poursuivre les siennes à plein temps. André avait d'abord craint que Carole ne lui tienne rigueur de cet arrangement, mais il n'en avait rien été et elle avait continué à le soutenir. Trois ans plus tard, son diplôme en poche, il avait été embauché comme ingénieur à la DDE, et il avait alors poussé Carole à achever ses études, mais elle avait préféré commencer à fonder une famille. Une nouvelle fois, André avait eu peur que Carole le regrette à la longue, mais elle avait insisté et, ainsi que le disait André, « Carole peut être une vraie tête de mule ». Un an plus tard, Carole avait donné naissance à Cyril, un petit garçon en bonne santé, mais qui s'avéra un bébé difficile.

Alors que Cyril avait 18 mois, André reçut un appel téléphonique de sa belle-mère lui annonçant que son père était mort quelques semaines plus tôt dans un foyer d'accueil pour SDF ; elle exigeait qu'il rembourse les dettes accumulées par son père. Cette nouvelle l'éprouva beaucoup émotionnellement, et il passa de nombreuses heures à satisfaire la demande de sa belle-mère. Par ailleurs, il subissait une pression considérable dans son travail où il tentait d'obtenir de l'avancement, et il travaillait souvent tard le soir.

Après quelque temps, Carole lui expliqua que, si elle parvenait à gérer le foyer sans lui, leur fils Cyril, en revanche, avait du mal à supporter son absence. Elle ajouta qu'être père ne consistait pas seulement à « rapporter un chèque à la fin du mois ». André prit alors conscience que, dans sa volonté de se montrer responsable, à la différence de son propre père, il en avait trop fait. Aussitôt, il modifia son état d'esprit et son emploi du temps en conséquence.

Leur deuxième enfant, une fille, naquit trois ans après Cyril. Au même moment, la grand-mère d'André était tombée malade. Elle vivait à deux heures de voiture, et André avait fait de nombreux allers et retours pendant quatre mois pour aller s'occuper d'elle, jusqu'à ce qu'elle décède. Cette fois, André veilla à ne pas abandonner Carole et les enfants, et il prit sur son temps de travail plutôt que sur ses week-ends pour rendre visite à sa grand-mère. De temps à autre, il faisait le voyage avec toute sa famille, et parfois il partait seul avec Cyril, afin de passer du temps avec lui et de soulager Carole. Il faisait de son mieux pour que Cyril s'amuse durant ces équipées, et celui-ci aimait beaucoup ces moments où il était seul avec son père.

Deux ans plus tard, au moment de la naissance de leur troisième enfant, un garçon, André avait obtenu une promotion et gagnait confortablement sa vie. Bien qu'ils aient les moyens de faire garder les enfants, Carole avait préféré s'en occuper elle-même. Elle pensait que c'était son devoir, et elle préférait mettre de côté l'argent ainsi économisé pour les études des enfants et leur future retraite. Elle pensait également que, maintenant que Cyril était à l'école primaire, elle n'aurait aucun mal à prendre soin des deux plus jeunes qui étaient de caractère plus facile.

Cyril, en revanche, leur posait de nombreux problèmes. À l'école, son professeur les avait informés qu'il avait beaucoup de mal à se concentrer. Par ailleurs, c'était un gentil petit garçon qui, à force d'entendre des remarques sur son comportement et ses mauvais résultats scolaires, avait tendance à faire des remarques dévalorisantes sur son propre compte. Carole et André passaient beaucoup de temps à discuter de son cas, et André avait remarqué que l'insistance de Carole à vouloir gérer seule tous les problèmes les empêchait de trouver une véritable solution à ceux-ci.

André l'avait convaincue d'aller consulter avec lui un pédopsychiatre, même s'il craignait que celui-ci lui confirme que les troubles de Cyril étaient dus à son absence quand il était bébé. Mais le thérapeute s'était avéré d'un grand secours et, sur ses conseils, André avait inscrit Cyril dans une équipe de basket. Grâce à sa haute taille et à son énergie, il y avait trouvé sa place sans difficulté et avait même réalisé d'excellentes performances. Parallèlement, Carole avait commencé à travailler avec Cyril afin de l'aider à se concentrer sur ses devoirs. Les résultats scolaires de l'enfant s'améliorèrent, son amitié avec ses coéquipiers au basket l'aida à prendre confiance en lui, et il cessa peu à peu de se dévaloriser.

Quand leur plus jeune fils entra en maternelle, Carole chercha à s'occuper de diverses manières, mais il était évident qu'elle s'ennuyait. Une nouvelle fois, André suggéra qu'elle reprenne ses études par correspondance pour obtenir son diplôme de professeur des écoles, mais elle refusa, arguant que les enfants avaient besoin d'elle. André n'avait cependant pas lâché l'affaire : elle pouvait au moins essayer pendant quelque temps, et il se chargerait des enfants autant qu'il le pourrait. Trois ans plus tard, Carole décrochait son diplôme, et elle trouva bientôt un poste dans école non loin de leur ville. Pour fêter sa réussite, André emmena toute la famille aux Seychelles.

Pendant les dix ans qui suivirent, leur couple continua à s'épanouir. Pour s'adapter aux responsabilités de Carole, André avait adapté ses horaires de travail, se chargeait des courses et des factures du foyer.

Lui et Carole avaient établi une liste de tâches ménagères pour les enfants. Quand la mère d'André fut hospitalisée après un AVC dont elle ne se remit pas, ce fut au tour de Carole de s'arranger pour qu'André puisse passer du temps auprès de sa mère avant qu'elle ne meure, et aider son beau-père à déménager dans un foyer-logement.

Grâce à une gestion avisée des finances du ménage, Carole et André avaient pu mettre de l'argent de côté. À présent que les enfants avaient fini leurs études et entamé une carrière, André avait pris sa retraite. Carole continuait de travailler, tandis qu'André endossait avec plaisir le rôle d'homme au foyer, bien décidé, par ailleurs, à passer plus de temps avec son beau-père. Mais celui-ci était décédé quelques mois après le début de la retraite d'André. Pendant un certain temps, André avait semblé perdre goût à la vie. Puis, il s'était engagé dans une association d'aide aux personnes âgées et avait retrouvé sa motivation. Il s'était également mis au golf et avait entrepris d'organiser un voyage au Brésil.

Récemment, une ombre s'était mise à planer sur la vie d'André et de Carole : la fiancée de Cyril. Après avoir achevé ses études, leur fils aîné avait été embauché chez un fabricant de matériel sportif. Son aisance relationnelle en faisait le commercial idéal, et il était devenu l'un des employés les plus prometteurs de l'entreprise. Suivant l'exemple de Carole et André, Cyril avait placé l'essentiel de ses primes sur un compte rémunéré. Mais depuis qu'il s'était fiancé, son train de vie avait augmenté au point que ses économies s'étaient rapidement épuisées ; ce qui ne les empêchait pas, lui et sa fiancée de dépenser à un rythme préoccupant.

Carole et André craignaient que leur fils ne soit « pris en otage » par cette jeune fille qu'ils trouvaient « magnifique, mais trop gâtée ». Bien que Carole rechigne à se mêler des affaires de leur fils, André pensait qu'il était de leur devoir de faire part de leurs inquiétudes à Cyril. Celui-ci les avait écoutées poliment, mais il avait affirmé qu'il avait la situation en main. Il leur était reconnaissant de se soucier de lui, mais refusait toute critique à l'égard de sa fiancée.

Deux semaines plus tard, lors du repas de Noël, la fiancée de Cyril s'était comportée avec froideur et retenue, et les rares fois où elle avait adressé la parole à sa belle-famille, c'était avec hostilité. Quand la sœur de Cyril l'avait complimentée sur sa robe, elle s'était tournée vers Carole avant de lancer : « Ne vous inquiétez pas, elle était en soldes. » Quand Cyril évoqua leurs vacances prochaines au Mexique, sa fiancée ajouta : « On a payé le trajet avec nos Miles. » Quand tout le monde fut parti, Carole éclata en sanglots, affirmant que la fiancée de Cyril ne l'aimait pas et qu'elle ne « verrait jamais [ses] petits-enfants ».

Les semaines suivantes, Carole ne montra d'intérêt que pour son travail. Le reste du temps, elle le passa à dormir. Cela lui ressemblait si peu qu'André téléphona plusieurs fois à Cyril. Celui-ci minimisa la conduite de sa fiancée et qualifia la réaction de Carole d'« excessive ». Il ajouta que, dans la mesure où ils n'avaient pas l'intention d'avoir d'enfants tout de suite, ils avaient tout le temps de travailler sur leur bonne entente. Cela ne contribua guère à rassurer Carole, mais après un certain temps, elle décida de rester positive et reprit du poil de la bête.

Aujourd'hui, quelques mois après cet incident, c'est André qui est « obsédé » par la situation. Il n'en dort plus la nuit et rumine pendant des heures sur ses relations avec Cyril. Il craint d'avoir commis une terrible erreur en parlant à Cyril de sa fiancée, et d'être responsable d'avoir détruit le bonheur de sa famille. Il espère que la thérapie pourra l'aider à « remonter en selle » et à trouver un moyen de rétablir de bonnes relations avec Cyril et sa fiancée.

Les précédentes partenaires d'André

Au lycée, les petites amies d'André étaient des filles intelligentes, populaires et raisonnables qui venaient généralement de milieux modestes. Par la suite, il était sorti avec des filles qu'il décrit comme « des enfants gâtées et sans cervelle, qui attiraient les ennuis plus vite que leur ombre ». Juste avant de rencontrer Carole, il s'était de nouveau tourné vers des femmes dont la sensibilité était plus proche de la sienne.

Le passé d'André

Les parents d'André s'étaient mariés six mois après leur rencontre, quand la mère d'André s'était retrouvée enceinte. Comme ils avaient peu d'argent, ils s'étaient installés chez les grands-parents d'André. À l'époque, sa mère avait 19 ans et travaillait tout en suivant des études d'infirmière. Son père avait 22 ans et tentait de gagner sa vie en tant que photographe, mais en vain. André décrit son père comme « un rêveur » qui s'est vu obligé d'accepter des petits boulots alimentaires dans la photographie commerciale afin de ramener un peu d'argent dans le foyer. La plupart du temps, son père s'enfermait dans la chambre noire qu'il avait installée au fond du garage, afin de développer ses propres photos, s'impliquant aussi peu que possible dans la vie de la maisonnée. Son manque de sens des responsabilités financières avait obligé la mère d'André à retourner travailler après la naissance de leur fils, dont elle avait confié la garde à ses parents. Quatre ans plus tard, le père et la mère d'André ne parvenant plus à se supporter, ils avaient divorcé.

André se rappelle à peine son père avant qu'il ne quitte la maison, mais il se souvient en revanche qu'après son départ, il l'amenait régulièrement au restaurant et au parc de jeux. Le grand-père d'André, qu'il considérait comme son « copain », est présent dans la plupart de ses souvenirs. Il lui avait appris à faire du vélo, à pêcher et à jouer au foot. Il avait également amené André à la « soupe populaire », où il était bénévole, expliquant à l'enfant que les gens qui venaient manger avaient aussi « besoin de parler ». Lorsque André se plaignait de s'ennuyer, son grand-père lui rappelait qu'écouter était « un don aisé mais précieux ».

Quand André et son grand-père n'étaient pas en train de jouer ou d'aider les plus démunis, ils se rendaient à l'atelier automobile que possédait ce dernier. Le vieil homme avait pris sa retraite et confié la gestion de l'atelier à un jeune mécanicien, mais il continuait de superviser les activités de son commerce. André nettoyait les outils et réalisait de petites tâches simples, ce qui lui valait les compliments du responsable de l'atelier. Il adorait passer du temps en compagnie de ce dernier, tout comme sa mère, puisqu'elle l'épousa quand André eut 6 ans. Le jeune garçon avait beau apprécier son beau-père, l'idée de quitter la maison de ses grands-parents l'effrayait. Par bonheur, ses parents trouvèrent une maison dans le même quartier, ce qui permettait à chacun de se rendre visite régulièrement.

Le beau-père d'André était un fanatique de rugby qui recourait fréquemment à des métaphores sportives pour exposer ses idées. André se souvient qu'un jour, il ne voulait pas faire ses devoirs parce qu'il avait obtenu une mauvaise note à sa précédente interrogation. Quand son beau-père le vit jeter son travail à la poubelle, il l'obligea à le récupérer et lui dit : « Ce qui compte, ce ne sont pas les ballons ratés, mais ceux que tu attrapes ; et tu ne vas pas abandonner la partie. » André a gardé cette image en tête et il se la remémore chaque fois qu'il commet des erreurs afin de se concentrer sur les solutions et de se pardonner ses défaillances.

André se souvient de sa mère et de son beau-père comme de personnes très aimantes et compétentes. Son beau-père était un bricoleur hors pair toujours prêt à donner un coup de main dans la maison. Quand André eut 8 ans, son beau-père décida qu'il se chargerait désormais de préparer le repas du soir en compagnie de son beau-fils, afin que son épouse puisse finir ses études. Par ailleurs, la mère d'André écrivait des nouvelles. Plusieurs fois par an, elle les envoyait à des concours d'écriture, et elle obtint un second prix à deux reprises. Quand André lui demandait pourquoi elle continuait de participer à ces concours alors qu'elle ne gagnait jamais, elle répondait : « Qu'est-ce que j'ai à perdre ? » Lorsque André eut 10 ans, elle le poussa à présenter l'un de ses dessins à un concours pour enfants, alors même qu'il pensait que ce dessin ne valait rien. André ne remporta pas le prix, mais toute la famille se rendit dans la salle municipale où les dessins étaient exposés, et son beau-père photographia son œuvre. La mère d'André avait aussi des principes d'éducation assez stricts, et il lui arrivait de demander à la grand-mère du garçonnet de cesser de le couvrir de cadeaux.

Leurs disputes n'étaient cependant guère virulentes, et la grand-mère continua d'offrir des BD à son petit-fils.

À l'inverse, André se souvient de son père biologique comme d'un « type irresponsable et incapable de prendre sa vie en main ». Quand il emmenait son fils dîner en ville, il lui arrivait souvent de ne pas avoir assez d'argent pour payer la note, et André devait s'en acquitter avec les quelques billets que son beau-père lui confiait toujours avant ces sorties, « en cas d'urgence ». André se souvient qu'il ne reprenait pas ses amis quand ils pensaient que son beau-père était son père biologique, mais il se sentait souvent coupable de ne pas rétablir la vérité.

Vers les 10 ans d'André, son père épousa une femme « qui buvait trop et entraînait [le père d'André] à boire avec elle ». Heureusement, elle avait un travail stable dans un laboratoire de photographie, et prendre en charge les finances du couple ne lui posait pas de problème, du moins au début.

Le grand-père d'André mourut peu après le quatorzième anniversaire de l'adolescent. Sa grand-mère était tellement effondrée que la mère d'André dut passer un temps considérable auprès d'elle pour la réconforter. La perte de ce mentor et père de substitution affecta également beaucoup le beau-père d'André.

André et son grand-père s'étaient découvert une passion commune pour les modèles réduits de voiture et, au moment du décès du grand-père, ils étaient en train de construire une maquette particulièrement complexe et coûteuse. Après les obsèques, André décida d'achever cette maquette et s'y plongea au point de négliger ses études, ses activités sportives et sa participation aux tâches ménagères.

Après une semaine ou deux de ce régime, son beau-père vint le rejoindre et, sans un mot, entreprit de l'aider à achever la maquette. Le lendemain, il revint l'aider mais, cette fois, il parla à André de l'importance que le défunt avait eu pour lui. André finit par sortir de son mutisme, et il se retrouva bientôt à sangloter dans les bras de son beau-père. Le jour suivant, André reprit le cours normal de sa vie.

Grâce à son beau-père, André « gardait l'œil sur le ballon », et il réussit sa scolarité tout en prenant plaisir à étudier. Cependant, il restait préoccupé par son père. Sa belle-mère, que l'instabilité de son mari avait fini par agacer, lui avait trouvé un emploi dans le laboratoire où elle travaillait, et il avait accepté d'y occuper un poste à plein temps. André avait espéré que cette décision était significative d'un changement positif. Malheureusement, son père s'était rapidement plaint que ce travail l'obligeait à « sacrifier » son rêve, ce qui lui permettait de justifier son alcoolisme croissant.

Dans le même temps, son père avait manifesté la volonté de voir André plus souvent. Celui-ci se sentait obligé de se soumettre à cette volonté, mais il détestait entendre son père disserter sur la façon dont sa mère et sa grand-mère l'avaient « étouffé », et tirer des plans sur la comète concernant sa célébrité future en tant que photographe. Alors qu'André était en terminale, son père partit en expédition photographique à la campagne, et son fils n'entendit plus jamais parler de lui.

Peu après le départ de son père, la petite amie d'André, une jeune fille intelligente, posée, jolie et populaire, quitta la ville pour entrer dans une école à l'autre bout du pays. Tout en occupant un emploi à mi-temps, André suivait ses études à l'université de la ville, et il commença à sortir avec des « fêtardes à problèmes », très différentes de sa précédente petite amie. Le rythme de ses sorties s'était accru, et ses résultats en avaient pâti. La situation s'envenima quand la fille avec laquelle il sortait lui réclama une bague de fiançailles et qu'André, ayant déjà dépensé tout son argent dans les fêtes, voulut emprunter de l'argent à son beau-père.

Jusque-là, celui-ci n'avait jamais critiqué le père d'André mais, cette fois, il lui fit remarquer que, depuis que celui-ci était parti, André se comportait de façon irresponsable, et que les filles avec lesquelles il sortait avaient une mauvaise influence sur lui. Il avait surtout dit quelque chose qui avait beaucoup marqué André : « Contrairement à ton père, tu as les moyens de marquer tous les essais que tu veux. » Suite à cette conversation, André avait rompu avec la jeune fille qui lui réclamait une bague et il en fut aussitôt soulagé. À ce jour, il est persuadé que la franchise de son beau-père lui a évité d'aller au désastre. Il recommença à fréquenter des jeunes femmes « gentilles, intelligentes et raisonnables ». Quand il vit Carole en cours d'histoire de l'art, il sut que c'était « la bonne ».

Comprendre André

Bien qu'André soit né dans des circonstances difficiles, il est devenu, en grandissant, un sauveur sain. Avec Carole, il a élevé et donné une bonne éducation à trois enfants, et tous deux ont passé trente-cinq années de mariage dans l'amour, le soutien et le respect mutuels. Néanmoins, les symptômes actuels d'André gâchent le plaisir qu'il tire de sa récente retraite. Sa perception saine de lui-même, ce qui est une caractéristique essentielle du sauveur sain, lui a permis de faire face à ses problèmes, de mettre en lumière ses faiblesses potentielles et de trouver l'aide nécessaire pour les dépasser.

Une saine perception de soi

Quand André est né, sa mère et son père étaient très jeunes. Ce dernier était trop égocentrique pour être un bon parent. Par bonheur, sa mère et son beau-père étaient responsables et attentionnés, et il avait des grands-parents aimants et disponibles qui lui ont permis de se construire une saine perception de soi. En lui apprenant à faire du vélo, à pêcher ou même à nettoyer des outils, son grand-père a fait comprendre à André qu'il avait des capacités, et en lui montrant combien il était important d'aider les autres, il a inculqué à son petit-fils un sens des responsabilités dépassant ses besoins propres ; il lui a également fait comprendre qu'il pouvait faire passer son plaisir après celui des autres.

Le dynamisme de sa mère et sa force de travail lui ont montré qu'avec de la volonté, on pouvait atteindre les objectifs qu'on se fixait. Sa persévérance dans les concours de nouvelles et son insistance à faire participer André à des concours de dessins ont amené celui-ci à accepter que la réussite résidait dans le mal qu'on se donnait, non dans le résultat lui-même. Grâce à son attitude, André a compris qu'elle pensait qu'il était capable à la fois de se conformer aux règles et d'accepter les déceptions.

Son beau-père a montré à André qu'il croyait en ses capacités. En soulignant que ce qui comptait, c'étaient les « ballons rattrapés », il lui a fait comprendre que les erreurs, même si elles étaient pénibles, faisaient partie de la vie, et qu'on pouvait les réparer. En discutant avec André après la mort de son grand-père, il lui a appris qu'on a le droit de se sentir fragile. Ces contributions positives de la part de ses grands-parents, de sa mère et de son beau-père ont permis à André de se percevoir comme une personne aimable, compétente, responsable, et assez solide pour prendre des risques.

Les identifications d'André

En dépit d'une enfance assez difficile, André a mis en place des identifications saines qui lui ont permis de développer une personnalité stable. Il s'est identifié à sa mère et à sa capacité d'atteindre ses objectifs, de prendre des risques et de ne pas rester sur un échec, comme après son premier mariage. En inscrivant Cyril dans un club de basket, André s'est identifié à son beau-père qui aimait tant le sport et a agi de façon semblable à son grand-père quand celui-ci lui apprenait le football. Cette identification à son grand-père était tout aussi visible à la mort de son beau-père ; en effet, André a trouvé le réconfort en s'impliquant dans un travail de bénévolat, tout comme son grand-père le faisait quand André était enfant. En s'identifiant à son beau-père, André a créé ses propres métaphores sportives de la vie. Il s'est également identifié à l'éthique de travail de son beau-père et à sa tendance naturelle à travailler « en équipe » avec sa femme.

De façon très consciente, André s'est identifié à l'image positive de son beau-père et désidentifié à celle, négative, de son père biologique. Ainsi, sa volonté de se comporter de façon responsable et de faire du bonheur de sa famille sa priorité peut également être comprise comme une tentative d'être différent de son père. Cependant, comme nous l'avons vu dans les cas précédents, nos modèles et processus d'identification nous dépassent souvent.

On a naturellement tendance à s'identifier à ses parents biologiques, et la décision d'être différent de ceux-ci soulève bien souvent un conflit intérieur susceptible d'engendrer un sentiment de culpabilité. Quand il était enfant, André avait tenté de faire passer son beau-père pour son père biologique et il s'en sentait coupable parce qu'en dépit des défaillances de ce dernier, il l'aimait et se sentait une obligation de loyauté envers lui. L'identification inconsciente à son père s'est clairement révélée après la disparition de celui-ci.

Quand son père est parti, André a pris conscience que son géniteur était incapable d'assumer un rôle responsable et aimant dans sa vie. À ce moment, André a commencé à délaisser ses études et son travail. Ainsi, il maintenait sa loyauté envers son père en calquant son mode de vie sur le sien ; autrement dit, en se comportant de façon irresponsable, André excusait la conduite irresponsable de son père. En outre, on peut comprendre l'intérêt, temporaire mais surexcitant et autodestructeur, d'André pour les « fêtardes » et leur vie dissolue comme une tentative de masquer son sentiment d'abandon.

Les symptômes actuels d'André

André souffre d'une dépression provoquée par l'éloignement de son fils et l'insatisfaction de Carole. Un tel contexte familial inquiéterait de nombreux parents, mais les symptômes d'André ont un impact lourd sur sa vie. Bien qu'il soit encore trop tôt, sur le plan thérapeutique, pour établir un diagnostic définitif, nous soupçonnons que l'intensité de sa réaction est en partie due à une identification excessive à son fils, à sa crainte que celui-ci ait mal choisi sa partenaire, et que ce choix ait des conséquences graves pour lui, et à son chagrin de n'avoir pas su être un bon père pour Cyril.

Le désir louable d'André de se montrer responsable et aimant en tant que père, comme son beau-père et son grand-père avant lui, et d'être différent de son propre père, l'a amené à se concentrer à ce point sur son travail qu'il en a involontairement délaissé Cyril pendant une brève période. Une fois que Carole lui avait souligné ce fait, il avait rapidement rectifié le tir, mais il se sentait tellement coupable qu'il s'accusait des divers troubles dont souffrait Cyril. Plus récemment, quand André s'est mis à douter du choix de son fils en termes de partenaire, il s'est souvenu de l'irresponsabilité de sa propre conduite durant son adolescence, et de la façon dont son beau-père l'avait aidé à s'en sortir. Ce souvenir l'a poussé à intervenir et à essayer de sauver Cyril de la même façon que son beau-père l'avait sauvé.

Mais Cyril n'a pas réagi comme André à l'époque, et cette disparité dans leur comportement l'a fait douter de lui-même et craindre d'avoir échoué en tant que parent, comme son père avec lui. Ce sentiment d'échec, conjugué à celui d'être responsable de l'inquiétude et de l'insatisfaction de Carole, a donné naissance aux symptômes de sa dépression.

Portrait du sauveur sain

Toute jeune, Denise a vécu la perte de sa mère. André a dû vivre avec l'idée d'un père qui l'avait abandonné physiquement et émotionnellement. Pourtant, tous deux sont parvenus à fonder un foyer aimant et épanoui. Bien que les expériences douloureuses du passé continuent de les accompagner et, de temps à autre, influencent leurs actions d'adultes, ils ont maintenu une relation solide avec leur partenaire. Ils sont parvenus à se soutenir mutuellement dans l'équilibre et l'empathie. Ainsi, être un sauveur sain ne veut pas dire que tout – vous, votre enfance et vos relations amoureuses – soit toujours parfait. Cela signifie plutôt que vous allez choisir un(e) partenaire capable de s'impliquer dans une relation aimante et basée sur la réciprocité, que vous aurez la force d'avoir une vision réaliste de vous-même, et que vos actions secourables auront des motivations altruistes.

Choix du partenaire

Denise et André ont tous deux choisi des partenaires solides, pleins d'assurance et généreux. Denise a rompu avec le courtier en affirmant qu'il était incapable de gérer sa propre vie et qu'elle ne voulait pas « être sa mère ». Comme la plupart des sauveurs, elle aurait pu tomber dans le piège consistant à trouver un partenaire à secourir afin de compenser son incapacité à aider sa mère. Mais celle-ci s'est mise en quatre afin de décharger Denise et son frère de toute responsabilité concernant sa maladie, ce qui, plus tard, a permis à Denise de ne pas ressentir trop fortement honte et culpabilité quant à son impuissance.

Par ailleurs, ses parents s'étant révélés d'excellents modèles depuis son enfance, ils lui ont fourni les bases nécessaires à la construction de sa confiance en elle, et elle n'a pas eu besoin d'un partenaire vulnérable pour lui renvoyer une image forte et compétente d'elle-même : elle savait déjà qu'elle possédait ces qualités. Avec Rémi, elle a trouvé son égal : quelqu'un de solide et de compétent avec qui établir une relation aimante et productive.

La brève période durant laquelle André est sorti avec des jeunes femmes en demande s'est avérée, sur le plan symbolique, une manière de rester loyal envers son père. L'aspect autodestructeur de son comportement à ce moment peut également avoir reflété une culpabilité née de l'incapacité à venir en aide à son père, un schéma que l'on retrouve souvent chez les sauveurs. Pourtant, il est important de considérer ce comportement comme une réaction au départ de son père plutôt qu'un schéma à long terme. En fait, nous soupçonnons qu'André était conscient de l'aspect malsain de son comportement et qu'en réclamant un prêt à son beau-père pour acheter une bague à sa petite amie, il s'agissait en réalité d'un appel au secours. En lui offrant ses conseils, son beau-père a effectivement secouru André, lui donnant ainsi toute latitude pour revenir à la conduite responsable et compétente qu'il avait jusqu'alors, ce qui lui a permis de rencontrer Carole et de la choisir comme partenaire.

Capacité à l'introspection

Au moment où elle est arrivée en thérapie, Denise n'a pas établi le lien entre ses crises d'angoisse, son âge et celui de sa mère à l'époque de son décès ; pourtant, elle fait preuve d'une capacité d'introspection. Dans son couple, elle a été capable d'admettre que ses dépenses compulsives posaient problème et de trouver des moyens de surmonter cette situation avec l'aide de Rémi. Plutôt que de se contenter de s'en vouloir pour sa remarque déplacée concernant Rémi quand il se « ramollissait le cerveau » devant la télé, elle a reconnu que sa réaction n'avait pas lieu d'être et n'était pas basée sur la réalité. Elle est venue consulter en acceptant de revenir sur son histoire, son comportement et ses conflits, ce qui, à terme, lui permettra une meilleure compréhension d'elle-même et de ses symptômes.

André a réussi à reconnaître ses problèmes et à chercher leur origine en lui-même. Quand, au début de leur mariage, Carole a souligné qu'il négligeait Cyril, il est parvenu à déceler le parallèle entre son attitude et celle de son père. Bien qu'il n'ait pas mis son passé en avant pour s'excuser de négliger sa famille, reconnaître ce parallèle lui a permis d'établir clairement ses motivations et l'a aidé à modifier sa conduite sans jamais faire de reproches à Carole ou chercher à se justifier. En consultant un pédopsychiatre, il a également pris le risque de révéler au grand jour ses erreurs en tant que père. Toutefois, il n'est pas certain qu'André ait bien fait de parler à Cyril de sa fiancée. Ce qui est sûr en revanche, c'est qu'André a eu la force et la capacité de s'autoriser à être fragile.

La volonté d'introspection du sauveur sain implique qu'il accepte d'endosser la responsabilité de ses actes sans avoir besoin de nier ses erreurs ou de déformer la réalité. Cette faculté provient d'une perception de soi forte et équilibrée et lui permet d'interagir de façon honnête et ouverte avec ses partenaires. Les sauveurs sains n'aiment pas forcément commettre des erreurs, mais comme ils ne sont pas enclins à la honte, ils ne se sentent pas menacés par les erreurs en question. Denise et André n'ont aucune difficulté à admettre leurs erreurs et à ne pas s'y enfermer.

Des désaccords équilibrés

Dans la mesure où les sauveurs sains portent un regard honnête sur eux-mêmes et endossent la responsabilité de leurs actes, ils sont en mesure de vivre les désaccords de façon équilibrée. André et Denise ont manifesté leurs désaccords vis-à-vis de leur partenaire d'une manière respectueuse et saine, passant par une appréciation honnête d'eux-mêmes et de leurs actes. Au contraire de nombreux sauveurs, ils ne se sont jamais comportés de façon violente, que ce soit émotionnellement, verbalement ou physiquement. Pour Denise et André, être en désaccord avec son partenaire n'est pas un drame. Leur confiance en eux-mêmes et en l'amour de leur partenaire permet de circonscrire les désaccords au problème immédiat et ne donne pas lieu à des constats généraux sur ce que leur partenaire pense d'eux, ou sur leur engagement dans la relation. Ainsi, chacun se sent libre de discuter en toute franchise, de trouver des solutions et de passer à autre chose.

Soutiens sains, réciprocité et résultats

Même les personnes saines, compétentes et indépendantes ont parfois besoin d'aide dans leur vie. Une relation saine exige équilibre et réciprocité. Aucun des partenaires n'est cantonné en permanence au rôle du sauveur, ni à celui de la personne à secourir. Être un sauveur sain requiert de l'altruisme : la motivation première est d'aider et de soutenir son/sa partenaire plutôt que de renforcer son estime de soi ou de masquer ses propres faiblesses. Chaque fois que possible, les actes du sauveur sain permettent d'apprendre et de grandir, de telle sorte que les occasions de porter secours deviendront moins nombreuses par la suite. Le sauveur sain étant doté d'une capacité d'empathie saine, il peut venir en aide à son/sa partenaire sans porter atteinte à l'estime de soi de celui/celle-ci.

Le couple de Denise présente de nombreux exemples de réciprocité. Par exemple, elle a passé du temps à aider Rémi à améliorer sa communication afin d'élargir sa clientèle, et elle l'a appuyé quand ses frères et sœurs se disputaient le partage de l'héritage. Quand elle s'est sentie dépassée après la naissance des jumelles, Rémi a répondu présent pour l'épauler. Bien que chacun d'eux se soit chargé de tâches distinctes pour faciliter la vie de leur foyer, elles étaient équitablement réparties. Ils acceptaient mutuellement d'aider et de se faire aider parce qu'ils étaient à l'aise avec eux-mêmes et n'avaient pas besoin de dévaluer leur partenaire.

Cette réciprocité était tout aussi importante pour André ; en effet, il avait été témoin de la relation de réciprocité positive entre sa mère et son beau-père, mais aussi des répercussions négatives nées du manque de réciprocité dans les relations de son père biologique. D'ailleurs, en l'absence de réciprocité, il se sentait mal à l'aise, comme au moment où Carole avait interrompu ses études pour qu'il puisse obtenir son diplôme. Pourtant, le besoin d'indépendance de Carole l'avait souvent amenée à prendre en charge plus de choses qu'elle ne pouvait gérer, et à rechigner à accepter l'aide extérieure. En tant que partenaire empathique, André a établi une réciprocité en insistant pour lui venir en aide en dépit de ses réticences.

Que ce soit en portant son sac à dos quand elle s'était foulé la cheville, en la poussant à reprendre ses études ou en prenant en main la gestion du foyer, André s'est mis en quatre pour faciliter la vie à son épouse. Il a aidé Carole de façon altruiste à atteindre ses objectifs et s'est sincèrement réjoui de ses succès sans s'en attribuer le mérite ou craindre que ceux-ci le dévalorisent, rendent sa présence superflue ou menacent son mariage.

Carole est elle aussi une partenaire compétente et agissant dans la réciprocité. Sa gestion efficace des finances familiales a permis à André de prendre une retraite anticipée, et elle a mis de côté certains de ses objectifs afin de soutenir, sur le plan pratique, André et ses enfants.

En tant que sauveurs sains, André et Denise ont établi des relations de couple heureuses et stables où chacun se consacre au bien-être de son partenaire. Le fait que l'un et l'autre aient souffert de problèmes qui les ont amenés à consulter des psychothérapeutes ne signifie pas leur échec en tant que couple ou que sauveurs sains. De fait, la stabilité de leur mariage leur a fourni une base solide à partir de laquelle explorer leurs symptômes et accélérer leur guérison.

Pour résumer

Les sauveurs sains possèdent une perception de soi qui leur permet d'être confiants, secourables, et d'endosser la responsabilité de leurs actes. Bien qu'ils n'aient pas toujours vécu une enfance idéale, ils ont eu des parents suffisamment aimants et des expériences assez positives dans leur vie pour contrebalancer leurs difficultés. Leur confiance en eux-mêmes leur permet de rechercher un(e) partenaire qui sera leur égal(e), et non une personne dépendante et en demande. Ils viennent en aide à leur partenaire de façon altruiste, et leur relation est basée sur la réciprocité : il arrive que ce soient eux qui aient besoin d'aide. Les sauveurs sains sont capables d'aborder les désaccords de façon productive, sans violence émotionnelle, verbale ou physique. Ils cherchent sincèrement à améliorer la vie de leur partenaire et se réjouissent des succès de celui/celle-ci sans se sentir dévalorisés ou menacés.

Dans le chapitre suivant, nous vous guiderons vers une introspection qui vous permettra de trouver l'équilibre et de vous sauver vous-même du syndrome du sauveur.

Faites le point

- Comment vous identifiez-vous aux qualités les moins enviables de vos parents ?
- Quelles relations de couple admirez-vous, et pourquoi ?
- À quel moment de votre vie vous êtes-vous senti(e) le plus confiant(e) et en sécurité ?
- Quelles sont les expériences les plus significatives et les plus positives que vous ayez vécues enfant ?
- Quelle est la part de réciprocité dans votre relation de couple ? Comment pouvez-vous accroître cette part ?

Chapitre 10

L'introspection chez les sauveurs

Nous avons examiné les relations de type « sauveur » que vous êtes susceptible d'avoir avec d'autres. À présent, tournons-nous vers la relation que vous pouvez entretenir avec vous-même. Si vous voulez vous porter secours, cela nécessite de l'introspection ; autrement dit, vous devez vous observer vous-même, réfléchir à la façon dont le comportement que vous adoptez dans votre relation amoureuse peut être représentatif de vos conflits intérieurs, et prêter attention à vos besoins ou envies réels. Dans ce chapitre, nous vous aiderons à prendre du recul par rapport à vos comportements et vous exposerons des manières de développer des qualités essentielles qui vous aideront à vous aider vous-même. Chacune des sous-parties de ce chapitre vous donne des points de départ pour parvenir à l'introspection.

Prendre du recul sur soi-même

Pour prendre du recul sur vous-même, il s'agit de porter sur vous un regard objectif. En tant que sauveur, vous considérez la personne que vous sauvez comme une extension de vous-même, au moins en partie. Cette attitude vous pousse à ne pas prêter attention à vos propres conflits intérieurs, elle interfère avec votre capacité à juger objectivement votre comportement ou celui de votre partenaire, et vous empêche de bien déterminer si ce sont vos besoins ou les siens qui sont satisfaits. Pour prendre du recul, il vous faut observer et évaluer votre rôle dans le couple et découvrir quels sont réellement vos besoins et envies.

Guidé par sa conscience, un sauveur surempathique va devancer les besoins de ses partenaires et leur donner affection et estime, c'est-à-dire ce qu'il recherche bel et bien pour lui-même, mais qu'il est persuadé de ne pas mériter. Betty, dans le chapitre 5, avait une mère égocentrique incapable de lui fournir la reconnaissance dont elle avait besoin enfant ; Betty a donc essayé d'accroître l'estime de soi de Philippe de diverses manières alors qu'en réalité, c'est Betty qui avait besoin de reconnaissance.

Les sauveurs humiliés volent au secours de leurs partenaires pour minimiser la conscience qu'ils ont de leur propre vulnérabilité, et pour se cacher à eux-mêmes les sentiments de honte et d'insuffisance induits par leur échec à vivre à la hauteur de leurs idéaux. Dans le chapitre 6, nous avons étudié le cas de Bernard qui, n'étant pas parvenu à correspondre aux idéaux inaccessibles de sa mère, a sauvé sa femme Patricia de sa boulimie mais, pour finir, l'a dévalorisée afin de regonfler sa propre estime de soi. Victor, le terroriste/terrorisé du chapitre 7, a reporté sur sa femme Sylvie la terreur qu'il ressentait lui-même en lui imposant un contrôle rigide et en se comportant avec elle de façon violente.

Dans la mesure où vous ne pouvez vous sauver vous-même à travers un tiers, vous allez devoir vous libérer de votre relation malsaine afin de prendre conscience de vos réels besoins. Pour cela, il vous faut abandonner l'espoir infondé que votre comportement de sauveur va combler tous vos besoins, et affronter les répercussions d'un nouvel échec dans vos relations de couple. En reprenant possession de ce que vous avez projeté sur votre partenaire et en examinant les croyances qui, au départ, vous ont amené(e) à adopter un comportement de sauveur, vous pourrez séparer la personne que vous êtes et vos besoins de l'identité de votre partenaire.

Lâcher prise

Sans doute avez-vous mis fin à une ou des relations de couple, dans lesquelles vous jouiez le rôle du sauveur, mais tout au fond de vous, vous continuez de vous sentir attiré(e) par cette relation. Pour de nombreuses raisons, il est difficile de tourner le dos à une relation emplie de tension et d'excitation – le genre de drames que les sauveurs ont tendance à vivre avec leur partenaire. Abandonner l'espoir et l'illusion de tout contrôler signifie en effet qu'il vous faut vous confronter à votre propre échec. Mais il existe de nombreux autres facteurs qui vous poussent à vous accrocher à un sauvé, alors même que votre relation a pris fin.

Les espoirs infondés

Vos espoirs vous ont peut-être amené(e) à penser qu'en secourant votre partenaire, vous pourriez l'aider à atteindre les objectifs qu'il/elle exprimait, qu'il s'agisse d'argent, de sobriété, de sécurité ou de bonheur. Pourtant, malgré vos efforts, vous n'avez pas pu déterminer de façon certaine s'il/elle serait tenté(e) de cheminer sur votre version du droit chemin. Peut-être espériez-vous que votre partenaire deviendrait la personne que vous vouliez ou que vous souhaitiez qu'il/elle soit, et qu'ainsi il/elle vous aimerait, aurait besoin de vous et vous apprécierait. Il est possible que vous continuiez à vous accrocher à l'idée que vous auriez pu sauver ou changer votre partenaire.

Abandonner de tels espoirs est difficile parce que cela signifie que vous avez échoué à obtenir ce que vous attendiez de votre relation. Plutôt que d'accepter cet échec, vous allez être tenté(e) de créer l'illusion que vous dominez encore la situation et détenez toujours le pouvoir de l'influencer[1]. Un sauveur surempathique peut s'accuser de l'incapacité de son/sa partenaire à lui donner ce dont il/elle a besoin si, en endossant cette responsabilité, cela lui permet de faire perdurer la relation. Les terroristes/terrorisés tenteront de contrôler ou de dominer leur partenaire, même de façon destructrice, plutôt que d'accepter l'échec.

Vos efforts soutenus pour secourir votre partenaire vous permettent d'éviter et de nier vos propres sentiments d'impuissance, de désespoir,

1. Gal R. et R.S. Lazarus, « The Role of Activity in Anticipating and Confronting Stressful Situations », *Journal of Human Stress*, 1, pp. 4-20, 1975 (« Le rôle de l'activité dans l'anticipation et l'affrontement des situations stressantes », non traduit).

de dépression, ou d'envies insatisfaites – sentiments qui constituent la contrepartie négative de l'espoir[1]. Les sentiments associés à l'abandon de l'espoir correspondent souvent exactement aux émotions que vous cherchez à éviter au départ. Une fois que vous aurez accepté le fait que votre comportement de sauveur ne vous a pas permis d'obtenir ce que vous souhaitiez, vous aurez les moyens d'examiner les sentiments que masque votre façade de sauveur.

Quelques pistes pour renoncer aux espoirs infondés

- Essayez de comprendre que votre espoir permanent de sauver ou de changer votre partenaire est le reflet de votre propre besoin de vous sentir puissant(e) et d'éviter des sentiments que vous jugez indésirables. Réfléchissez aux sentiments d'impuissance, de dépression, de désespoir ou d'envies insatisfaites que vous avez évités jusque-là. D'où viennent-ils ? Pouvez-vous déterminer de quelle façon vous vous êtes sans doute adapté(e) à la situation ? Comment pouvez-vous vous changer vous-même, ou modifier votre attitude à présent ?
- Acceptez le fait que ce que vous voyez est ce que vous aurez. Une fois votre relation fermement établie, la personnalité de votre partenaire et la manière dont il/elle vous traite correspondent très probablement à ce à quoi votre avenir commun ressemblera. Rester avec un(e) partenaire qu'on espère changer aboutit généralement à de grandes déceptions.
- Quand une relation échoue, donnez-vous un peu de temps pour comprendre quelles étaient vos attentes, puis essayez de déterminer si vos espoirs étaient réalistes étant donné le/la partenaire que vous aviez choisi(e).

1. R.S. Lazarus, « Hope : An Emotional and Vital Coping Ressource against Despair », *Social research*, 66, pp. 653-678, 1999 (« L'espoir : une ressource émotionnelle et vitale pour faire face au désespoir », non traduit).

Faire face aux répercussions

Réfléchir à une relation qui a échoué équivaut à repasser les scènes d'un film dans votre tête. Rejouer les bons moments de votre relation peut vous amener à continuer de regretter ce que vous n'avez plus, ou encore à chercher désespérément ce qui s'est passé pour que les choses en arrivent là. Vous pouvez vous demander si votre ancien(ne) partenaire pense à vous comme vous pensez à lui/elle, ou simplement s'il/elle pense à vous, et ceci de façon permanente. Vos ruminations peuvent prendre un tour obsessionnel, comme si vos pensées et les émotions qui vous remuent échappaient à votre contrôle.

Il peut également vous arriver de vous focaliser sur des scènes qui vous mettent en colère et vous perturbent, ce qui bloque les souvenirs agréables mais douloureux, et vous apporte un soulagement temporaire parce que vous n'êtes plus impliqué(e) dans ces scènes. Vous pouvez vous dire une fois de plus que vous avez secouru « un(e) sale égoïste » ou que votre partenaire ne vous méritait pas. Cependant, repenser aux scènes les plus affreuses de votre relation peut déclencher des émotions négatives très fortes qui risquent d'empiéter sur votre capacité à profiter de la vie.

Partager ces souvenirs perturbants avec des amis vous procurera sans doute un réconfort éphémère. Vos amis peuvent servir, par procuration, de réceptacle à la colère que vous éprouvez envers votre ex-partenaire et peuvent exprimer à votre place les rancœurs que celui/celle-ci vous inspire. Mais ce soulagement est de courte durée.

Pourquoi est-il si difficile de modifier votre humeur et de cesser de penser à votre ex-partenaire quand une relation échoue ? Votre propension à être malheureux(se) et vos pensées obsessionnelles après ce type de rupture ont une origine neurochimique : les niveaux de dopamine et de sérotonine dans votre cerveau sont en effet modifiés de la même manière que chez un toxicomane en phase de sevrage[1]. Selon Helen Fisher[2], l'amour romantique, tout comme les ruptures amoureuses, peut provoquer des envies maladives et une distorsion de la réalité. Cette anthropologue a utilisé l'IRM (imagerie par résonance magnétique) fonctionnelle pour étudier le cerveau de personnes amoureuses victimes d'une rupture récente. On a également mis en évidence que les relations ayant tourné court provoquent un surcroît d'activité cérébrale lié à des comportements obsessifs-compulsifs, à des problèmes de gestion de la colère, de la dépression, de l'anxiété et des prises de décisions risquées[3].

En comprenant pourquoi vous continuez à ruminer sur votre partenaire bien après votre rupture, vous pourrez peut-être vous sauver vous-même en vous imposant de limiter les dégâts, c'est-à-dire en évitant d'agir de façon à vous nuire. Les relations de sauvetage peuvent être très stimulantes sur le plan émotionnel et sexuel, et particulièrement dramatiques dans certains cas. Une fois que la relation a pris fin, votre cerveau peut rechercher des stimulations similaires et vous pouvez éprouver une très forte envie de remplir l'espace qu'occupait auparavant votre partenaire. Dans vos efforts pour retrouver un équilibre physiologique et psychologique, votre

1. H. Fisher, *Pourquoi nous aimons ?*, Robert Laffont, 2006.
2. *Ibid.*
3. H. Fisher, *et al.*, « Defining the Brain System of Lust, Romantic Attraction, and Attachment », *Archives of Sexual Behavior*, 31, pp. 413-419, 2002 (« Définir le système cérébral du désir sexuel, de l'attirance romantique et de l'attachement », non traduit).

quête de plaisir et de proximité sentimentale peut vous amener à vous engager dans des conduites à risque : promiscuité sexuelle ou recours aux substances addictives[1]. Ce genre de comportement stimulant ou grisant peut vous engourdir de façon temporaire, mais ne vous aidera pas à vous secourir vous-même.

Lâcher prise exige un effort émotionnel et cognitif de votre part afin de vous recentrer de façon saine. En vous engageant dans des activités stimulantes réclamant une concentration et une attention importantes – par exemple, un défi créatif ou un nouveau sport ; mener à terme des tâches inachevées jusque-là ; dénicher de nouvelles opportunités professionnelles ; trouver des actions de bénévolat –, vous vous sentirez mieux dans votre peau, et cela vous aidera également à diriger vos émotions de façon positive après l'échec de votre relation. En outre, vous serez mieux à même de reconstruire une relation saine si vous vous sentez bien vous-même. Quand vous pensez à l'échec de votre précédent couple, faites-le dans l'optique d'apprendre de vos comportements passés, en réfléchissant à vos envies et besoins réels, et en vous attardant sur ce que vous pouvez modifier à l'avenir.

Quelques pistes pour affronter les répercussions d'une relation ratée

- Plutôt que de ressasser toutes les émotions négatives que vous inspire cette relation ratée, pensez à ce que vous auriez fait différemment si vous pouviez revivre certains moments de cette relation.

1. N.E. Goeders, « Stress, Motivation and Drug Addiction », *Current Directions in Psycological Science*, 13, pp. 33-35, 2004 (« Stress, motivation et toxicodépendance », non traduit).

- Qu'avez-vous appris sur vous-même dans cette relation ? Que vouliez-vous pour vous-même que vous avez essayé de donner à votre partenaire ?
- Que pouvez-vous accomplir et contrôler qui vous aiderait à restaurer votre estime de soi ?
- Quand une relation amoureuse échoue, on peut être poussé à s'adonner à l'alcool, à la drogue, au jeu ou à des relations sexuelles à risque. Peut-être pensez-vous que ce comportement permet d'atténuer votre souffrance, mais en réalité, ces activités cérébralement stimulantes ne font que se substituer à vos émotions réelles et vous empêchent de guérir. Faites-vous aider par des amis, un groupe de soutien ou un thérapeute.

Se réapproprier ses projections

Pour vous transformer et modifier vos objectifs, vous allez devoir consolider vos forces et corriger vos faiblesses. Vous pouvez commencer par vous réapproprier tout ce que vous vous êtes acharné à ignorer vous concernant, et ce en prenant du recul pour vous examiner, vous et votre relation, d'un regard honnête. Nos exemples de sauveurs sont des individus qui projetaient sur leur partenaire leurs propres peurs d'insuffisance ou de faiblesses, leur propre besoin d'un soutien aimant et approbateur, leur propre envie de réactions empathiques, et leur propre honte, besoin de perfection et autocritique.

Bien que votre partenaire soit une personne à part entière, il se peut que vous le/la considériez comme une extension de vous-même. Bernard, le sauveur humilié du chapitre 6, voyait en sa femme Patricia une extension de lui-même et partait donc du principe que les décisions qu'il prenait pour son propre bien seraient automatiquement bonnes pour elle aussi. Si les limites entre vous et votre partenaire sont floues, le fait d'idéaliser celui/celle-ci est gratifiant pour vous.

Pour gérer l'angoisse suscitée par vos propres faiblesses, vous avez projeté une partie de vous sur votre partenaire ; autrement dit, vous lui avez attribué vos propres pensées, vos émotions ou besoins. Plus votre angoisse est importante, plus vous avez tendance à vous servir d'une tierce personne comme intermédiaire afin d'affronter vos propres besoins psychologiques[1]. Comme par hasard, votre partenaire présente probablement des faiblesses semblables aux vôtres, de telle sorte qu'il vous est facile de vous identifier à lui/elle ; ainsi, en lui portant secours, c'est à vous-même que vous venez indirectement en aide.

Quelques pistes pour vous réapproprier vos projections

- Examinez ce que vous projetez sur votre partenaire. En vous concentrant sur les défauts de votre partenaire, essayez-vous de masquer votre angoisse concernant vos propres imperfections ? Quels défauts estimez-vous être les vôtres, et de quelle façon vous dévalorisez-vous ?
- Parlez avec votre partenaire de ses besoins, de ses désirs et de ses préférences. Acceptez que ce qui fonctionne pour vous ne fonctionne pas nécessairement pour lui/elle.
- Que le comportement de votre partenaire vous plonge dans l'embarras, ou qu'il vous amène à vous sentir plus important, votre perception de vous-même peut être dépendante de son identité et de son attitude. Pensez aux traits de caractère de votre partenaire qui, selon vous, rehaussent ou dévalorisent votre statut. Faites un effort conscient pour reconnaître votre partenaire comme un

1. M.F. Basch, « The Selfobject concept : Clinical Implications », *Progress in Self Psychology*, 10, pp. 1-7, 1994 (« Le concept du self-objet : implications cliniques », non traduit).

individu distinct, une personne capable d'assumer la responsabilité de son comportement.
- Plutôt que d'ignorer le sentiment d'avoir échoué à être à la hauteur de vos idéaux, acceptez-le et réfléchissez aux origines de votre honte.

Examiner ses propres croyances et convictions

Vous voulez être vu(e), accepté(e) et aimé(e) comme vous êtes réellement, y compris avec vos peurs et vos faiblesses. Les croyances et convictions que vous avez construites à partir de vos toutes premières expériences avec vos parents jouent un rôle dans ce que vous croirez mériter plus tard. Ces croyances et convictions affectent également votre estime de soi et peuvent constituer un obstacle dans votre quête de relation et d'objectifs sains[1]. Comme nous l'avons évoqué au cours des précédents chapitres, vous avez pu croire en grandissant que, par exemple, vous ne méritiez pas que vos besoins soient satisfaits, ou qu'il était dangereux de montrer ses faiblesses. La façon dont les autres réagissent face à vous vous amène à confirmer ou infirmer ces croyances et convictions pathogènes. En prenant mieux conscience de celles-ci et en prêtant attention à la façon dont vous testez parfois votre partenaire, vous parviendrez à corriger la manière dont vous vous voyez vous-même.

Il peut vous arriver, à des degrés divers, de tester votre partenaire pour évaluer le bien-fondé de vos croyances et convictions. Vous pouvez traiter votre partenaire d'une manière semblable à celle dont vous l'étiez par vos parents en espérant, inconsciemment, qu'il/elle adoptera une réaction plus saine que celle vécue dans votre enfance.

1. J. Weiss, *op. cit.*

Dans le chapitre 7, par exemple, Victor s'est comporté de manière agressive envers sa partenaire Sylvie, un peu comme son père le traitait lui-même. Quand il était enfant, Victor avait peu de moyens de réagir face à la violence de son père. En tant qu'adulte, Sylvie était capable de se défendre toute seule, bien que de façon malsaine puisqu'elle répondait à la violence par la violence. Si, plutôt que de répliquer ainsi et de demeurer dans ce cercle vicieux, Sylvie avait rompu avec Victor, elle aurait constitué un modèle sain pour celui-ci. En prenant du recul sur lui-même, Victor aurait pu se rendre compte que sa façon de traiter Sylvie n'était pas plus acceptable que celle dont l'avait traité son père. S'il avait étudié son propre comportement, il aurait pu y trouver une occasion d'apprendre de son expérience avec sa femme.

Si vous êtes attiré(e) par des personnes avec lesquelles vous répétez la relation que vous entreteniez avec vos parents, il se peut que vous espériez inconsciemment réajuster vos expériences passées et vos croyances vous concernant. Mais en tant que sauveur, vous avez probablement trouvé un(e) partenaire qui confirme plutôt qu'infirme vos croyances pathogènes sur vous-même, et qui ne peut vous fournir les expériences émotionnelles nécessaires pour corriger la vision négative que vous avez de vous. Vous pouvez reprocher à votre partenaire son incapacité à pourvoir à vos besoins, mais il faut que vous déterminiez si vous avez trouvé un(e) partenaire dont l'attitude à votre égard perpétue les convictions sur vous-même que vous souhaitez justement voir infirmer.

Des sociopsychologues ont mené des recherches sur l'importance de se construire une vision de soi positive, et sur la manière dont cette vision de soi affecte notre choix de partenaires. Ces études ont montré que les individus ont tendance à rechercher des partenaires *autovalidateurs*, c'est-à-dire des personnes qui finiront par valider votre vision de vous, positivement ou négativement[1].

Vous pouvez trouver dans votre partenaire un(e) complice qui, au final, préservera effectivement la façon dont vous vous percevez, même si cette perception est négative. Étendre ce processus d'autovalidation aux relations amoureuses des sauveurs permet de comprendre pourquoi les comportements secourables vouent ces relations à l'échec. Une personne dotée d'une vision de soi négative peut inconsciemment susciter des appréciations défavorables chez son/sa partenaire ou attribuer au comportement de son/sa partenaire une signification plus négative que celui/celle-ci n'en avait l'intention[2]. Prenons l'exemple de Béatrice, la terroriste/terrorisée du chapitre 7, qui était si suspicieuse et jalouse qu'elle se comportait de façon à provoquer de nombreuses réactions négatives de la part de son entourage, ce qui ne faisait que confirmer sa propre vision négative d'elle-même.

Même si votre désir conscient est d'obtenir une appréciation positive de la part de votre partenaire, votre désir d'autovalidation peut

1. C. de la Ronde et W.B. Swann, « Partner Verification : Restoring Shattered Images of our Intimates », *Journal of Personality and Social Psychology*, 75, pp. 374-382, 1998 (« Validation du partenaire : restaurer les images brisées de nos intimes », non traduit).
2. W.B. Swann, « The Trouble with Change : Self-verification and Allegiance to the Self », *Psychological Science*, 8, pp. 177-180, 1997 (« La difficulté de changer : autovalidation et allégeance au moi », non traduit).

submerger cette envie[1]. Votre loyauté envers les schémas relationnels de votre enfance qui ont défini votre vision de vous peut s'avérer un obstacle majeur à votre capacité, en tant qu'adulte, à infirmer et modifier vos croyances sur vous-même. Ainsi, il est essentiel de prendre conscience de ces schémas dans votre relation et de vous aider à ne pas les répéter.

L'autovalidation est particulièrement importante pour ceux qui ressentent un fort besoin de préserver ce sentiment de contrôle sur leur environnement[2]. Si elle sent son autovalidation menacée, une personne désireuse de préserver ce sentiment, comme c'est le cas chez les sauveurs terroristes/terrorisés, réagira en accentuant sa domination sur son/sa partenaire. Si cette absence de validation persiste ou que le sentiment de contrôle ne réapparaît pas, cette personne peut recourir à l'agression physique, par exemple en adoptant un comportement oppressif ou en restreignant la liberté de mouvement de l'autre, dans un ultime recours pour reprendre le contrôle[3].

Dans le chapitre 7, vous avez vu combien il était important pour Victor de contrôler les faits et gestes de sa famille. Par exemple, il s'est mis en colère contre sa femme en découvrant qu'elle avait laissé leurs enfants jouer devant la maison au lieu de les cantonner dans l'aire de jeux derrière leur domicile. Pour que les personnes comme

1. *Ibid.*
2. J.E. Stets et P.J. Burke, « Identity Verification, control, and aggression in marriage », *Social Psychology Quarterly*, 68, pp. 160-178, 2005 (« Validation de l'identité, contrôle et agression dans le mariage », non traduit).
3. *Ibid.*

Victor puissent s'aider elles-mêmes, elles doivent abandonner ce type d'attitude et chercher du soutien afin de prendre conscience des sentiments qui se cachent derrière leur besoin de contrôler leur entourage de façon oppressive.

Quelques pistes pour examiner ses croyances

- Quelles croyances pathogènes sur vous-même votre enfance vous a-t-elle amené(e) à développer ? Par exemple, peut-être vous considérez-vous comme indigne, incapable de vous contrôler dans certaines situations, ou doté(e) de traits de caractère qu'on vous a injustement attribués quand vous étiez enfant. Comment ces croyances malsaines sur vous-même ont-elles été affectées ou confirmées dans le cadre de votre relation amoureuse ?
- Pensez à la façon dont vous traitaient vos parents. À présent, réfléchissez à votre manière de traiter votre partenaire. Retrouvez-vous des similarités ? Celles-ci contribuent-elles à provoquer des conflits avec votre partenaire ?

Se sauver soi-même

Se sauver soi-même implique de construire son estime de soi – les croyances émotionnelles et cognitives relatives à sa propre valeur – et d'améliorer son *agentivité* – c'est-à-dire la capacité à être auteur de ses actes, à agir sur sa propre vie et à endosser la responsabilité de ses actions. Une estime de soi optimale et un fort sens de l'agentivité permettent de se protéger de façon saine et contribuent à établir sa stabilité en tant que personne distincte. Ceci rend possibles les relations basées sur l'amour mature, plutôt que sur le besoin de guérir ou de se définir soi-même. L'amour mature prend en compte la réalité du partenaire ; autrement dit, celui/celle-ci est un individu distinct avec ses propres besoins et envies.

Optimiser son estime de soi

Quand on la considère dans le contexte du « moi », l'estime implique une évaluation ou une estimation de votre propre valeur. Comme nous l'avons évoqué dans le chapitre 4, votre estime de soi provient de l'appréciation que vous établissez de votre capacité à être à la hauteur de votre conscience, ainsi que de votre capacité à atteindre vos idéaux.

Manquer d'estime de soi peut se révéler aussi néfaste que d'avoir une estime de soi trop importante. Les sauveurs surempathiques ont tendance à se sous-estimer à travers le doute ou la culpabilité. Les humiliés et les terroristes/terrorisés exagèrent leur estime d'eux-mêmes en idéalisant leur propre personne, ou bien sont dans une dévalorisation excessive de leur vision d'eux-mêmes à cause de sentiments de honte ou d'insuffisance extrêmes.

L'estime de soi est un concept important en psychologie mais que, malheureusement, des idées fausses ont banalisé. L'amélioration de l'estime de soi, ou le développement personnel, est devenue une sorte de slogan de la culture populaire, tout comme l'idée qu'un soutien émotionnel superficiel peut accroître l'estime de soi. Par exemple, nos systèmes éducatifs sont basés sur des évaluations externes de la réussite et de la valeur. Bien que les enfants puissent se sentir plus motivés à apprendre quand ils obtiennent l'approbation d'un parent ou d'un professeur qu'ils admirent, l'approbation systématique et dénuée de fondements réels peut être dissuasive. De fait, elle peut même provoquer un développement malsain de l'enfant. Réagir de façon positive ou féliciter quelqu'un pour des réussites insignifiantes est susceptible d'encourager l'illusion, l'aveuglement et des sentiments d'usurpation[1].

Poussée à l'extrême dans un sens ou un autre, l'estime de soi est malsaine. Une haute estime de soi, quand elle est injustifiée et instable, est une caractéristique du narcissisme[2]. Si vous avez un sens de votre valeur exagéré ou au contraire insuffisant, votre vulnérabilité intérieure vous rendra hypersensible aux critiques et aux remontrances. Certaines personnes dont l'estime de soi est faible, tout comme celles qui se trouvent à l'autre extrémité du spectre et ont d'elles-mêmes une opinion très haute et irréaliste, sont susceptibles de se montrer agressives et dominatrices[3].

Une estime de soi optimale est atteinte quand on éprouve un sentiment de confort et de sécurité intérieure équilibré, reflet de la confiance et de la satisfaction nées de votre perception de vous-même. À son niveau optimal, l'estime de soi peut être considérée comme une forme saine de narcissisme[4]. Votre estime de vous-même peut être amenée à varier : parfois, vous pouvez douter de vous, vous sentir insatisfait de votre personne, vous surévaluer, être l'objet de conflits ou de tensions intérieurs, ou vous sentir en

1. N. McWilliams, *Psychoanalytic Case Formulation*, New York, The Guilford Press, 1999.
2. B.J. Bushman et R.F. Baumeister, « Threatened egotism, Narcissism, Self-esteem, and Direct and Misplaced Aggression ; Does Self-love or Self-hate Lead to Violence ? », *Journal of Personality and Social Psychology*, 72, pp. 481-494, 1998 (« Égotisme menacé, narcissisme, estime de soi et agression directe et déplacée : l'amour de soi ou la haine de soi mènent-ils à la violence ? », non traduit).
3. *Ibid.*
4. N. McWilliams, 1999, *op. cit.*

danger face aux défis. Ainsi, votre estime de soi n'a pas besoin d'être positive ou stable en permanence pour être optimale ; il est tout à fait fréquent de constater de brèves périodes de fluctuation. Celles-ci s'expliquent par votre humeur, vos expériences et vos interactions.

Pour contrôler votre estime de soi, vous dépendez des sources extérieures de façon saine ou malsaine. Ainsi, vous pouvez accroître temporairement votre estime de soi en étant proche des autres, en obtenant l'approbation de ceux que vous aimez, en recherchant l'admiration ou la validation de votre entourage, et en adoptant un comportement dominateur ou recourant à des tactiques de pouvoir dans votre couple. Toutefois, réguler votre estime de soi à travers une trop forte dépendance à des sources extérieures vous met dans une position très vulnérable. Cette attitude peut indiquer un besoin d'étudier les facteurs qui affectent votre vision de vous et de travailler sur ceux-ci, soit à travers des techniques d'épanouissement personnel, soit avec le soutien de professionnels. Une estime de soi saine vous donnera la capacité d'être authentique, honnête et autonome, et vous aidera à conserver une perception de vous solide.

Quelques pistes pour optimiser son estime de soi

- Pensez aux moments où vous vous sentez bien dans votre peau. Quels points communs présentent ces périodes ?
- De quelles sources extérieures dépendez-vous pour évaluer votre estime de soi ? Examinez ce que vous apportent ces sources, et trouvez un moyen de vous l'apporter vous-même.

- Pensez à la dernière fois où vous vous êtes senti blessé(e) dans votre estime de soi, que ce soit à cause d'une source extérieure ou intérieure. Quelles actions avez-vous entreprises pour rétablir votre estime de soi ? Ces actions ont-elles fonctionné ?
- Pensez aux relations que vous aviez avec les membres de votre famille et à l'impact qu'elles ont eu sur votre estime de soi. Qu'aurait pu faire votre famille pour vous aider à établir une estime de soi optimale ? À présent, trouvez un moyen de faire ces choses pour vous-même.

Votre sens de l'agentivité

Votre capacité à être auteur de vos actes, à agir sur votre propre vie et à endosser la responsabilité de votre comportement est un élément important dans ce que vous apportez à une relation. Ce sens de l'agentivité est essentiel pour vous sentir maître(sse) de votre vie, croire en votre aptitude à agir sur vos propres pensées et comportements, et avoir foi en votre capacité d'affronter toutes sortes de situations. Le fait d'être doté(e) de ce sens de l'agentivité influence votre stabilité en tant que personne distincte ; l'agentivité vous permet d'être psychologiquement stable tout en étant flexible face aux conflits ou aux changements.

En tant que sauveur, il existe diverses façons dont vous essayez, consciemment ou non, d'accroître votre sens de l'agentivité à travers votre relation. Sentir que votre partenaire a besoin de vous peut générer un sentiment de puissance et de contrôle, mais si la relation tourne court, vos anciens sentiments d'inefficacité et de faiblesse reviendront vous perturber. La générosité, le soutien et l'ingéniosité dont fait preuve un surempathique peuvent, dans un premier temps, accroître son sens de l'agentivité mais, à terme, ce type de comportement va le rendre dépendant des réactions de son/sa partenaire pour préserver son sentiment d'efficacité. Les humiliés et terroristes/terrorisés, quant à eux, exercent un contrôle sur leur partenaire ; toutefois, leur sens de l'agentivité dépend du maintien de ce contrôle.

Les efforts réalisés par un sauveur pour augmenter son sens de l'agentivité en accentuant la dépendance de son/sa partenaire vis-à-vis de lui-même sont voués à l'échec. Les personnes les plus saines cherchent à accroître leur sens du pouvoir personnel en acquérant compétences et autonomie, et en réduisant leur dépendance vis-à-vis des autres[1]. Accroître votre sentiment de compétence et d'autonomie implique, entre autres, de prendre conscience de la manière dont vous influez sur votre propre vie, sans avoir besoin de contrôler votre partenaire, et d'endosser la responsabilité de vos actes sans avoir besoin d'en faire le reproche aux autres. Toutes ces qualités se retrouvent chez le sauveur sain.

Quelques pistes pour accroître son sens de l'agentivité

- Réfléchissez à un domaine de votre vie dans lequel vous vous sentez brillant(e) et à un autre domaine où vous aimeriez réussir, bien que ce ne soit pas le cas actuellement. Comment pouvez-vous appliquer les techniques qui vous ont aidé à réussir aux domaines dans lesquels vous avez échoué jusqu'à présent ?

1. M. van Dijke et M. Poppe, « Striving for Personal Power as a Basis for Social Power Dynamics », *European Journal of Social Psychology*, 36, pp. 537-556, 2006 (« La recherche du pouvoir personnel comme base d'une dynamique de pouvoir social », non traduit).

- Imaginez que votre partenaire dépende moins de vous. Que vous inspire cette pensée ? Même si cette idée vous met mal à l'aise au début, gardez à l'esprit que dépendance ne veut pas dire relation solide, et qu'elle mène bien souvent au ressentiment.
- De qui êtes-vous dépendant(e), et que pouvez-vous faire pour réduire votre dépendance à cette personne tout en préservant votre relation ?
- Demandez-vous si les interactions que vous avez avec votre partenaire sont destinées à faire ressortir ses faiblesses, masquant ainsi les vôtres, ou si vous êtes capable de reconnaître et valider les forces et le pouvoir de votre partenaire sans craindre de ressentir vos propres faiblesses. Pensez simplement à dire à votre partenaire quelque chose qui valide sa force et son pouvoir. Cette idée vous effraie-t-elle ? Vous fait-elle vous sentir faible ? Essayez et voyez ce qui se passe.

Agir sur sa propre vie

Les chercheurs remarquent fréquemment que le fait d'attribuer une place importante aux *aspirations intrinsèques* – objectifs qui satisfont directement des besoins basiques, tels que l'évolution personnelle, les relations interpersonnelles et les contributions à la communauté – est lié de façon positive à des indicateurs de bien-être, y compris l'estime de soi et la réalisation de soi, et de façon négative à la dépression et à l'anxiété[1]. D'un autre côté, le fait d'attribuer une importance relative forte aux *aspirations extrinsèques* – objectifs qui satisfont indirectement des besoins, comme l'argent, la popularité et la beauté physique – est lié de façon négative aux indicateurs de bien-être.

1. R.M. Ryan, *et al.*, « The American Dream in Russia : Extrinsic Aspirations and Well-being in Two Cultures », *Personality and Social Psychology Bulletin*, 25, pp. 1509-1524, 1999, « Le rêve américain en Russie : aspirations extrinsèques et bien-être dans deux cultures », non traduit).

Il existe de nombreux moyens d'influencer et de contrôler votre vie afin d'acquérir le sens de l'agentivité. Parmi ceux-ci, citons la recherche d'une bonne santé, l'établissement d'objectifs raisonnables et accessibles pour vous-même, le développement de la faculté d'affronter les situations stressantes, la maîtrise de nouvelles tâches ou de nouveaux défis, l'accroissement de vos talents et la recherche du respect mutuel et de la coopération dans vos interactions avec les autres.

Quelques pistes pour agir sur sa propre vie

- Si vous deviez faire un effort conscient pour améliorer vos relations interpersonnelles et étendre vos contributions à la communauté, par où commenceriez-vous ? Quels sont vos centres d'intérêt ? Trouvez une association caritative ou un groupe de bénévolat correspondant à ces intérêts, et rejoignez-les.
- Faites une liste des objectifs destinés à accroître votre progrès personnel.
- Qu'est-ce qui ferait de vous quelqu'un de meilleur, de plus heureux ou de plus sain ? Concentrez-vous sur les qualités que vous voulez faire vôtres. Inspirez-vous en lisant des biographies et en notant les comportements que vous admirez chez les personnes dont il est question. Au quotidien, prêtez attention aux qualités que vous admirez chez les autres et cherchez des mentors qui vous inspirent.

Prendre ses responsabilités

On associe le fait d'être doté du sens de l'agentivité avec la capacité à prendre la responsabilité de ses actes. En tant que sauveur humilié ou terroriste/terrorisé, vous êtes susceptible de blesser fréquemment les sentiments de votre partenaire, et vous avez du mal à admettre vos torts mais aussi à exprimer un remords sincère. Pour ces types de sauveurs, s'excuser – même quand l'excuse est justifiée – revient à déséquilibrer la relation de pouvoir ; ils ont le sentiment de céder et craignent de paraître faibles aux yeux de leur partenaire.

Si votre honte vous empêche de vous excuser, il est probable que, si on vous pousse à le faire, vous prononcerez des mots ayant l'apparence d'une excuse en l'absence de toute sincérité. Ces pseudo-excuses peuvent prendre de nombreuses formes. Il peut s'agir d'excuses laconiques, abruptes et brèves comme « désolé(e) », ce qui sous-entend : « Je te donne l'impression de te présenter mes excuses, mais je n'en pense pas un mot. » Elles peuvent prendre l'aspect d'un démenti comportant des reproches vis-à-vis de la victime : « Je suis désolé(e), *mais* quand tu as… » ou : « Je suis désolé(e) si j'ai blessé tes sentiments. »

Ces pseudo-excuses peuvent signifier que le problème ne vient pas du coupable, mais bel et bien que la personne à qui l'on doit des excuses est trop sensible et dotée de sentiments trop fragiles. Quel que soit le type de pseudo-excuses auquel le sauveur recourt, gardez à l'esprit qu'elles reflètent en réalité la peur qu'en admettant sa culpabilité, ses faiblesses soient révélées au grand jour, le laissant en proie à une vision de lui-même négative ou aux critiques des autres.

Peut-être pouvez-vous vous attarder sur l'idée qu'en vous excusant, vous dites tout simplement que vous prenez la responsabilité de votre erreur, que vous acceptez le fait qu'elle n'aurait pas dû se produire et regrettez que cette erreur ait affecté l'autre de façon défavorable.

Accepter de prendre ses responsabilités agit de façon cruciale pour votre avenir. Vos excuses ou l'expression de votre regret concernant la faute commise sont en effet susceptibles d'avoir un effet bénéfique sur votre relation, mais elles ne restaurent pas pour autant la confiance[1]. Seul un changement significatif et positif de votre comportement peut aboutir à ce résultat.

Quelques pistes pour prendre ses responsabilités

- La prochaine fois que vous vous disputez avec votre partenaire, essayez de reconnaître vos torts dans ce conflit sans souligner le rôle de votre partenaire. Plus tard, vous pourrez lui dire de quelle façon son comportement vous a affecté(e) – sans en faire une excuse pour vos actes.
- Si elles sont sincères, les excuses sont un moyen merveilleux pour que l'autre se sente respecté et reconnu. Cependant, s'il s'agit de pseudo-excuses ou que votre comportement ne change pas par la suite, elles perdent tout leur sens, quand elles ne deviennent pas manipulatrices ou insultantes. Assurez-vous que vous êtes capables d'assortir vos excuses d'un véritable changement dans votre comportement. Si vous avez besoin d'aide pour ce faire, parlez-en à votre partenaire.
- Si vous avez tendance à endosser la responsabilité de tous les conflits dans votre relation, pensez à une occasion où vous avez été incapable de vous défendre, puis réfléchissez à ce que vous auriez pu dire pour protéger vos intérêts. Quelles sont les peurs ou croyances qui font obstacle à votre protection ?

1. J.J. Exline et R.F. Baumeister, « Expressing Forgiveness and Repentance : Benefits and Barriers », *in Forgiveness : Theory, Research, and Practice*, sous la dir. de M. McCullough, K.I. Pargament et C.E. Thoresen, pp. 133-155, New York, The Guilford Press, 2000 (« Exprimer le pardon et le repentir : avantages et obstacles », non traduit).

- En prenant conscience de l'état émotionnel de votre partenaire, vous pourrez plus facilement éviter et résoudre les conflits qui vous opposent, et prendre vos responsabilités quand ces conflits surgissent. En prenant du recul et en vous concentrant sur les sentiments de votre partenaire, ou en imaginant comment vous vous sentiriez à sa place, vous pouvez trouver des moyens d'améliorer vos réactions d'empathie.

Pour conclure

Réfléchir aux conflits intérieurs et aux manques que masque votre comportement de sauveur est une étape essentielle pour vous sauver de votre besoin de sauver les autres. Une fois que vous aurez renoncé à vos espoirs infondés et fait face à vos sentiments d'impuissance, de désespoir, de dépression ou d'envies maladives, vous pourrez progresser vers des horizons plus sains. En vous réappropriant ce que vous avez attribué à votre partenaire, et en examinant les croyances et convictions que vous avez bâties durant votre enfance, vous pourrez prendre conscience de la réalité de votre partenaire en tant que personne distincte de vous-même.

Pour vous défaire de votre habit de sauveur surempathique, humilié ou terroriste/terrorisé, et endosser celui d'un sauveur sain, il vous faudra vous concentrer sur le développement d'une estime de soi et d'un sens de l'agentivité optimal, mais aussi sur votre capacité à maintenir une perception de vous saine, à agir sur votre propre vie et à endosser la responsabilité de vos actes. Pour de nombreuses raisons, il vous sera difficile de renoncer à l'excitation et aux drames propres à une relation sauveur-sauvé. Mais nous espérons que votre détermination vous permettra de vous recadrer vers des décisions saines.

À présent que nous avons exploré ce qui se cache derrière votre comportement de sauveur, et que nous avons ouvert le chemin à l'introspection, vous pouvez commencer à établir un équilibre en vous-même et à l'intérieur de votre couple. Nous vous laissons le soin de vous sauver vous-même. Nous savons que vous en êtes capable.

Bibliographie

BASCH M.F., « The Selfobject concept : Clinical Implications », *Progress in Self Psychology*, 10, pp. 1-7, 1994 (« Le concept du self-objet : implications cliniques, non traduit).

BATSON C.D., *The Altruism Question : Toward a Social-Psychological Answer*, Hillsdale, New Jersey, Lawrence Erlbaum Associates, p. 6, 1991.

BLATT S.J. et MAROUDAS C., « Convergences among psychoanalytic and cognitive behavioral theories of depression », *Psychoanalytic psychology*, 9, pp. 157-190 (« Convergences entre les théories psychoanalytiques et cognitives de la dépression », non traduit).

BORNSTEIN R.F.,

« The Dependant Personality : Developmental, Social, and Clinical Perpectives », *Psychological Bulletin*, 112, pp. 3-23, 1992 (« La personnalité dépendante : perspectives en psychologie du développement, sociale et clinique », non traduit).

The Dependant Personality, New York, The Guilford Press, 1993.

BOWLBY J., *Attachement et perte, vol. 1, L'attachement*, PUF, coll. Le fil rouge, 2002.

BUSHMAN B.J. et BAUMEISTER R.F., « Threatened egotism, Narcissism, Self-esteem, and Direct and Misplaced Aggression Does Self-love or Self-hate Lead to Violence ? », *Journal of Personality and Social Psychology*, 72, pp. 481-494, 1998 (« Égotisme menacé, narcissisme, estime de soi et agression directe et déplacée : l'amour de soi ou la haine de soi mènent-ils à la violence ? », non traduit).

CIALDINI R.B., *et al.*, « Reinterpreting the empathy-altruism relationship : When one into one equals oneness », *Journal of Personality and Social Psychology*, 72, pp. 481-494, 1997 (« Réinterpréter la relation empathie-altruisme : quand un divisé par un fait un », non traduit).

Collectif, *Psychodynamic Diagnosis Manual (PDM)*, Silver Spring, Maryland, Alliance of Psychoanalytic Organizations, pp. 691-764, 2006 (*Manuel diagnostique psychodynamique*, non traduit).

COMTE A., *Catéchisme positiviste*, 1852 (N.d.T.).

DE LA RONDE C. et SWANN W.B., « Partner Verification : Restoring Shattered Images of our Intimates », *Journal of Personality and Social Psychology*, 75, pp. 374-382, 1998 (« Validation du partenaire : restaurer les images brisées de nos intimes », non traduit).

DECETY J. et MORIGUCHI Y., « The Empathic Brain and its Dysfunction in Psychiatric Populations : Implications for Intervention across Different Clinical Conditions », *Biopsychological Medicine*, 1, pp. 22-52, 2007 (« Le cerveau empathique et ses dysfonctions chez les populations psychiatriques : Implications pour une intervention dans des conditions cliniques diverses », non traduit).

EISENBERG N., *et al.*, « The role of Sympathy and Altruistic Personality Traits in Helping : A Reexamination », *Journal of Personality*, 57 (1), pp. 41-67, 1989 (« Le rôle de la compassion et des traits de personnalité altruistes dans l'aide portée aux autres : un réexamen », non traduit).

EKMAN P., « Universal and Cultural Differences in Facial Expressions of Emotion », *Nebraska Symposium on Motivation*, sous la direction de J. COLE, 19, pp. 207-283, Lincoln, Nebraska, University of Nebraska Press, 1972 (« Différences universelles et culturelles dans les expressions faciales de l'émotion », non traduit.)

Erikson E.H., « The problem of Ego Identity », *Journal of the American Psychoanalytic Association*, 4, pp. 56-121, 1956 (« Le problème de l'identité du soi », non traduit).

ESLINGER P.J., « Neurological and Neuropsychological Bases of Empathy », *European Neurology*, 39, pp. 193-199, 1998 (« Bases neurologiques et neuropsychologiques de l'empathie », non traduit).

EXLINE J.J. et BAUMEISTER R.F., « Expressing Forgiveness and Repentance : Benefits and Barriers », *in Forgiveness : Theory, Research, and Practice*, sous la dir. de MCCULLOUGH M., PARGAMENT K.I. et THORESEN C.E., pp. 133-155, New York, The Guilford Press, 2000 (« Exprimer le pardon et le repentir : avantages et obstacles », non traduit).

FISHER H., *et al.*, « Defining the Brain System of Lust, Romantic Attraction, and Attachment », *Archives of Sexual Behavior*, 31, pp. 413-419, 2002 (« Définir le système cérébral du désir sexuel, de l'attirance romantique et de l'attachement », non traduit).

FISHER H.,

Pourquoi nous aimons ?, Robert Laffont, 2006.

« The Drive To Love : The Neural Mechanisms for Mate Choice », *The New Psychology of Love* , 2e édition, sous la dir. de R.J. STERNBERG et K. WEIS, New Haven, Yale University Press, 2006. (« La volonté d'aimer : les mécanismes neuronaux présidant au choix d'un partenaire », non traduit.)

FLORES P.J., *Addiction as an Attachment Disorder*, Lanham, Maryland, Jason Aronson, 2004 et A. MELTZOFF et M.K. MOORE, « Imitation of Facial and Manual Gestures by Human Neonates », *Science*, 198, pp. 75-78, 1977 (« L'imitation des mouvements faciaux et manuels par les nouveau-nés humains », non traduit).

FONAGY P., *et al.*, *Affect Regulation, Mentalization, and the Development of Self*, New York, Other Press, 2002.

FREUD A., *Le Moi et les mécanismes de défense*, PUF, coll. Bibliothèque de psychanalyse, 15e édition, 2001.

GAL R. et LAZARUS R.S., « The Role of Activity in Anticipating and Confronting Stressful Situations », *Journal of Human Stress*, 1, pp. 4-20, 1975 (« Le rôle de l'activité dans l'anticipation et l'affrontement des situations stressantes », non traduit).

GALLESE V., FOGASSI L. et RIZZOLATTI G., « Action Recognition in the Premotor Cortex », *Brain*, 119, pp. 593-609, 1996 (« Reconnaissance de l'action dans le cortex prémoteur », non traduit).

GOEDERS N.E., « Stress, Motivation and Drug Addiction », *Current Directions in Psycological Science*, 13, pp. 33-35, 2004 (« Stress, motivation et toxicodépendance », non traduit).

GOLEMAN D., *Social Intelligence : The New Science of Human Relationships*, New York, Random House, p. 58, 2006.

HERMAN J., *Trauma and Recovery : The Aftermath of Violence – From Domestic Violence to Political Terror*, New York, Basic Books, 1992.

HOFFMAN M.L., *Empathie et développement moral : Les émotions morales et la justice*, PUG, coll. Vies sociales, 2008.

HORNEY K., *Neurosis and Human Growth*, New York, Norton, 1950.

IZARD C.E., *The Face of Emotion*, Meredith, New York, Appleton-Century-Crofts, 1971.

KOHUT H.,

Analyse et guérison, PUF, coll. Le fil rouge, 1991.

The Restoration of the Self, New York, International Universities Press, 1977.

LANSKY M.R., « Commentary on Andrew Morrison's "The Breadth and Boundaries of a Self-Psychological Immersion in Shame" », *Psychanalytic Dialogues*, 4, pp. 45-50, 1994 (« Commentaire sur "L'étendue et les limites d'une immersion auto-psychologique dans la honte" d'Andrew Morrison », non traduit).

LAZARUS R.S., « Hope : An Emotional and Vital Coping Ressource against Despair », *Social research*, 66, pp. 653-678, 1999 (« L'espoir : une ressource émotionnelle et vitale pour faire face au désespoir », non traduit).

LEWIS T., AMINI F. et LANNON R., *A General Theory of Love*, New York, Random House, 2000.

LUNDQVIST L. et DIMBERG U., « Facial expressions are contagious », *Journal of Psychophysiology*, 9, pp. 203-211, 1995 (« Les expressions du visage sont contagieuses », non traduit).

MCWILLIAM N. et LEPENDORF S., « Narcissistic Pathology of Everyday Life : the denial of Remorse and Gratitude », *Journal of Contemporary Psychoanalysis* 26, pp. 430-451, 1990 (« La pathologie narcissique au quotidien : le refus du remords et de la gratitude », non traduit).

MCWILLIAMS N.,

« The Psychology of the Altruist », *Psychoanalytic Psychology*, 1, pp. 203-211, 1984 (« La psychologie de l'altruiste », non traduit).

Psychoanalytic Case Formulation, New York, The Guilford Press, 1999.

MORRISON A.P.,

« Shame, the Ideal Self, and Narcissism », *Contemporary Psychoanalysis*, 19, pp. 295-318, 1983 (« La honte, le moi idéal et le narcissisme », non traduit).

Shame : The Underside of Narcissism, New York, The Analytic Press, 1989.

NATHANSON D., *The Many Faces of Shame*, New York, The Guilford Press, 1987.

OSWALD P.A., « Effects of Cognitive and Affective Perspective Taking on Empathic Concern and Altruistic Helping », *Journal of Social Psychology*, 136, pp. 613-623, 1996 (« Les effets de la prise de perspective cognitive et affective sur l'inquiétude empathique et l'aide altruiste », non traduit).

RIZZOLATTI G., *et al.*, « Premotor Cortex and the Recognition of Motor Action », *Cognitive and Brain Research*, 3, pp. 131-141, 1996 (« Cortex prémoteur et reconnaissance de l'action motrice », non traduit).

RYAN R.M., *et al.*, « The American Dream in Russia : Extrinsic Aspirations and Well-being in Two Cultures », *Personality and Social Psychology Bulletin*, 25, pp. 1509-1524, 1999, « Le rêve américain en Russie : aspirations extrinsèques et bien-être dans deux cultures », non traduit).

SEELIG B.J. et ROSOF L.S., « Normal and Pathological Altruism », *Journal of the American Psychoanalytic Association*, 49, pp. 933-959, 2001 (« Altruisme normal et pathologique », non traduit).

SHAMAY-TSOORY S.G., *et al.*, « Characterization of Empathy Deficits following Prefrontal Brain Damage : The Role of the Right Ventromedial Prefontal Cortex », *Journal of Cognitive Neuroscience*, 15, pp. 324-337, 2003 (« Caractérisation des déficits empathiques suite aux lésions du cerveau préfrontal : le rôle du cortex préfrontal ventromédian droit », non traduit).

SPERLING M.B. et BERMAN W.H., « An attachment classification of desperate love », *Journal of Personality Asessment*, 56, pp. 45-55, 1991 (« Une classification de l'attachement dans l'amour désespéré », non traduit).

STETS J.E. et BURKE P.J., « Identity Verification, control, and aggression in marriage », *Social Psychology Quarterly*, 68 P.J., pp. 160-178, 2005 (« Validation de l'identité, contrôle et agression dans le mariage », non traduit).

SWANN W.B., « The Trouble with Change : Self-verification and Allegiance to the Self », *Psychological Science*, 8, pp. 177-180, 1997 (« La difficulté de changer : autovalidation et allégeance au moi », non traduit).

TEICHOLZ J.G., « Self and Relationship : Kohut, Loewald, and the Postmoderns », *The World of Self Psychology : Progress in Self Psychology*, vol. 14, pp. 267-292, sous la dir. d'A. Goldberg, Hillsdale, New Jersey, The Analytic Press, 1998 (« Le moi et la psychologie : Kohut, Loewald et les postmodernes », non traduit).

VAN DIJKE M. et POPPE M., « Striving for Personal Power as a Basis for Social Power Dynamics », *European Journal of Social Psychology*, 36, pp. 537-556, 2006 (« La recherche du pouvoir personnel comme base d'une dynamique de pouvoir social », non traduit).

WANGH M., « The "Evocation of a Proxy" : A psychological maneuver, its use as a defense, its purposes and genesis », *Psychoanalytic Study of the Child*, 17, pp. 451-469, 1962 (« "L'évocation d'un *proxy*" : une manœuvre psychologique, son utilisation comme défense, ses objectifs et sa genèse », non traduit).

WEISS J., *How Psychotherapy Works : Process and Technique*, New York, The Guildford Press, 1993.

WURMSER L., *The Mask of Shame*, Baltimore, John Hopkins University Press, 1981.

ZASLAV M.R., « Shame-related States of Mind in Psychotherapy », *Journal of Psychotherapy Practice and Research*, 1998 (« Les états d'esprit liés à la honte en psychothérapie », non traduit).

Les auteurs

Mary C. Lamia est psychologue et psychanalyste clinicienne ; elle possède un cabinet privé à Marin County, en Californie. Elle est également professeur à l'Institut Wright de Berkeley, Californie.

Marilyn J. Krieger est psychologue clinicienne en cabinet privé à Marin County, Californie.

Également dans la collection « Comprendre et agir » :

Brigitte Allain Dupré, *Guérir de sa mère*

Juliette Allais,

Décrypter ses rêves

Guérir de sa famille

Amour et sens de nos rencontres

Au cœur des secrets de famille

Juliette Allais, Didier Goutman, *Trouver sa place au travail*

Bénédicte Ann, *Arrêtez de vous saboter*

Dr Martin M. Antony, Dr Richard P. Swinson, *Timide ? Ne laissez plus la peur des autres vous gâcher la vie*

Laurence Arpi, *Mon corps a des choses à me dire*

Lisbeth von Benedek,

La Crise du milieu de vie

Frères et sœurs pour la vie

Valérie Bergère, *Moi ? Susceptible ? Jamais !*

Marcel Bernier, Marie-Hélène Simard, *La Rupture amoureuse*

Gérard Bonnet, *La Tyrannie du paraître*

Jean-Charles Bouchoux, *Les Pervers narcissiques*

Sophie Cadalen, *Aimer sans mode d'emploi*

Cécile Chavel, *Le Pouvoir d'être soi*

Marie-Joseph Chalvin, *L'estime de soi*

Patrick Collignon,

Heureux si je veux !

Enfin libre d'être moi

Claire-Lucie Cziffra, *Les Relations perverses*

Michèle Declerck, *Le Malade malgré lui*

Karine Danan, *S'aimer sans se disputer*

Flore Delapalme, *Le Sentiment de vide intérieur*

Ann Demarais, Valérie White, *C'est la première impression qui compte*

Marie-Estelle Dupont, *Découvrez vos superpouvoirs chez le psy*

Alain Durel, *Cultiver la joie*

Sandrine Dury, *Filles de nos mères, mères de nos filles…*

Micki Fine, *Aime-moi comme je suis*

Jean-Michel Fourcade, *Les Personnalités limites*

Laurie Hawkes,

La Peur de l'Autre

La Force des introvertis

Steven C. Hayes, Spencer Smith, *Penser moins pour être heureux*

Jacques Hillion, Ifan Elix, *Passer à l'action*

Lubomir Lamy,

L'amour ne doit rien au hasard

Pourquoi les hommes ne comprennent rien aux femmes…

Jean-Claude Maes,

L'Infidélité

D'amour en esclavage

Virginie Megglé,

Les Séparations douloureuses

Face à l'anorexie

Entre mère et fils

Bénédicte Nadaud, Karine Zagaroli, *Surmonter ses complexes*

Ron et Pat Potter-Efron, *Que dit votre colère ?*

Patrick-Ange Raoult, *Guérir de ses blessures adolescentes*

Daniel Ravon, *Apprivoiser ses émotions*

Thierry Rousseau, *Communiquer avec un proche Alzheimer*

Alain Samson,

La chance tu provoqueras

Développer sa résilience

Steven Stosny Ph. D., *Les Blessées de l'amour*

Dans la collection « Les chemins de l'inconscient », dirigée par Saverio Tomasella :

Véronique Berger, *Les Dépendances affectives*

Christine Hardy, Laurence Schifrine, Saverio Tomasella, *Habiter son corps*

Barbara Ann Hubert, Saverio Tomasella, *L'Emprise affective*

Martine Mingant, *Vivre pleinement l'instant*

Gilles Pho, Saverio Tomasella, *Vivre en relation*

Catherine Podguszer, Saverio Tomasella, *Personne n'est parfait !*

Saverio Tomasella,

Faire la paix avec soi-même

Le Sentiment d'abandon

Les Amours impossibles

Hypersensibles

Renaître après un traumatisme

Les Relations fusionnelles

Dans la collection « Communication consciente », dirigée par Christophe Carré :

Christophe Carré,

Obtenir sans punir, Les secrets de la manipulation positive avec les enfants

L'Auto-manipulation, Comment ne plus faire soi-même son propre malheur

Manuel de manipulation à l'usage des gentils

Agir pour ne plus subir, Délogez la victime qui sommeille en vous

Bienveillant avec soi-même, Pouvoir compter sur soi

Fabien Éon, *J'ai décidé de faire confiance*

Florent Fusier, *L'Art de maîtriser sa vie*

Hervé Magnin, *Face aux gens de mauvaise foi*

Emmanuel Portanéry, Nathalie Dedebant, Jean-Louis Muller, Catherine Tournier, *Transformez votre colère en énergie positive !*

Pierre Raynaud, *Arrêter de se faire des films*

Dans la collection « Histoires de divan » :

Karine Danan, *Je ne sais pas dire non*

Laurie Hawkes, *Une danse borderline*

Dans la collection « Les chemins spirituels » :

Alain Héril, *Le Sourire intérieur*

Lorne Ladner, *Pratique du bouddhisme tibétain*